未来から描く ケア共創看護学

自然・生命・こころ・技の循環

村瀬智子／村瀬雅俊（著）

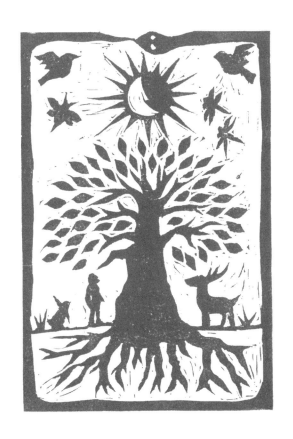

大学教育出版

はじめに

　もし、今、あなたの目の前に倒れている人がいたら、あなたは思わず駆け
寄って助け起こそうとするでしょう。また、人間に限らず、さまざまな生物が
我が子に対して示す愛情に、誰もが心温まる思いを抱いた経験があると思いま
す。このような、他者に対する援助や愛情の感情こそが、看護学におけるケア
の原点であると著者らは考えています。

　近代科学の発展と共に医療が高度化・細分化することに伴い、看護者もスペ
シャリストとしての役割が追求されてきました。看護実践や看護学の進歩は、
関連分野の学問としての専門性の深化にも貢献しました。専門性を追求した結
果、残念ながら、現代の看護ケアは、看護の対象者の個性を考慮した「長期的
に、病や障がいをもつ人と向き合うケア」よりも、病気の特性に着目した「短
期的に、ある特定の病を治療するケア」に重きを置いて行われるようになりま
した。しかし、F. ナイチンゲールは、『看護覚え書』（1859）の中で、病気は
回復の過程に過ぎず、人間が有する自然治癒力とのバランスが崩れた時に、病
気という現象が発現すると述べています。つまり、看護ケアには、病気が発現
してから治療するケアだけでなく、未病の段階で行われる病気を発現させない
ケアや、レジリエンス（回復力）を高めるために生活環境を整えるケアが必要
であると捉えることができます。このような看護ケアは、日常生活と切っても
切れない関係にあるだけでなく、看護の対象者の個性や生活様式によって柔軟
に変化させる必要があります。すなわち、現代において求められている看護ケ
アは、短期的に病院の中で行われるケアだけではなく、ケアする側とケアされ
る側が地域で共に生活する過程で、語り合い、紡ぎ合う関係性の中で実践され
る物語であると著者らは考えています。

　看護学や看護実践に関する著書は、多くの諸先輩方によってすでにさまざま
なテーマで出版されており、精神看護学の分野でも多くの著書があります。そ
のような中で、本書の出版を考えた経緯について、はじめに述べたいと思いま

す。

　著者の一人が心に秘めていた将来の夢は、考古学者になることでした。古代の人々が何を考え、どのように暮らしていたのかということに強い関心を抱いていたからです。この気持ちは今も変わりません。今、思えば、現代に生きる自分のルーツを探る道を求めていたのかもしれません。ところが、この夢は、実現することはありませんでした。両親が医療関係者になることを望んでいたからです。希望に反して入った看護の道でしたので、残念ながら学ぶ意欲が湧かず、看護に興味を抱くことができませんでした。

　しかし、それでも年月が過ぎていき、気がつくと卒業し、国家試験にも合格して看護師として病院に就職することになりました。新人看護師として配属された病棟は、総合病院の成人混合病棟でした。そこには、終末期の看護ケアが必要な方々が入院されていました。今から40年前のことです。悪性腫瘍の疼痛に苦しむ方々を看護する日々は、看護技術の提供のみならず、人間観、看護観という自らの生きる姿勢が問われる日々でもありました。その方々のこれまでの人生が凝集されている最期の瞬間に立ち会うことも多かったからです。この時ほど、学生時代にもっと真剣に看護に向き合っておけばよかったと後悔したことはありませんでした。今でも、その頃に看護させていただいた方々を忘れたことはありません。十分な看護ケアができなかったことを申し訳なく思いながらも、この方々の看護ケアから多くを学び、それらを通して、看護の奥深さに初めて目覚めました。

　そして、看護をゼロから学び直す覚悟を決め、3年間の臨床経験後に大学に入り直すことにしました。学部では、臨床経験が評価され、学生でありながら教える側の経験をする機会も得ることができました。学部を卒業したのちは大学院に進み、基礎看護学を専攻しました。日本文化を活かした看護理論構築に関心があったからです。修士課程修了後は、母校でもある日本赤十字看護大学の基礎看護学分野の助手として看護学の基礎教育に携わることになりました。樋口康子先生のもとで看護の科学論（ケアサイエンス）の構築を目指して、眠る間も惜しんで他の学問分野の文献を読み進め、研究活動を行った日々を懐かしく思い出します。

　その後、子育てのために専業主婦となり、約15年間を子どもたちと過ごしました。しかし、その過程で、大きな危機に直面することになりました。いわゆる健康住宅と称する新築住宅に転居したことをきっかけに、家族全員に化学物質過敏症が発症したのです。化学物質過敏症は、建材などに含まれたごく微量な有機溶剤などの化学物質が原因となり、アレルギー反応や抑うつ症状などが発症し、次々と反応する化学物質が増えると共に、電磁波過敏症にも移行するという、まさに現代病ともいえる疾患です。今ではシックハウス症候群、あるいはシックビル症候群として知られるようにもなり、その頃と建築基準も変わりました。しかし、現在でも、この疾患が抑うつ症状を発現することはあまり知られていません。著者らも、その当時は、薬学や看護学といった医療に関する知識を学んでいたはずでしたが、化学物質過敏症についてはまったく無知でした。当時、小学生であった2人の子どもたちを含む家族全員に、抑うつ状態、希死念慮、五感の感覚喪失、記憶の欠如等の症状が発現しました。新居に転居して3年目のことです。家の床下から有機溶剤を取り除き、天然由来の建材に変えるために何度も改修作業を行い、有機栽培・無農薬の食材や衣類に変更する等、生活環境全般を変えるために奮闘しました。病から回復するために、新しい生活様式に変更せざるを得なかったのです。

　その過程で、心身のつながりを痛感し、改めて精神科看護を学ぶ必要性から約15年ぶりに精神科の臨床に飛び込みました。その当時は、うつ病をもつ人への看護援助についての知見が少なかったからです。15年ぶりの臨床現場は、設立50年の歴史をもつ単科の精神科病院でした。その中で、精神障がいをもつ人の呈する精神症状に影響する治療的環境、とりわけ人的環境である看護者の関わり、それ自体が癒しにも治療にもつながることを経験しました。こうして、精神科看護においては、H. ペプロウが述べているようにcure（治療的ケア）とcare（看護的ケア）が同時に行われていることに気づきました。また、教育を担当する管理者として看護師の継続教育を実践する機会も得ました。さらに、理論と実践をつなぐ橋渡しを目指して、大学院博士課程で精神看護学を専攻することにもチャレンジしました。

　大学院では、うつ病をもつ人の看護モデルの構築を試みました。その過程

で、①「自己」である人間と「非自己」である環境との循環（自己・非自己循環過程）に滞りが生じることで病が発症すること、②人間には自然治癒力や回復力（レジリエンス）があることを看護者が信じる必要があること、③問題解決思考だけでは問題が強調されてしまうため、人生に光がみえるようにストレングス視点を含む多視点の統合が大切であること、④小さな援助の積み重ねが大きな援助につながること、⑤病や障がいはそれ自体が人生において意味があること、看護の対象者との関わりの中から学ぶことになったのです。これらの学びを看護モデルとしてまとめ、2020 年にはマンダラ看護理論として提唱しました。

　ここで、前述の①は、生命理論である「自己・非自己循環理論」から看護へのアブダクションであると考えられます。②は、ストレス−レジリエンスのパラドックスを前提とした寄り添い（プレゼンス）の必要性を示唆しています。③は、パラドックスを前提として捉え方の枠組みを変えるリフレーミングによる新たな援助の方向性の出現への期待、④は部分と全体の関係性からの援助を示唆するフラクタルを前提とした看護の積み重ねの必要性、そして⑤は、意味論に基づく人生の再生・再構築と捉えられます。

　7 年間の精神科病院での臨床経験の後、再び看護基礎教育を行う機会を得て、精神科看護の基礎教育を担当することになり、今年で約 10 年目になります。臨床経験後に看護学を学び直し、さらに基礎看護学から精神看護学へと専門分野を変えた自らの経験が、看護を統合的観点から捉えることの重要性に気づかせてくれました。このこともアブダクションです。そこで、前任校では、身体・知的・精神の 3 障がいの看護を、障がい者看護として統一して教育を行いました。ユニークな教育内容でしたので、ぜひ、これらの教育内容を整理して残しておきたいと考え、本書の出版を企画しました。その後、さまざまなことが重なり、多忙な中で、なかなか思うように時間がとれない状況が続きました。そして、志から 8 年目にして、ようやく、今、形になりつつあります。

　現在は、精神看護学を担当してはいますが、大学院教育では看護理論や質的研究方法も担当しています。「人間とは何か」「看護とは何か」「こころとは何か」と問いながら、人間が環境から学習することでさまざまな健康障がいが

生じることや、看護の対象者の生活環境を整えることの大切さを伝え、語り合いたいと考え、日々の教育活動を行っています。このことは、まさに、ナイチンゲールが提示した看護の原点です。健康も病気も静止した状態ではありません。人と環境との語り合いから生まれるダイナミックな物語です。なぜなら、病気と健康は二極化したものではなく、健康の一形態が病気であり、病気と健康は循環すると捉えることができるからです。

　今から10年前の3月11日に東北関東を襲った大震災と原子力発電所の事故、そして、2020年3月11日に世界保健機構（WHO）が発出した新型コロナウイルス感染症（COVID-19）のパンデミック宣言等、私たち人類は、これまで経験したことのない惨事に直面しました。私たちは今、地震、豪雨などの自然災害や新たな感染症の世界的流行、国家間の紛争等に日々、翻弄されて生活しています。このような中で、メンタルヘルスの維持が困難となり、苦悩を抱える人々も増加しています。だからこそ、地域で生活していく人々と共に生き、その人々の人生を支援することを目指して、未来から考える看護学が、今、求められているのではないでしょうか。

　本書は、以下のように構成しました。

【第1章　未来から描くケア共創看護学】は、リフレーミングによる援助と癒しについて、絵を描くなどの実例を中心に記述しました。また、ストレングスに着目した看護の対象者の捉え方の意味についても述べました。

【第2章　自然科学と人間科学の統合】は、物質の科学である自然科学と、生命の科学である人間科学の相違を中心に、人間の認識の限界と特徴について記述しました。また、本書の基盤となる「自己・非自己循環理論」提唱の経緯についても触れました。

【第3章　人間と環境の共創による健康と病】は、人間が環境から学習することで発現する健康と病の関係について、化学物質過敏症などを例に記述しました。

【第4章　全体性を捉える直観の力】は、看護援助を行う上で大切な能力である直観力について、人間の無意識と行動の関係などに触れながら記述しまし

た。また、部分と全体の関係についても記述しました。

【第5章　回復力（レジリエンス）への信頼に基づく寄り添い（プレゼンス）】
は、意識の拡張としての健康の理論を提唱したM.ニューマン看護理論を中
心に、環境から学習すること、寄り添う看護の重要性を記述しました。

【第6章　マンダラと構造主義】は、正解は一つとは限らないという観点に立
ち、主観主義と客観主義などの対立を超える学問における視点の転換の必要
性を論じました。そして、認識を統合するシンボルとしてのマンダラ、それ
に構造主義について述べました。

【第7章　マンダラ看護理論とメタ認識的学習】は、マンダラ看護理論の概念
を中心にメタ認識的学習の意義、失敗からの学び、共創的コミュニケーショ
ン、語り（ナラティブ）の力について記述しました。

【第8章　未来から描く‘実物定義’の活用 ― 学習と脱学習の循環 ―】は、
パラドックス、フラクタル、アブダクションの特性と5段階NECTE過程
との関係性を中心に論じました。そして、脳や心身の健康危機を乗り越え、
社会的包摂を目指すための創造性リテラシーの育成について記述しました。

　そして、【おわりに】では、一人ひとりの人生は人間と自然（環境）が共に
語り合う物語であるという観点から、医療や看護において、過去の生活史をた
どるだけでなく、未来から今を描くことの意義について記述しました。

　各章は、つながりつつも、独立していますので、興味・関心のある章からお
読みいただければと思います。また、内容に広がりを持たせるためにコラム等
も多く取り入れました。病や障がいをもつ人への看護援助に関する教育におい
ても活用していただけると思います。

　哲学的な観点にご興味がある方は、拙著『未来共創の哲学』（2020、言叢社）
をお読みいただければ幸甚です。

　本書が、この混沌とした世界に希望の光を灯す一助になればと思います。

令和3年7月吉日

村瀬　智子

未来から描くケア共創看護学
—自然・生命・こころ・技の循環—

目　次

第 1 章
未来から描くケア共創看護学

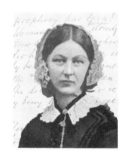

フローレンス・
ナイチンゲール
1820-1910

　病気とは、毒されたり（poisoning）衰えたり（decay）
する過程を癒そうとする自然の努力の現れであり、それは
何週間も何ヵ月も、ときには何年も前から気づかれずには
じまっていて、このようにすすんできた以前からの過程の
そのときどきの結果として現れたのが病気という現象なの
である。
（フローレンス・ナイチンゲール『看護覚え書』18頁、
2001）

1.　リフレーミング ― 問題解決からストレングスの活用に向けて ―

　フローレンス・ナイチンゲールは、病気は回復過程であることを見抜いてい
た。日常生活を送る私たちの心身は、気づかないうちに衰えたり毒されたりし
ている。私たちに備わった‘自然な回復力’とその時々に現れる‘環境から受
ける影響’とのバランス次第で、病気が発症することもあれば、健康な生活を
送れることもある。つまり、図1-1（左 → 右）で示すように、当事者のもつ
‘弱み’（ウィークネス）が肥大化することを‘病気が発症する’と捉えること
ができる。その時、もともとの強みは、相対的に‘委縮’して見える。

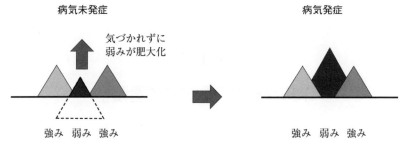

図1-1　病気未発症（左）と病気発症（右）

病気未発症の状態で、当事者のもつ‘弱み’（ウィークネス）が肥大化して病気が現れてくる（左 → 右）。この段階で、私たちは病気が発症したことを意識する。その結果、強みは肥大化した弱みに対して相対的に‘委縮’して見える（右）。

1.1　問題解決志向による対処的看護

　発症した病気に対する看護過程には、2つの異なるアプローチがある。1つめのアプローチが、問題解決志向による対処的看護である。このアプローチは、すでに現れてしまった病気という‘目に見える症状・問題’に着目し、それに対処して問題解決を図る方法である。

　このアプローチの本質は、図1-2（左 ← 右）に示すように、病気の発症と病気からの回復過程は異なるプロセスとして捉え、病気からの回復を病気発症

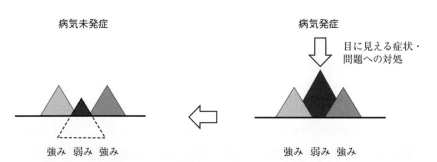

図1-2　病気未発症（左）と病気発症（右）と問題解決的志向に基づく
　　　　看護援助

‘目に見える症状・問題’に着目し、それに対処して、元の状態への回復を図る（左 ← 右）。

前の状態に‘戻る’ことと考える点にある。ところが、この種のアプローチでは、目に見えない根本的な原因は放置されたままである。そのために、私たちはしばしば病気の再発に苦しむことになる。ここに、問題解決の試みが問題再発をもたらすというジレンマがある。

1.2　ストレングスを活かした看護

　2つめのアプローチが、‘目に見える症状・問題’ではなく、‘気づきにくい’当事者の‘強み’（ストレングス）に着目する方法である。これがストレングスを活かした看護である。その特徴として、次の2点を指摘できる。

（1）ナイチンゲールが唱える「病気は回復過程である」という考え方に基づいている。言い換えると、病気の発症と病気の回復を同じ一つのプロセスと捉える点である。

（2）当事者の生命力の消耗を最小にするように生活過程・生活環境を整えることで、当事者の強みが最大限に活かされる点である。

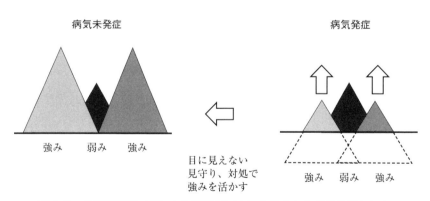

図1-3　病気未発症（左）と病気発症（右）とストレングスを活かした
　　　　看護援助

当事者の生活を脅かし生命力を消耗させる生活過程・生活環境を整える。その際に、当事者のストレングス（つまり、相対的に弱くなり‘委縮’したもともとの強み）を活かして、病気克服という未来目標を共創する。問題発生と同じメカニズムを問題解決のために用いている点に注意したい。これは、リフレーミング（視点の転換）の1つである。

ここで、リフレーミング（視点の転換）について、次の3点を強調したい。

(1) '目に見える症状・問題' ではなく、'気づきにくい' 当事者の '強み'（ストレングス）に着目する。

(2) '問題発生のメカニズム'（病気発症）に、問題解決（病気回復）の鍵がある。

(3) '病気からの回復' を病気が発症する前の元の状態へ '戻る' プロセスではなく、病気を乗り越えることができたという '新たな未来目標' を立てた上で、当事者のストレングスを活かしながら、目に見えない見守り、対処の看護ケアを行う。そして、その目標を援助者と共創していくプロセスとして看護を捉える。ここに過去の生活史をたどるだけではない「未来から描くケア共創看護学」の原点がある。

コラム1　問題解決志向からストレングス志向へ ― リフレーミングの意義 ―

　看護を実践する際、いわゆる問題解決志向に陥りやすい。なぜなら、当事者の健康問題について看護診断を用いて把握し、それらを看護問題として位置づけ、問題解決に向けて支援しようと考えるからである。

　学生が精神看護学実習で慢性期病棟に入院中の当事者を受け持つと、「看護問題がみつかりません。患者さんは ADL（日常生活動作）も自立しているし、何が問題なのかわかりません」と悩む学生が少なからずいる。精神や身体の疾患をもつ人の多くは、病による生きづらさを抱えている。しかし、その人を個人としてみると、得意なこと（将棋、音楽、刺繍）や人間的な優しさなど、多くの '強み'（ストレングス）がある。その人にとってごく一部の '弱み' が表面化することで、病が発症しているに過ぎないからである。だからこそ健康的な側面に目を向け、'強み'（ストレングス）を活かす看護が重要なのである。

　心身に関わる疾患の多くは、慢性的であるために恒久的に病から解放されることは難しい。そこで、試行錯誤をしながらさまざまな看護援助が行われている。例えば、統合失調症をもつ人の自我は脆弱である。自我を強化するためには、看護援助者が統合失調症をもつ人の '弱み' を '強み' と捉える '視点の転換'（リフレーミング）を行う必要がある。看護援助者が、当事者の言動をどう捉えるかによって、'弱み' も '強み' に変わるからである。

　別の例を見てみよう。うつ病に苦しむ人の多くは認識が一面化しており、すべての事象を白か黒かの二者択一で判断しようとする。その場合、当事者の考え方・気持ちを

尊して、「目に見えている言動を見守り、寄り添う」という「同」の援助と称する看護援助は確かに有効である（村瀬智子、2009）。しかし、状況によっては、「目に見えない原因として二元論的な思考パターンに囚われている」という点に着目する必要もある。なぜなら、うつ病に苦しむ当事者は、たとえ自身の二者択一の思考パターンから脱出したいと考えても、脱出できるエネルギーが枯渇しているからである。

その場合、エネルギーが湧きあがるのを待って、一面化した認識を揺らすという「異」の援助と称する看護援助が有効なのである（村瀬智子、2009）。この「同」の援助と「異」の援助は、ダイナミックに循環する。そのためには、看護者自らが一面化した認識から多面的な認識になることで、援助パターンを転換する。それが当事者の認識の転換を呼び起こし、行動の変化がはじまる。この意味で、ストレングスの活用とリフレーミング（視点の転換）の理解と実践は、看護者と当事者がケアを共創する方法論として意義深い。

病をもつ当事者では、認識の一面化が際立っている。その当事者を援助する看護者も、しばしば特定の認識に一面化している。人間には、自身の経験に左右される‘認識バイアス’があるためである。当事者も看護援助者も、それぞれの一面化した認識を変える必要があり、立場は異なるが、試みる方法論には共通性がある。つまり、看護の対象者と看護者は、リフレーミングを介してケアを共創する。そのために、看護者も癒やされるという体験を持つことになる。

コラム2　平衡状態に揺さぶりをかける援助

精神科医の神田橋條治は、『精神療法面接のコツ』（2005）中で、次のように述べている。

精神療法では、主体①を囲んでいる保護環境がある。主として治療者と患者との関係が生み出す安住の環境である。これを抱え②、と呼ぶことにする。抱え②に抱えられたなかで、主体①による治癒への動きが進んでゆくのだが、ときとして停滞あるいは一種の平衡状態に陥ることがある。そのさい登場するのが、異物③である。異物③は平衡状態へ揺さぶりをかける刺激役であり、その意味で平和を乱すものである。一種の必要悪である。狭義の○○精神療法の核となっている技法がほぼすべて、ここに属している。つまり、異物③はこの図のなかでの、最も不自然な人工産物群である。

いま、この図を示したのは、精神療法状況のなかの序列を示すためである。すなわち、もっとも序列の高いのは、主体①、である。われわれ自身は日頃、主体に具わっている自然治癒力とそれを抱える自助の活動だけで、心身の不調の大部分から回復している。そのことを思うと、治療はつねに、主体①の活動を最大限

に発揮させるように心がけるのが定石であることがわかる。
（『精神療法面接のコツ』岩崎学術出版社、28-29頁、2005）
　上述した引用の中で、「異物」を入れる看護援助が、著者の村瀬智子が延べる「異」の援助である。病は、人間である「自己」と、人間を取り巻く環境である「非自己」との循環の滞りから生じると捉えることができる。ある意味では、「同」の援助と「異」の援助は、広義の寄り添い（プレゼンス）である。つまり、寄り添い方に２つのパターンがあると捉えることができる。

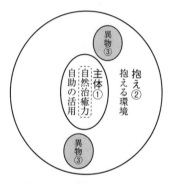

図 1-4　平衡状態に揺さぶりをかける精神療法
（『精神療法面接のコツ』岩崎学術出版社、28-29頁、2005 を基に著者が作成）

2．問題発生のメカニズムを問題解決に活用する
─リフレーミングの実践─

　発達心理学では、"実物定義"（直示定義）が子どもの概念形成の際に欠かせないと考えられている。実物定義とは、母親がネコを指して「これがネコだよ」と幼児に教える方法である。この方法の本質は、「同類で同類を理解する」ことである（図 1-5 参照）。そうであるならば、この方法を「同類で同類を制する」ための手段と考えることもできる。これがストレングスを活かしたケア共創看護学である。

　ここで、「問題発生と同じメカニズムを問題解決のために用いている」という点に着目してほしい。特に、精神看護においては、対象者との関わりの過程

コラム3	リンゴのストレングスモデル

　リンゴ農家の木村秋則（1949－）は、農薬の使用に疑問をもち続け6年もの歳月をかけて、無農薬リンゴ栽培に成功した。それまでは、リンゴの木の病を農薬によって抑えていた。ところが、農薬の度重なる使用による家族の体調不良や自然への影響を憂慮するに至り、農薬による病の抑え込みではなく、リンゴの木の本来の力を引き出す方向に大きく舵をきることにした。こうして、不可能と言われていた無農薬リンゴ栽培への挑戦がはじまった。ところが、失敗につぐ失敗を繰り返した。まさに「否定」の連続である[2]。

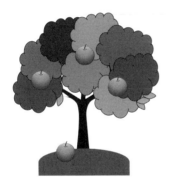 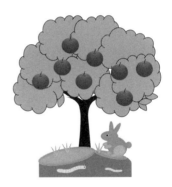

図1-7　農薬づけのリンゴの木　　図1-8　無農薬で自然なリンゴの木

【図1-7】農薬づけのリンゴの木は土が貧弱である。そのため、かえって病気にかかりやすい。

【図1-8】ところが山の生態系は、農薬を使っていなくてもどの生物も植物も元気に育っている。そのため、山の生態系を畑に再現することが、無農薬リンゴ栽培の秘訣ではないかと木村は気づいた。結果的に土は元気になり、多様な生態系が復活するに至った。

　木村は紆余曲折を経て、人の手が入っていない山の生態系にたまたま視点を「拡張」することができた。山のタンポポは丈が5センチくらいで小ぶりであるが、肥料も農薬も使っていないにもかかわらず花は大きい。しかも、害虫がいない。ところが、肥

2　第3節では、NECTE（ネクテ）―すなわち、否定、拡張、収斂、転移、創発の5段階―からなる過程を、認識の新たな発展段階ごとに提示していきたい。その目的は、個別性に見られる一般性というパラドックスを具体例によって語るためである。

料を施している畑のタンポポは丈が 10 センチくらいで大ぶりであるが、可哀想なほど貧弱な花である。そして葉の後ろを見ると、農薬を散布しているにもかかわらずアブラムシでいっぱいであった。

　人の手が入っていない山の生態系を、畑に再現したら無農薬リンゴ栽培につながるのではないか、そうした素朴な観点に立ち返ったのが、成功への秘訣であった。これが情報の「収斂」である。

　農薬を散布しているにもかかわらず、畑のタンポポはアブラムシでいっぱいであったことに、なぜだろうと木村は考えあぐねた。答えは目に見える土の上ではなく、目に見えない土の中にあった。土の中には、ミミズをはじめとする多様な生物が多数生息していて、見事な生態系が維持されていた。これが視点の「転移」である。木村の失敗の主たる原因は、目に見える部分だけを見ていたということ、すなわち土の上だけを見ていたということが長い間の失敗の大きな原因だったのである。

　6 年過ぎてやっとわかったことは、自分の畑のタンポポが山のタンポポと同じになったら、無農薬リンゴの木は必ず実ってくれるということだった。これが、環境を整備するということである。その結果、自ずと無農薬リンゴが育ったのである。これが「創発」である。

　いままで「治療」としてやってきたのは、ひたすら病気や人間の管理であった。農業も精神医学も、「薬を使って抑えつける」ところに同じ問題を抱えていた（向谷地生良『技法以前』医学書院、2009）。環境を整えるという観点こそ、自然に備わっている‘回復力’（レジリエンス）を活かすということになると思われる。

コラム 4	リンゴのストレングスモデルとケア共創看護学

　ストレングスの視点をリンゴから人間に「転移」してみると、農業の経験と医療の課題に不思議な類似性が見えてくる。以下では、両者の対談の核心部分について、向谷地生良『技法以前』（医学書院，2009）より抜粋したい。A：リンゴ農家の木村さん、M：精神保健福祉士の向谷地さん、K：精神科医師の川村さんである。

M：K さんが言われているリンゴを育てるっていうことと、人を育てるってことが同じじゃないかなっていうことで、今回ぜひお目にかかりたかったのです。精神を病むというのは一種の「人の環境問題」とも考えられるし、農業の“農”と頭の“脳”がつながるんじゃないかというような感じもありましてね。

A：私、百姓ですから、百姓の立場でしかものを言えないんですよ。私思うにはよ、たとえばリンゴの木が育ちやすいという環境を整備してあげるには、「もしも自分

がリンゴの木だったらこんなことは嫌だろうな」「こんなことは好きなんだろうか」と、相手の立場に自分を置き換えてものを判断する。私、それをやってきたわけですよ。

　数え切れないほどの失敗をしたんだけれども、失敗の結果たどりついたのがそれ。人の手が入っていない山の生態を、畑に再現したらいいんじゃないかと。

　そのほか野菜とかお米とかいろいろつくってきたんですけど、すべて同じでした。つまり「自分がもしリンゴの木だったらイネだったらどう思うか?」と、それだけを見てきたわけです。

M：K先生は、Aさんの本を読んだり、テレビで見たりして、医師の立場と重なるのはどういうところだと思われますか?

K：いままで「治療」としてやってきたのは、ひたすら病気と人間の管理ですね。農業も精神科も、「薬を使って押さえつける」ところが同じなんです。でもAさんは「その木本来の力を引き出す」というやり方なんですね。われわれも人間本来の力をどう引き出すかを考えるのが精神科のあるべき姿だろうなって思っていたんですが、Aさんの本を読んで、まさにそこがわれわれと近いと勝手に思ったんですね。

…（中略）…

A：私の失敗の主たる原因は、目に見える部分だけを見ていたということですね。土の上だけを見ていたということが私の長い間の失敗の大きな原因です。山に行かなければ土の中は見ようなんてことはなかったと思うんです。

　私6年さまざまなことを試しましたが、けっきょく土の上だけを見てきたわけですよ。土の中はみようとはしなかったです。まず関心もなかったし。それに気づいたのがタンポポなんですよ。

　山のタンポポ、肥料をいっぱい施している畑のタンポポ、それから私のタンポポをそれぞれ見て歩きました。山のタンポポは丈が5センチくらい。そして花がでかい。肥料も何も使っていません。肥料を施している畑のタンポポは丈が10センチくらいだけど、花はもう可哀想な花。そして葉の後ろを見ると、農薬を散布しているにもかかわらずアブラムシでいっぱいでした。山のタンポポには、虫がいません。農薬を使っていないのに、なぜだろうと。答えは土の中です。6年過ぎてやっとわかったわけ。それで自分の畑のタンポポが山のタンポポと同じになったら、リンゴの木は必ず実ってくれるんじゃないかなと、そう思いました。……そしたらその通りでした。

M：やっぱり現場だよね。私も病気をもっている人たちと仕事しててね、やっぱり現場なんですよ。その人たちからわかること、その人たちからしか見えてこないも

のがある…。

…（中略）…

Ａ：その人の持っている力を発揮させるところを発見するのが先生方の仕事じゃない
　　かなと思うんですよ。この人は野菜にたとえると大根なのか、豆なのか、はたま
　　たニンジンなのか。でも一般的な農家の人は肥料を使うから、野菜の植え方がみ
　　んな同じなんです。私の場合は肥料も何も与えないから、その野菜の特徴を生か
　　してやらないといけないわけです。だからトマトは水が嫌いだから高い畝にしま
　　しょう。キュウリは水を好むから低い畝にしましょう。トウモロコシは中間の畝
　　を立てましょうと、それぞれそのものが持っている特徴を生かしてやる。その舞
　　台を作るのが本当の治療じゃないかなと思います。
Ｋ：大学で聞きたかったなあ…。
Ｍ：特徴を見いだすのが、観察ですよね。ほんとにすごい観察力です。
Ａ：だってよ。観察するのに正面で観察したら答えないんだもん。虫や小さい野菜と
　　かは北側から観察したの。南側は太陽があって元気がいいの。北側はお日様のあ
　　たりが少ないから本当の姿を見せるのさ。
Ｍ：あぁ、人間も北側に回らないといけないんですね。
Ｋ：Ａさんのところに１回来た人は何回でも来るんじゃないですか。Ａさんの話を聞
　　きたくて。

3. 創造性と崩壊性を発揮する５段階 NECTE（ネクテ）過程の 提唱

　５段階 NECTE（ネクテ）過程は、創造過程の分析によって特定することが
できた（村瀬雅俊＆村瀬智子、2020）。実は、５段階 NECTE 過程を特定する
過程においても、この５段階 NECTE 過程が使われていた。そのことに気づ
いたのは、京都大学での講義後に、学生から受けた質問がきっかけであった。
そこで、本節ではまず実践例から検討する。その意義は、先に指摘した'実物
定義'を活用することにある。

3.1　奇跡を起こす実践例に学ぶ ― '実物定義' の活用 ―

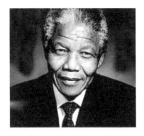

ネルソン・マンデラ
1918-2013

　スポーツには、世界を変える力があります。人びとを鼓舞し、団結させる力があります。それはなにものにも代えがたいものです…人種の壁を取り除くことに欠けては、政府もかないません。（ネルソン・マンデラの言葉）

（『インビクタス ― 負けざる者たち』ジョン・カーリン、24頁、2009）

　ネルソン・マンデラは1964年に投獄され、1990年71歳で釈放された。そして、暴力ではなく対話を通して、人種隔離政策を廃絶することに成功した。ジョン・カーリン（2009）によると、マンデラは「スポーツには世界を変える力がある」ことに早くから気づいていた。その力をうまく利用することによって、人々を鼓舞し、団結させ、人種の壁さえも取り除くことに成功したのである。彼の方法は、「頭に訴えるのではなく、心に訴える」ことであった。その効果は私たちの想像を超える。通常は、同じ民族でさえ調和を保つことが難しい。ところが、マンデラは敵に近づき、敵をも自分の味方につけてしまったのだ。

　すべての鍵は、「リスペクト（敬意）」であった。刑務所が政治の舞台への修業の場として使えると、マンデラは考えた。つまり、看守に働きかけて、自分の取り扱いについて敬意を持たせられるかという課題を設定し、実践したのである。彼の頭の中では、この小さな世界で練習を重ね、その技術に磨きがかけられれば、釈放後に大きな世界に出てもすべての白人を相手に同じように振る舞えると考えたのである。結果は、歴史が示すとおりのマンデラの勝利につぐ、勝利であった。その原因は、敵よりも強かったからではなく、魅力と才気で勝っていたからだ。それと同時に「暴力では何も解決できない」という強烈な教訓ももたらされることとなった。

　この成功例を、1つのモデルとして定式化できないだろうか。ここでは、以下に展開していく普遍原理探求を議論する都合上、発展システムの5段階過程

として捉えてみたい。マンデラの偉業は、次の5段階によって理解することができる。

① 人種隔離政策の非暴力的廃絶という、とてつもない大きな目標を設定した。これは、現状の「否定」として、目標を設定したことになる。

② 論理や理性だけではなく感性や感情への働きかけも重視した。これはできる限りの可能性を探る必要性から、視野・思考・感性を最大限に「拡張」することに対応する。

③ 小さなスケールで練習を重ねた。これは、リーン・スタートアップ（Lean Startup）と呼ばれる方法で、いきなり大きなイノベーションにチャレンジするのではなく、観点を特定の機能や技術に「収斂」させて大きなリスクを回避する目的で、小さなイノベーションからはじめることである。

④ 大舞台へと関心を「転移」させ、スポーツを活用することによって、熱狂的な人の繋がりを生み出すことができるように人的・経済的・精神的支援にふさわしい環境を整えた。

⑤ 最後に、細部にまで指示をだすのではなく、成り行きにまかせた。それは、全体が自然と秩序を生み出していく、いわゆる「創発」に委ねたと言える。

　ここで、マンデラが取り組んだプロセスは5段階の要素過程から構成された創発過程として捉えられる。この5段階の要素過程を図1-9で示した、それぞれの要素過程に関する英語表記の頭文字を取ってNECTE（ネクテ）過程と命名した。

　ここで述べた'マンデラによる奇跡の哲学'は、実物定義の実践例として捉えられる。例えば、看護援助、学習過程、創造的な組織構築などのあらゆる領域に、'奇跡の哲学'を「転移」することができる。それらに共通する基本過

① 否定 ⇒	② 拡張 ⇒	③ 収斂 ⇒	④ 転移 ⇒	⑤ 創発
Negation	Expansion	Convergence	Transference	Emergence

図 1-9　5 段階 NECTE（ネクテ）過程

程が、5 段階 NECTE 過程なのである。

3.2　創造性とは何か ─ 100 年におよぶ科学者たちの探究成果 ─

　芸術教育学者のベティ・エドワーズ（1988）は、創造性をカメレオンのよ
うな概念と評した。その意図は、誰もが評価しながらも捉えどころのない概
念であることを示すことにあった。彼女は、究極的に次のように言い切って
いる。「創造性とはすでに知っている事柄について、知っているとは気づかな
かった事柄をはじめて知ること」である。それは「既知の事象に関連して、未
知の事象とのつながりを発見すること」と言い換えることができる。そういう
意味では、目の前にある問題の解決ではなく、その問題に関連するさらに根源
的な問題の発見こそが、創造性の本質と思われる。

　古代から、創造性は人間を魅了しつづけてきた。ところが、その創造的認識
過程が明確に分類されるようになったのは、ようやく 19 世紀になってからで
ある。まず、ドイツの物理学者ヘルムホルツは、'飽和（saturation）'、'醗酵
（incubation）'、'啓示（illumination）' の 3 つの段階を提示した（図 1-10 上
段）。

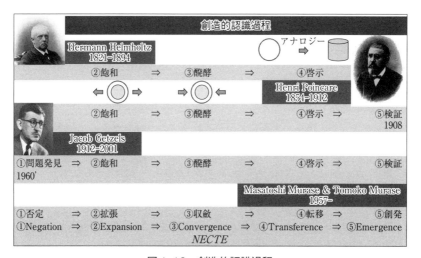

図 1-10　創造的認識過程

‘飽和’とは知識を必要かつ十分に集める段階（図1-10、○の拡張過程で示す）、‘醗酵’とは集めた知識からエッセンスを抽出する段階（図1-10、○の収斂過程で示す）、‘啓示’とはある種の閃きにいたる段階（○と円柱を関連づけるアナロジーの過程で示す）と言える。

このヘルムホルツの3段階仮説に続いて、1908年にフランスの数学者・ポアンカレは‘検証（verification）’を加えて4段階仮説を唱えた。‘検証’とは、誤りや有効性を確認する段階と言える。そして、1960年代になり、アメリカの心理学者・ゲツエルズがヘルムホルツの飽和の段階の前に、‘問題発見（problem finding）’の段階を加えて5段階仮説を提唱した。

私たち著者は、5つの用語を提案した（村瀬雅俊＆村瀬智子、2018；2020）。それが、①否定（negation）、②拡張（expansion）、③収斂（convergence）、④転移（transference）、⑤創発（emergence）[3]からなる5段階NECTE過程である。

3.3　パンデミックと創造性─自己超越的進化─

世界保健機関（WHO）は、新型コロナウイルスによるパンデミックを宣言した。2020年3月11日のことである。それから私たちは、想定を遙かに超えるスケールで進化し続ける感染症に直面することになった。

本節では、パンデミックと創造性を5段階NECTE過程（村瀬＆村瀬、2018；2020）から捉えてみたい。5段階NECTE過程とは、前節で述べたように、表1-1に示した①否定、②拡張、③収斂、④転移、⑤創発の英語頭文字をもとに命名している。

パンデミックの場合、①否定とは、それまでのコロナウイルスが突然変異を

3　創発（emergence）とは何だろうか。次のような過程が、創発と言える。
・異なる要素が共存することによって、各要素が独立に存在するときとは異なる状況が出現する。
・同じ要素の組み合わせでも、履歴によって状況は変わる。主体、環境、およびそれらの相互作用における履歴過程をも要素として考慮する必要がある。
・思いがけない成功が生み出される反面、予期できない失敗も創り出される。

表 1-1　パンデミックと創造性に対応する 5 段階 NECTE 過程

	①否定 Negation	②拡張 Expansion	③収斂 Convergence	④転移 Transference	⑤創発 Emergence
パンデミック	突然変異	感染拡大	感染収束	感染転移	社会・経済・教育・医療制限と崩壊
創造性	常識の否定	意識の拡大	意識の収束	意識の転移	パラダイムシフト

起こして新型コロナウイルスが生じることで、②拡張によって感染拡大が起こり、③収斂の段階では、ある程度の感染収束が見られる。しかし、一見収束したかに見えた後、④転移の段階として、これまでとはまったく異なるところへ感染転移がおこり、⑤創発の段階として、社会・経済・教育・医療などにおいて活動制限や崩壊がはじまる。

　創造性の場合は、①否定によって、これまでの常識を疑い前提を問い直すことが求められる。②拡張の段階では、意識を拡大するために可能な限り視野を広げて情報を集めることが必要である。③収斂では、問題や対象を絞り込み、④転移において、異なる現象や理論をアブダクションすることで、新たな仮説や事実を発見し、⑤創発の段階において、パラダイムシフトが起こる。

　パンデミックと創造性とは、まったく異なる 2 つの現象である。しかし、その本質を捉えてみると、5 段階 NECTE 過程で表現できる。このことから、その根底には共通原理が潜んでいると考えられる。

コラム 5	失敗からの学び、進化論、発達心理学の統合

　これまでまったく独立に研究されてきた失敗科学、進化論、発達心理学の発展・崩壊・学習において、それらの過程に着目すると共通性が見えてきた。それらを 5 段階 NECTE 過程と対比しながら捉えてみたい。

（1）失敗からの学び（問題発生を問題解消に活かす）

　1）問題発見：学習・創造的革新・進化にどんなメカニズムが働いているか？◀
　　　人間が失敗から学んで成功を遂げるメカニズム
　　　創造性を発揮して革新を引き起こすメカニズム
　　　生物の変異・選択・転移による進化メカニズム
　　　　　　　　　　　↓
　2）仮説提唱：共通メカニズムが働いているのではないか。
　　　政治やビジネスの世界であれ、生物の世界であれ、
　　　日常生活の世界であれ、基本的なメカニズムは同じ。
　　　　　　　　　　　↓
　3）検証作業：思考と実践の道具として活用できないか。
　　　理解した基本的メカニズムを駆使し、
　　　新たな現実（理論・実験・実践）を創り出すことに挑戦する。
　　　　【問題発見 ― 仮説提唱 ― 検証作業サイクル】

（2）チャールズ・ダーウィンの自然選択説
　　ダーウィンの自然選択説は、以下の３段階から説明される。
　1）遺伝的変異を伴う多様な個体が存在する　⇒　問題発見
　2）それぞれの個体が特定の環境に遭遇する　⇒　仮説提示
　3）特定環境に適応した個体の子孫が増える　⇒　検証作業

問題発見	⇒	仮説提示	⇒	検証作業

（3）ジャン・ピアジェの「内」→「間」→「超」の一般過程
　　対象「内」分析にはじまり、次に対象「間」比較に移行し、最終的には対象を超えた意味づけ ― すなわち「超」対象的な意味づけ ― に向けた一般過程が普遍的に存在するということのである。発達心理学者・ジャン・ピアジェは、こうした発展過程の特徴を「内」→「間」→「超」の一般過程として捉えた。これは、こころの創造的な働きであるばかりでなく、その創造性を理解する過程でもあり、さらにはその創造性によって創造物が創られていく過程でもある。
　　次の図 1-11 は、PDCA サイクル[4]、失敗からの学び、進化論、発達心理学をまとめた。
　　この創造・崩壊の５段階 NECTE 過程は、以下の分野においても探究されてきた。

4　PDCA サイクルとは、Plan（計画）・Do（実行）・Check（評価）・Action（改善）を繰り返して、生産・品質管理などの管理業務を継続的に改善していく手法のことである。

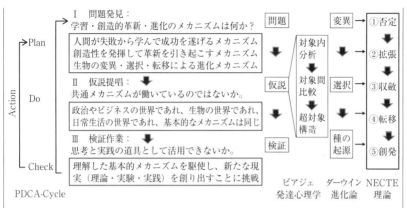

図 1-11　進化論と認識論の統合

ジョエル・バーカー『パラダイムの魔力』

戦略的探索への 5 要素

① 影響の理解力

　　自分の考えに影響をおよぼしているものを理解する能力

② 拡散的思考力

　　正しい答えを 2 つ以上見いだす能力

③ 収斂的思考力

　　優先順位をつける能力

④ 表現力

　　発見したものを言葉や図形やモデルで表現する能力

⑤ 地図作成能力

　　現在から将来へ道筋を示す能力

ベティ・エドワーズ（1999）『脳の右側で描け【第 3 版】』

絵を描く 5 要素、絵を知覚する 5 要素、創造性 5 要素

① 明部、暗部

② 空間（スペース）

③ 端部

④ 相互関係

⑤ 全体性（ゲシュタルト）

　視野全体を見ながら、同時にその中で知覚する

　部分を全体および相互の関係で見る。

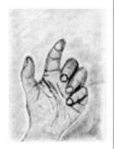

2015 年 10 月 28 日
著者によるスケッチ

仏教：いくつかの悟りを 5 段階にまとめた[5]
① 空（否定）
② マインドフルネス（拡張）
③ フォーカス・アテンション（収斂）
④ 慈悲・慈愛（共感）
⑤ 悟り・説法（全体性）ローソクの炎をローソクの炎で繋ぐ

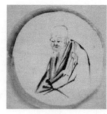

図版 [6]

武術：武術家と議論を重ねて 5 つの過程を特定
① 返し、抜く、浮かす
② 伸張（吸収）
③ 収縮（放出）
④ 重心移動（動そのもの、静の中での動）
⑤ 間合い（待つ）

進化、がん、老化　⇒　病発症のメカニズムを病治癒に利用
① 突然変異、発現変異（否定）
② 増殖（拡散）
③ 選択（収斂）
④ 転移（感染、伝染）[7]
⑤ 創発

組織論から文明論へ
① 現状否定（問題の発生）
② メンバー拡張（人口増）
③ メンバー凝縮（人口減）
④ 移動・転移（移住）
⑤ 創発（問題解決）

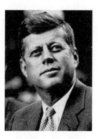

J.F. ケネディ
1917-1963

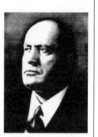

ムッソリーニ
1883-1945

5　5 つの構成要素は、変容の 5 段階に対応する。「変容」には、創造と破壊の両義性・逆説がある。

6　https://encrypted-tbn0.gstatic.com/images?q=tbn:ANd9GcTmsp40_LUJ053ugqOBnZvbfSEC2sWtApgzaqZLvAzXi4v2Nnaa

7　生物の発生過程では、誘導（induction）、阻害（inhibition）、競合（competition）などの現象が知られている。

同一原理が、奇跡的発展を導くが、同時に危機的崩壊をも導く点にも注意が必要である。

　社会心理学者のジョナサン・ハイトは『社会はなぜ左と右に分かれるのか』373 頁において、J.F. ケネディとムッソリーニの政策がまったく異なるにもかかわらず、両者が国民に向けて発したメッセージが次のように酷似している点に注意を促している。

　国家があなた方に何ができるかではなく、あなた方が国家に何ができるかを考えて欲しい。(1961 年 J.F. ケネディ)

　自己本位の見方を否定…道徳によって結びつけられ、それによって、義務に基づく気高い生活を築ける。(1932 年 B. ムッソリーニ)

3.4　パンデミックと創造性 ― 危機への創造的対処 ―

　2020 年の新型コロナウイルス感染症によるパンデミックは、私たちの日常生活全般に想像を超えた影響をもたらしている。まさに、日常生活の世界的危機である。このような危機への対処にこそ、創造性が必要不可欠なのである。実は、私たちは、人類史の中で、感染のみならず、戦争や自然災害等、これまでも多くの世界的危機に直面してきた。

　予防精神医学の観点から危機概念を構築したキャプラン（Caplan, 1970）は、危機について、外界との均衡状態の保持が困難になってしまった状態と定義し、注意力散漫、不安感、無力感、抑うつ、怒り、パニック、絶望感、精神身体症状、自殺念慮、自殺企図が発症することを示唆している。危機は、はっきりわかる出来事として経過し、時間的に限定された現象と言える。しかし、その一方で、危機は、当事者にとっての創造的な成長促進の可能性を発揮する転換期とみなすことができると言う。ここに、現在、私たちが直面している世界的危機を乗り越える一筋の光がないだろうか。

　個人の危機という観点に立つと、死の受容過程（キュブラー・ロス、1977）や障害受容過程に 5 段階のプロセスがある。死の受容過程では、第 1 段階は、「自分に限ってそんなことはない」という「否認」、第 2 段階は「どうして私が」という「怒り」、第 3 段階は「何かをするから、どうか生かしてください」という「取り引き」、第 4 段階は「もう、どうしようもない、仕方がない」という「抑うつ」、そして、第 5 段階は「これでいいのです」という「受容」過

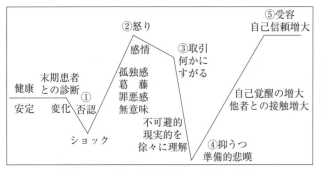

キューブラー・ロス
1926-2004

図 1-12　死の受容過程における 5 段階
（キュブラー・ロス、1977 より改変）

程である（図 1-12 参照）。

3.5　危機対応と精神病理学的意味

　ここで、表 1-1 のパンデミックや創造性における 5 段階 NECTE 過程と、図 1-12 の死の受容過程における 5 段階との共通性が理解できる。危機的事態の誕生から成長・発達、そしてある形での収束を経て転移し創発する一連の過程が、5 段階 NECTE 過程であることは、すでに表 1-1 に明示している。実は、死という危機に対して、「創造的」に対処する過程もまた、5 段階過程なのである（図 1-12）。これらのことから両者の 5 段階過程を NECTE 過程として共通に捉えることが可能であることがわかる。

　ここで、セフヴィーニュとスティーヴンス（2019）が『崩壊学』の中で指摘する「崩壊心理学」について検討したい。セフヴィーニュとスティーヴンスは、人類が大惨事に直面するときの反応を観察しているうちに、キュブラー・ロスの研究結果との酷似性に気づいた。すなわち、個人としての人間が死や不治の病に直面するとき、特徴的な 5 段階受容過程を踏むことを明らかにしたキュブラー・ロスの研究と（図 1-12 参照）、人類全体が、崩壊の危機に直面するときの過程に、同じ 5 段階過程が見られたのである[8]。

8　ゾッリ（2013）によると、1990 年代から 2000 年代にかけて、個人単位ではなく集団

　両者の比較研究から明らかになったことは、崩壊を社会にとっての意味のある転機と捉えるには、逆説的であるが、絶望、恐怖、怒りといった負の段階を経ることが必要になるということである。影の領域に浸り、その領域と向き合い、それと共に生きる方法を学ぶことが必要になる。セフヴィーニュとスティーヴンスが指摘するのは、心理的な段階をいくつか超えたとしても、建設的・非暴力的な行動は ─ 個人的にも集団的にも ─ はっきりとした形では現れない。その理由は、行動はあるプロセスの後に続くものではなく、内面の移行であって、すべてのプロセスの一部であるからだ。そのために、私たちは崩壊の展望の中で、それぞれの個人的な「物語」に応じて進むべき道を選ぶのである。この時に、感情面・愛情面において大きな支えが必要となる。そこでは、崩壊・死に向かう過程と共に、誕生する過程（どちらも同じ5段階）を意識することが必要であり、新しい世界を共に創る働きが重要なのである。

　この状況の精神病理学的な意味を考えてみたい。これまでにない新たな「問題」が創発するという事態に私たちが対処するには、「同類で同類を制する」という観点から、問題創発と同じメカニズムを問題の解消に向けて私たちが実践することが必要である。もちろん、そのためにはまず、問題の意味を理解することが必要である。そのために、5段階NECTE過程をイメージして活用する。次の段階として、その理解に基づいて看護援助を実践する際にも、同じように5段階NECTE過程を活用する。

　本章で論じている「問題創発のメカニズムを用いて創発する問題に対処する新たな方法論」は、「創発する問題に対する解決策を模索する従来までの方法論」とは根本的に異なっている。従来の方法論は、問題と自己とを二分法的に

のなかで配偶者の死という悲しみやトラウマがどのように扱われるかが研究された。その結果が、5つの反応パターンに分類された。①慢性的抑うつ状態、②慢性的悲しみ、③抑うつ状態の改善、④悲しみからの回復、⑤レジリエント（克服）である。悲惨な出来事の直後から、集団の3-5割程度にレジリエントが発揮されていた。キュブラー・ロスの5段階過程の反例と捉えることもできるが、その過程が必ずしも絶対的な時間スケールで進行しないと理解することもできる。いずれにせよ、一定の割合でレジリエントが発揮されることに、一筋の光を見る思いがする。

捉えており、一方（自己）から他方（問題）へ働きかけて解決策を模索する。皮肉なことに、この種の方法論では「問題解決の取り組みが新たな問題を次々と創り出してしまう」のである。

　障害受容論には、四価値転換理論（ライト、Wright 1960）、段階理論（コーン、Cohn 1961；フィンク、Fink 1967）や、価値転換理論と段階理論を統合した上田敏（1983）のモデルがある。上田は、障害受容過程をショック期、否認期、混乱期、解決への努力期、受容期の5段階に分けて提示している。

　これらのプロセスは、病や障がいを持った人間が、新しい状況をライフサイクルの一部として受け入れ、情緒的エネルギーを駆使して適応を図ることを意味している。これは、パンデミックという崩壊の危機の中に存在する創造性というレジリエンスのメカニズムを見いだす価値の転換ではないだろうか。ここに、現象を捉え直すリフレーミングの意味がある。

コラム6　コロナ渦が教育を変える?!

　新型コロナウイルス感染拡大状況の中で、密集・密接・密閉にならないための集団行動を避けた新しい生活スタイルが求められている。もちろん、教育現場でも新しい教育方法への変革が求められている。遠隔授業を基本とした授業展開。ソーシャル・ディスタンスを考えた座席の配置。手指消毒やマスクの常時着用。食事中の沈黙…などなどである。教員は、新しい教育スタイルの求めに応じた教材の準備に忙殺され、加えて共用の教室やパソコンのキーボード、トイレの消毒など、一日中続くコロナ対策に神経をすり減らしている。しかし、いちばんの教員の苦悩は、生徒・学生にとっての教育が本当にこれでよいのかという自分自身への問いである。

　小学6年生を先頭にソーシャル・ディスタンスを守って一列縦隊で歩く朝の登校風景。何ともほほえましい風景ではある。しかし、子どもたちに会話はなく、もくもくと歩いていく。マイクロ飛沫を予防するために大きな声での会話は禁止されているからだ。1年生が道路の段差に躓いて転びそうになる。思わず、6年生のリーダーが駆け寄って1年生の腕を引っ張る。その瞬間、6年生がはっとして1年生に向かって「ごめんね」と言って1年の腕から手を離す。1年生の腕に触れることで密になってしまったと思ったからだ。コロナ渦でなければ、「ありがとう」、「気をつけて歩こうね」と優しく交わされる会話。それなのに、援助をした6年生が「ごめんね」と謝らなければならない状況は何なのだろうか。倒れている人を見れば「大丈夫ですか」と助け起こし、

その様子を見ていた周囲の人も温かい気持ちになる。これは、ケアの原点である。しかし、コロナ渦の現状では、そのケアが行ってはならない禁止行為になってしまっているのである。

　密集・密接・密閉にならないための集団行動を避ける原則。その原則を遵守しようとすると、体育祭や学芸会、部活動もなければ、運動部の試合も行われない。国語の朗読や英語のスピーキングはなし。合唱も家庭科の調理もなし。人と人とが触れ合う機会がほとんどなくなっている。人のぬくもりを感じないまま、パソコンやタブレットの画面を通したバーチャルの世界で学ぶ子どもたちは、そのストレスのはけ口をどこに見いだすのだろうか。

　義務教育のみならず、高校でも、大学でも、教育現場は同様の状況である。もちろん、感染拡大を防止するための対策は重要である。しかし、その対策のもとに行われた教育が、子どもたちの将来に及ぼす影響が大きいことが危惧される。教育とは何かという原点を見失うことがあってはならない。

4. 創造性を重視した看護ケア

　現在、多くの医療施設においては電子カルテが導入されている。電子カルテは、患者情報について多職種間で迅速に情報共有を行う上では大変便利で有効である。患者の症状に着目し、その症状に基づいてパソコン画面で検索するだけで標準化された看護計画がすぐに立案できてしまうからである。ところが、こうした電子カルテの‘有効性’は、目に見えにくい当事者の‘強み’や‘個別性’よりも疾患の症状という‘一般性’が優先される。そのために、患者を一人の個人として、その全体像を捉えるプロセスが省かれてしまい、個別性を重視した看護ケアにつながりにくいという課題が浮上している。看護とは、個別性のある援助者と個別性のある看護対象者との共創的相互作用のプロセスである。この原則に従って、看護実践を丁寧に展開し、看護記録に残す必要がある。

4.1　5段階 NECTE（ネクテ）過程に基づく看護過程の活用

　本書では、看護過程を「①先入観の排除⇒②多面的な情報を統合するアセスメント（情報収集を含む）⇒③看護診断⇒④ケアプラン策定⇒⑤実施と評価」の5段階からなる NECTE 過程と捉える。

　すなわち、先入観を「否定」することによって、あらゆる個別性を排除しない方向性が担保される。さらに、視点を多面的に「拡張」することによってさまざまな情報を集め、それらの情報を「収斂」させて個別の看護診断を導くのである。つぎに、視点を「転移」させて現実的で安全なケアプランを策定する。その上で、それを実践し、その効果を評価しながら生活過程・生活環境を整えることで、病気からの回復という結果が「創発」するように工夫するのである。

　近年は、看護過程の第一段階として、現象間の関係を統一的に意味づけて説明する「一般的な看護理論」に基づくことが必要とされている。その理由の1つとして、電子カルテの発達により、テクニカルな看護過程に偏る傾向への危惧があることが挙げられる。疾患をもつ一人の人間を全体的に捉えるのではなく、疾患の症状に着目する傾向があるためである。

　2つ目の理由として、看護過程の中で特にアセスメントの枠組みとして用いる用語や概念についての共通理解が前提として必要とされていることである。私たちは、目の前のさまざまな現象を捉える際、無意識のうちに自らの学習や経験を判断基準としている。これが‘認識バイアス’である。そのために、捉える看護現象の判断基準が一人ひとり異なっている。確かにこうした状況では、チーム医療を実践していく中で看護の方向性を共有することは難しい。

　しかし、ここでさらに重要な3つ目の理由がある。この多様性を医療者の‘弱み’と捉えるか、‘強み’と捉えるかで、以後の展開は大きく異なってくる。医療者同士の間で創造的な対話を積み重ねることで、多様な視点を包括した看護の方向性を共有できる可能性が拓かれる。それは、ちょうどアセスメントを行う時には、看護の対象者一人ひとりの個別性としての‘強み’に着目することで、‘回復力’（レジリエンス）を引き出すことと同じである。その際に、利用する枠組みとして「個別性を重視した看護ケアに適した一般的な看護理論」を用いるのである。多様な視点を許容する共通の枠組みを用いることにより、自分の捉えた内容や自分の考えを他のスタッフに伝え、共有することができるのである。

　この「創造性を重視した看護ケアに適した一般的な看護理論」として、本書

では NECTE 過程 ── すなわち、否定、拡張、収斂、転移、創発の 5 段階 ──
からなる生命理論を看護現象に適用していきたい。理論の中に、否定と創発、
拡張と収斂、転移と逆転移という対立的な過程が共存している。この対立する
過程の共存によって、個別的な現象を表現することができる。その一方で、こ
の 5 段階過程が多様な判断レベルでも繰り返されるという点で、一般性をもつ
ことが明らかになる。その結果、一般性を持つ理論でありながらも、個別性を
理解することを可能とする。こうして個別性と一般性という対立の共存が再び
可能となるのである。

コラム 7　　あくびの感染 ── ちょっと、ひと息 ──

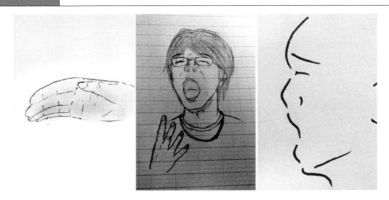

　これは、2020 年 9 月 3 日と 24 日に、それぞれ立命館大学と京都大学の学生にあ
くびを描いてもらった絵である。手だけを描いた学生は、あくびをしている時の自身
の手をスケッチしたものである。自身があくびをしているところを撮影し、それを見
ながら描いたのが中央の絵である。横顔を描いた学生もいた。
　あくびの様子を描くことで、あくびが感染することを体験することができる。学生
たちにあくびをしている顔の絵を描いてもらったことがある。すると、学生たちの間
であくびが伝染していったのだ。あくびのことを考えたり、あくびで息を吸い込んで
吐き出す音を聞いたりするだけでも、あくびが感染する。みなさんもこの絵をみてい
てあくびをしたくなるかもしれない。これも情動感染の 1 つである。その進化論的な
意味としては、個人が集団を形成しやすくなるという解釈がある。私たちが熱狂した
り、団結したりできるのも、情動感染の働きによる（第 8 章、コラム 3 参照）。
　こうした感染は、「転移」（アブダクション）の一形態として捉えることができる。

4.2 個別性に見られる一般性というパラドックス

疾患に関する一般性を探究するために、人間の集団を調査するという統計的
な方法論が採用されている。これに対して、集団を構成している個人の個別性
に着目して、その個人に見られる時間的な経過を追跡するという歴史的な方法
論がある。個人の時間的な変化を克明に記録することで、集団一般に見られる
場合と同じような普遍的な特性を捉えることが可能となる。つまり、個別性を
深く探究していくと、一般性に出会うのである（図1-13）。物理学では、「エ
ルゴード仮説」として統計的方法と個別的方法の相同性が主張されている。

　看護学の研究方法論からみると、前者は量的研究であり、後者は質的研究で

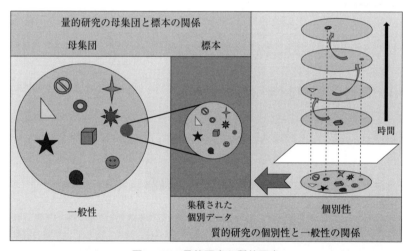

図1-13　量的研究と質的研究

図1-13【左の図】地域的・空間的に散在している多数のサンプルを集めてきて、
その一般的な特徴を捉えようとする統計的な方法論がある。看護学における量
的研究では、母集団の特徴を損なわないように標本を選ぶことが必要である。
【右の図】少数の個別的な事例については、その時間的な履歴性を追跡して記録
するという歴史的な方法論がある。看護学における質的研究では、個別性に注
目しながらもその個別データを集積することで、研究に必要な十分なデータを
得ることができる。【中央の図】量的研究か質的研究かの違いにかかわらずに、
十分なデータが得られるために、研究の信頼性は担保される。そのために、人
間科学においては、質的研究と量的研究の両面から現象の意味を探求すること
が必要なのである。

ある。量的研究の場合、適切なサンプル数を選ぶことは必要不可欠とされている。一方で、質的研究結果に対して、サンプル数が少ないために一般化できないという限界が指摘されることが多い。

　しかし、質的研究の場合、図1-13（右の図）で示したように、たとえ、一事例であっても、丁寧に看護の対象者と看護者の関わりによる変化を記録していくとエピソード数が増え、十分な量的データを獲得できる。その結果、個別的・非再現的な看護現象に、普遍的原理を見いだすことができる。

コラム8　　**対立事象の共存**──コインモデルの意義──

　私たちのまわりには、対立する現象や概念が満ちている。例えば、「否定・創発」、「拡張・収斂」「転移・逆転移」「個別性・一般性」などさまざまな対立がある。その状況をコインの表と裏として図示してみた。それらの対立のどちらか一方の側面だけを取り出して、その特性を統計的あるいは歴史的に探究するという方法論を考えることができる。その一方で、対立する現象や概念を'対'として、統計的あるいは歴史的に探究するという方法論も考えることができる。その際に、どちらかが正しく、どちらかが誤りであるという見方をするのではなく、どちらの方法論もまたコインの表と裏としてとらえることが可能となる。一見して矛盾した状態を排除することは、複雑な現象を理解する上で'完全性'を保証してくれるように思われる。しかし、この'完全性'は科学史において常に覆されてきた。現に、哲学や宗教学では、固定的な考え方にとらわれることから自由になることが、人類にとって克服すべき課題であると繰り返し主張されてきた。物理学では、対立する現象が共存し得るという概念は、物理

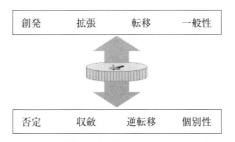

図1-14　対立の統合を示すコインモデル

　これまでは対立しあう現象は、どちらか一方の特性から捉えがちであった。しかし、コインモデルによれば、ちょうどコインの表と裏の関係のように、対立しあう現象は対として捉えられることが明らかになる。

学者のニールス・ボーアが提唱した「相補性原理」としてよく知られている。

　コインモデルは、医療上の診断に一石を投じる。現代社会では、精神疾患の増加が社会的な問題となっている。特に、双極性障がいが注目されている。ところが、以前は単極性の大うつ病が注目されていた。この背景として、統計的診断分類が改訂された影響ももちろん考えられる。しかし、躁状態を呈する時期とうつ状態を呈する時期が変動するカーブがゆるやかに、しかもそれぞれ異なる周期のサイクルを描く場合には、どの時期に医療機関を受診するかで、その診断が異なる可能性があったことも否定できない。つまり、うつ状態が長く続くサイクルではうつ病と診断され、躁状態が長く続くサイクルでは躁病と診断され、その段階で治療が開始されることになるからである。精神疾患の場合、原因が特定できない場合が多く、病名が同じであっても症状は個別性が大きい。そのため、当事者のそれまでの生活史について詳細に情報を収集する必要がある。もちろん、それまでの生活史に加えて未来目標（人生の希望）を描き、援助者と共に創造することが大切である。

5. 問題発生メカニズムを問題解消に活用する
― 個別性と一般性の両立に向けて ―

　ナイチンゲールが指摘するように、当事者の'弱み'が気づかれないまま進行し、病気として表面化してしまう[9]。これが「否定」である。リンゴの木では目に見えない土の中に、丈夫なリンゴの木を育てる秘訣があった。それは、氷山モデルで表すことができる（図1-15参照）。表面に見えている問題は氷山の一角にすぎず、その水面下に巨大な氷山が隠されている。'弱み'はそうした隠れた部分で、徐々に肥大化していく。これが「拡張」である。

　同じように、ひとたび病気が発症してしまうと、目に見える病気としての'問題'にばかり着目してしまい、その背後に隠れてしまった'強み'になかなか気づくことができない。この'強み'への気づきが「収斂」にあたる。この小さな'強み'を大きく育てていく。それは、病気発症のメカニズムを病気回復のメカニズムとして転用することである。これが「転移」である。そし

9　ここでは、病の'発症'と'解消'を再びNECTE ― すなわち、否定、拡張、収斂、転移、創発の5段階 ― からなる過程と対応づけておきたい。

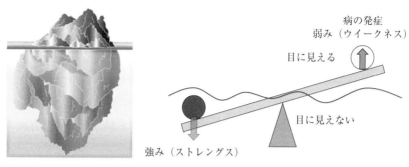

図1-15　氷山モデル　　　　　図1-16　シーソーモデル

病気が発症する際も、病気から回復する際も、最初は目に見えないところでの小さな変化がきっかけとなる（否定）。それが肥大化することで、目に見えるようになる（拡張）。当事者や看護師は問題に気づき、背後の原因を探り出す（収斂）。異分野における類似の現象からのヒントや深い洞察によって、原因が目に見えない部分に存在することに気づく（転移）。問題それ自体にアプローチするのでなく、それをとりまく環境にアプローチすることで、問題が結果的に解消する（創発）。

氷山モデルやシーソーモデルでは、目に見える現象と目に見えない現象は、相互に対立しあっていて、一方に着目すると他方が見えなくなり、それらを統合することの難しさを示している。氷山モデルは、意識と無意識の関係や、依存症発症の深層心理などを説明する際にも用いられる。

て、環境を整えることによって、病気からの回復が導かれる。これが「創発」である。

　否定、拡張、収斂、転移、創発の5段階NECTE過程が、看護過程や無農薬リンゴの木の育成、意識と無意識の関係、あるいは問題発生過程や問題消滅過程に見られることがわかる。それぞれは、個別な現象や課題でありながら、そこに一般性が見えてくる。すべてが、相対立し合う概念や現象の共存として統一的に捉え直すことができる。

6. 自然の複雑性 ― 人間のリフレーミングを促す創造的直観力の必要性 ―

　科学・技術の目覚ましい発展の結果、これまで観測することができなかった極微の世界、極大な世界、極限遠方の世界が、つぶさに観測できるようになった。同時に、計算機シミュレーションによる膨大な数値データも蓄積されるようになってきた。ところが、「計測はしたが、その結果の使い方がわからない」「今、世界のどこを見ているのかもわからない」（阪口、2008、1頁）というのが現状である。そのために、科学・技術の発展とは裏腹に、対象世界の全体的な把握がなかなかはかどらないというもどかしさに、私たちは悩まされ続けている。

　私たちが生きている日常の世界でも、同様の状況が見られる。グローバル化時代を迎え、私たち人類は、技術・環境・政治・経済・教育・医療・情報など多様なシステムの集中化と脱集中化を繰り返し、世界はあたかも巨大な「生命」システムと化した。その結果、一部のシステムの最適化や効率化によって、別のシステムの脆弱性が高められ、システム全体が破綻に追い込まれるといった‘問題’が世界各地で頻発することになった。

　この‘問題’は、「創造と破壊」「成長と崩壊」など際だった対立を基軸に多様な形態を示す。しかも、「原因と結果」の因果関係が、異なる学問領域、異なる時間スケール、異なる空間規模にまたがり、問題自体が認識されにくい。そのため、時期を逸した事態改善の努力が、さらに事態を悪化させるという悪循環に陥ってしまう。すなわち、かつての安定した時代に成功をもたらしてきた、一度に一つの状況のみを扱う縦割り的なアプローチによる問題解決が、今日の激動の時代には、もはや機能しないばかりか、かえって新たな問題を創りだしてしまうのである。これが、"相殺フィードバック"と呼ばれる複雑システム固有のシステム・ダイナミックスである（センゲ、2011）。

　このように世界は、あたかも巨大で複雑な生命システムの様相を呈している（Capra and Luisi, 2014；メドウズ、2015）。したがって、この巨大で複雑な生命システム世界を理解するためには、それに匹敵するほどの複雑システムを

思考の方法として活用する必要がある。つまり、混乱を引き起こしている強力なフィードバック機構に対処しうるためには、同じように強力なフィードバック機構を思考レベルに取り入れなければならない。この同類（複雑システム）で同類（複雑システム）を理解しようとする思考方法が、"複雑システム思考"である（マインツアー、1997）。

　論理的思考は「誰もが似たような解にたどりつくもの」（永田、2009、136頁）である。そのため、論理的思考だけでは創造性は生じにくい。創造性には論理的思考とは異なる直観が必要なのである（福井、1984）。

　このように眺めてくると、看護ケアの問題は看護学に留まっている問題ではなく、自然・生命・こころ・技が循環する社会や世界全体の問題であることがわかってくる。病の発症、思わぬ失敗は不幸な結果ではない。私たちが必要とする認識・行動のリフレーミングを先取りしていたのである。そう捉えると（これもリフレーミング）、自然・世界・人間はまったく異なって見えてくる。

コラム9　発想のコペルニクス的転換

　精神医学者のロバート・リフトン（1989）は、「死」について3つの象徴的意味を指摘している。第1は、「生の終わり」としての決定的で宿命的な死である。これは、客観次元で捉えた生命の物質化と言える。第2は、「その場にふさわしいことを何もしない」、あるいは「石のように冷たく死んでいる」という状況である。これは、主観的な感情次元で捉えた生命力の喪失と言える。そして、第3は、「創造性と再生」の象徴としての死である（ローゼン、2000）。つまり、「人間存在にとってもっとも恐るべき死の側面と対決することによって、あたかも芸術家がそうであるように、感受性に深みが加わり、創造的精神の拡大を生み出すこと」を意味している。これが、主客共創の'場'の次元から捉えた「創造性と再生」の象徴としての死'である。このように、創造と崩壊の2つの過程は、1つの'全体'の異なる側面として理解できる。

　グローバル化した現代社会は、人間と自然が複雑に絡み合う巨大な「生命システム」の様相を呈している。パンデミックやバブル経済の破綻、機密情報漏洩など想定外の問題は、未知の領域の小さなきっかけにはじまり、想像を超えて急拡大し、システム全体を根底から揺るがすシステム崩壊に至る。危機対応の教訓に基づく洞察から、政治学・経済学・生物学・生態学・教育学・看護学・臨床医学など、一見して無関係な学問領域における問題は、それらの問題の発生過程に着目すると「同じ問題の異なるバージョンに過ぎない」ことがわかる。

その本質が「問題解決の試みが想定外の問題を新たに創り出す逆説」にある。これが、時代を超えて私たちを翻弄し続けている「人類共通の課題」である。実際に、崩壊しうる脆弱なシステムは、想定される問題にはうまく対処できるが、想定外の脅威には破綻してしまう。その脆弱性を補完するためにさまざまな部分システムが付加されてきた。しかし、付加される部分システムに改良が加えられるにつれて複雑性が増し、かえって脆弱さを生む原因になっている。そのため、この試みはいつまでも「完結」しない。

そこで発想をコペルニクス的に転換して、私たちと問題を別個のものとして切り離すのではなく、私たちは問題の一部であり問題を創り出していると考える。その上で、どのような脅威に対しても、自律的に回復し当初の目的を達成できる弾力的なレジリエントシステムに着目する。この失敗や問題創発を前提とするレジリエントシステムこそ、生命・人間・社会・科学技術・文明・地球の多様なレベルで、人類が共通目標とすべき「生命システム」である。

この共通目標を達成するためには「生命とは何か」という根本問題に立ち還る必要がある。そこで、西洋の分析科学の物質・要素還元論と東洋の全体性重視の生命・過程還元論を併用する。すなわち、生命を外部から捉えられる客体としてばかりではなく、新たな'問題'を創り続ける主体と客体の創造的な循環過程 — すなわち「自己・非自己循環過程」（村瀬，2000）— として捉え直す。これが「問題の創発過程を逆説的に問題解決に活用する」パラダイムシフトであり、ここに自己と他者の相克と共生を目指す日本伝統思想の真髄がある。

7. 統合知に向けた冒険の旅

本書の以下の章では、これまでに述べた観点を存分に発揮しながら、みなさんとともに看護現象の本質に迫っていきたいと思う。その際に、村瀬雅俊（2000）が提唱した「自己・非自己循環理論」を生命現象の基盤理論として採用する。その詳細については、以下の章で論考を加えていく。

コインモデル、氷山モデル、シーソーモデルでは、対立事象は空間的に分離して表現されていた。しかし、この「自己・非自己循環理論」に基づく循環モデルでは、空間的な分離に加えて、時間的な分離と統合が含まれている。実は、この理論から5段階NECTE過程を導くことができる（第2章）。それが創造ばかりでなく、崩壊の基本過程であったことは、本章で指摘したとおりである。

それでは、みなさんとともに統合知に向けた冒険に旅立とう。

コラム 10 　複雑現象を捉える複雑システム思考

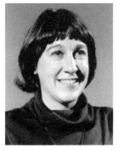

ドネラ・メドウズ
1941-2001

　システム科学者のドネラ・メドウズ（2015）は 『世界はシステムで動く』の中で次のように述べている。
　一般的にシステムを構成する要素は目に見える。ところが、要素間の相互作用は目に見えない。同じシステムのように見えても、目に見えない相互作用が異なるために、同じ刺激への ‘応答’ は全く異なってしまうのである。目に見える要素に着目して要素還元論に固執している限り、こうした事態を理解することは難しい。挙動の違いを ‘創造的’ に理解するためには、2 つの還元論－すなわち、‘要素への還元’ と ‘要素間の関係性・過程への還元’ という異なる観点－がどうしても必要なのである。

　以下に、従来までのストーリーと新たなストーリーを簡略して示したい。両者の違いは、2 つの要素 A と B の関係・過程にある。

【従来までのストーリー】
未来の予測や未来への適応が可能、強硬手段を取れば、未来は変えられる
⇒　そうではない！　世界は複雑になり、相互依存性が増し、ますます予測できない関係性が増え、適応は困難で、一方的に変化を起こすことは難しい。

一方向伝達システム　　「今の状態は制御できている」と確信している
　A　⇒　B　　　　　　「状態は一義的に、A である」と確信している

【新しいストーリー】
複雑系を思考の道具とする、「愛と力」を受け入れ行使する
一方向主義ではなく、双方向的な協働の関係を増やし、自らを変革する

双方向共創システム　　「今の状態は制御できている」という確信を疑う
　A　⇔　B　　　　　　「状態は両義的、A でもあり B でもある」

システムとは何か
　多くの要素が、繋がりあって、目的をもっている。
　要素はよく見えるが、その繋がりは見えにくい。目的は、さらに見えにくい。

外見がまったく似ていなくても、システム構造が似ていれば、同じようなダイナミックな挙動を生み出す。

あるシステムの理解が別のシステムの理解につながる
（これがアブダクション abduction）

注：要素の繋がったシステムの繋がりが理解に導く

システム思考とはなにか

システムでシステムを捉える。システムの繋がりや目的は見えにくいが、実在する。レンズを通して極微の世界や宇宙が見えるようになった。システム思考という'レンズ'を通して、これまで見えにくかった要素の繋がりや目的を見えるようにする。

なぜシステム思考が必要か

深刻な問題が明らかになってから行動するのでは、その問題を解決する重要な機会を逸する。しかも、「誰かが問題を起こしている」と考え、外にある手段に焦点を当てることで、問題解決が図られてきた。問題を起こしているシステムは、より大きなシステムに埋め込まれているため、問題解決策がさらなる問題を創り出すことになる。従来型の科学的思考方法に縛られて学習する人間がいることが、皮肉なことに事態をますます悪化させていく。

システムの本質とは

システムそれ自体が、挙動を生み出している。したがって、私たちが不意を突かれる問題の原因は、システムの外にあるのではなくシステムの内にある。そのため、「誰かが問題を起こしている」と考えるのではなく、「いかなるシステム構造が、そこにいる人に問題につながる行動をとらせるのか」という視点が必要である。というのも、システム構造が変わらなければ、問題を取り除こうとしても、次々と問題が発生し続けてしまう。

例：飢餓、貧困、環境劣化、経済の不安定性　｝　システム挙動の
　　失業、慢性疲労、薬物中毒、戦争　　　　望ましくない特性

なぜシステムは私たちを驚かせるのか

システムは、一連の出来事として自らを提示することによって、私たちをだます。

一方で、<u>私たち自身もシステム</u>である。その私たちが、世界を限定された知識を通して見ることによって、自分自身をだます。世界は両義的である。つまり、A であり、また非 A でもある。

生物と無生物の違い：以前は絶対的な違いがあると考えられていた。今日では、両者の間に絶対的な違いはないと考えられている（竹内外史，数学者）。

問題解決の可能性

システムの挙動は、システムの構造に由来する。つまり、問題の原因は、システムの外にあると考えず、システムの内にあると考える。構造に由来して問題が発生するということは危険であるが、システムの再構築ができれば、望ましい挙動の原因にもなりうる。

Leverage point：タイミング、力を緩める

メンタルモデル：意識・無意識の前提・思い込み

→　自分や世界に違いを生み出す

いままで「見えなかった」状態が顕在化

問題創発のメカニズムを逆手にとって、問題解決に挑む

参考：ストレスによるストレス反応の回避、ワクチン（異物）を入れる

<u>解決策は、私たちの手の内にある。</u>脱体得、脱中心、脱学習、手を緩める

逆説が招く光と影

私たちはこれまでと異なったやり方で、「物事を見」「考え」「行動」する必要がある。特徴的な挙動を生み出す共通構造（原型）は、破壊的で危険でもあるが、望ましい創造的挙動の原因にもなる。

ギル・スコット・ヘロン「最初の革命は、自分がものの見方を変えるときに起こる。この目に見えない変化から、見てわかる変化が世の中に起こる」（カヘン，2011）。

国家、社会、企業、個人、教育、経済、医学、看護…あらゆるシステムが必要とするストーリー ⇒ 起こりうる可能性を幾通りか自らの未来として検討することで、感度が高まり、入ってくる情報が変わり、自ずと行動が変わる

本質は逆説 ⇒ 後退することで前進する（脱体得、脱中心、脱学習、保留、手を放す）。

問題解決の取り組みが問題を蔓延させてしまった実例

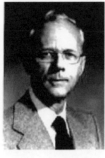

ジェイ・フォレスターは、計算機科学者、複雑システム科学者として知られ、MIT スローン経営大学院で教授を務めていた。

1969 年、補助金を受けた低所得者住宅政策に疑問を呈する。国が大規模な低所得者住宅プロジェクトを進めていた時期、嘲笑の的になった。ところが、この政策を進めた結果、多くの低所得者が集まりはじめ、地域の活性化も魅力もなくなってしまった。

ジェイ・フォレスター
1918-2016

低所得者住宅が少ないほど、その都市に住む低所得者にとってすら、住みやすくなる。
　　⇒　低所得者住宅プロジェクトは廃止！

あまりに直観に反し、誰からも信じてもらえなかった。
複雑なシステムには、「学習する」人間が関与している　⇒　問題悪化の原因

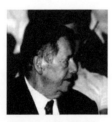

ヴァーツラフ・ハヴェル（劇作家、チェコ大統領）は、次のように指摘する。
「創り出すことを学ぶなら、待つことを学ばなければならない」。

ヴァーツラフ・
ハヴェル
1936-2011

【参考文献】

Caplan, G.（1970）*The Theory and Practice of Mental Health Consultation*, Basic Books, New York

Cohn, N.（1961）Understanding the process of adjustment to disability. *Journal of Rehabilitation*, 27, 16-19

Fink, S.L.（1967）Crisis and motivation: A theoretical model. *Archives of Physical Medicine and Rehabilitation*, 48, 592-567,

Nightingale, F.（1859）*Notes on Nursing: What it is and What it is not*, Dover, New York

Wright, B. A. *Physical Disability: A Psychological Approach*, Harper & Row, New York 1960.

エドワーズ、ベティ（1988）『内なる画家の眼 ― 創造性の活性化は可能か ―』（北村孝一　訳）、エルテ出版

エドワーズ、ベティ（2002）『脳の右側で描け　第3版』（北村孝一　訳）エルテ出版

カーリン、ジョン（2009）『インビクタス ― 負けざる者たち』（八坂ありさ　訳）NHK出版

カヘン、アダム（2012）『社会変革のシナリオ・プラニング ― 対立を乗り越え、ともに難題を解決する』（小田理一郎、東出顕子　訳）英治出版、2014

キューブラー・ロス、E（1977）『続　死ぬ瞬間 ― 最期に人が求めるものは』（川口正吉　訳）読売新聞社

セルヴィーニュ、パブロ、スティーヴンス、ラファエル（2019）『崩壊学 ― 人類が直面している脅威の実態』（鳥取絹子　訳）草思社

ゾッリ、A.（2013）『レジリエンス　復活力 ― あらゆるシステムの破たんと回復を分けるものは何か』（須川綾子　訳）ダイヤモンド社

ナイチンゲール、F（2001）『看護覚え書』改訳第6版（湯浅ます、薄井坦子、小玉香津子 他 訳）現代社

ハイト、ジョナサン（2014）『社会はなぜ左と右にわかれるのか ― 対立を超えるための道徳心理学』（高橋洋　訳）紀伊國屋書店

第2章
自然科学と人間科学の統合

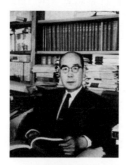

湯川秀樹
(1907-1981)

物質とは何か。自然科学 — なかでも近代の物理学は、この問に最後の解答を与えようとして全力をつくしてきた。…これに反して「精神とは何か」という問に対しては、現在の自然科学から的確な答を期待することが困難な状態にある。…生き物を生き物として取り扱う態度と、それを物理的化学的に最後まで分析しつくそうという態度とは本来両立しがたいのではないか。…人間の振舞を論ずる際には、統計的な法則は無力である場合が多いのである。なぜかといえば、ある非常に特殊な事情の下において、どんなに行動するかが問題となってくるからである。…以上のごとくにして、高等な動物、とくに人間のごとき複雑な構造を持つものに対しては、外面的な観察だけでは不じゅうぶんなことは明らかである。自然科学全体が非常に進歩して、物理学や化学と生物学の間隙がなくなったとしても…われわれは自然といま一つの正反対の態度、すなわち内面からの観察に助けを求めざるを得なくなる。

(湯川秀樹『目に見えないもの』講談社学術文庫、54 〜 69 頁、1976)

1. 湯川秀樹の科学論 — 本質的な発展段階 —

『湯川秀樹著作集１学問について』(1989) に、科学的な思考方法に関する興味深い論考がある。その論考を引用しながら、5 段階 NECTE 過程との関連について論じたい。湯川秀樹は、次のように論じる。

　数学は一種の論理体系であり、経験そのものではない。数学的に推論するということは、いわゆる経験科学の経験ではない。前提を認めれば結論は出て来るかも知れないが、その前提自身が正しいかどうかは数学は保証してくれないのである。経験科学に数学を使う場合、出発点になっている前提が正しいかどうかということは、論理とか、数学とかいうものを離れて、経験によって決定して行くより外ないのである。

　ここで指摘されている点は、科学的思考方法における前提の意味である。ここから先入観や前提の①「否定」によって、新たな学術の創成が可能であることを読み取ることができる。

　さらに、理論体系の適用範囲が限定的であることについて、次のように指摘する。

　　理論体系は、いつでもその根底に仮説的な要素をもっている。最初の前提の中には、いつも直接経験で証明しえない要素が含まれている。従ってそれから出て来る経験がいろいろな経験と合致することが判明して、初めてその理論が正しいと判断されることになる。そしてその場合、実際に理論の適用されるのはわれわれの経験の全部ではなく、ある範囲のものに限定されているのが通例であるという意味において、一つの理論には常にその適応限界が予想されているのである。

　ここでは、科学によって私たちが観測でき理解できるのは、全体の一部分に過ぎないということが強調されている。そして以下の 4 つの段階を強調する。

（1）　理論体系構築の第 1 段階
　第 1 段階では、観察や実験を進める。その際に、ある一群の経験からなる一定の関係、すなわち法則の発見がある。これが「帰納論理　induction」である。私たちは、これを②「拡張」と捉えている。

（2）　理論体系構築の第 2 段階
　第 2 段階では、さまざまな経験に基づくさまざまな法則を発見する。その上で、経験法則の間の関係に対して、ある一つの仮説を前提として、種々の結

論を導き出す。これが「演繹論理　deduction」である。これは③「収斂」と私たちは捉えている。この演繹論理の成功によって、仮説は、原理」へと昇格し、理論体系が構築されると湯川は指摘する。

（3）　理論体系構築の第３段階

　理論体系が適応範囲を広げていくにつれて、矛盾する新しい事実に直面する。そこで、この新しい事実をも含む、より包括的な理論体系が必要となり、新たな仮説の模索が行われる。こうして新しい理論体系が構築される。古い体系の概念や量は、そのまま新しい体系の構成要素とはならない。湯川によれば、新しい理論体系が成立することは、必ずしも古い理論体系が否定されたことを意味しない。むしろ、新しい体系の出現によって、古い体系の適応限界が明白になったと考えるべきである。私たちは、この段階を⑤「創発」に対応すると捉えている [1]。

（4）　理論体系構築の第４段階

　帰納論理と演繹論理は、科学的思考には重要である。しかし、科学における理論のもっとも重要な進歩は飛躍的に行われている。その非連続的な飛躍を生み出すためには、湯川が用いている「同定」という過程が重要である 。同定とは、異なる現象を同じと見なす操作で、類推やアブダクションという言葉に対応する。私たちの提示する NECTE 過程によれば、④「転移」に相当する。

　この「同定」あるいは「転移」の過程が有効に働いた実例として、ラザフォードが原始模型を考案するにあたり、太陽系を原子系のモデルと同定したことがあげられる。また、ニュートンが万有引力を発見する際に、落下するリンゴと地球をまわる月を同定したことも有名である。

　湯川秀樹の「外」と「内」の視点に基づく以下の論考は、「同定」という観点から捉え直すと、ピアジェ（1970）が提示した発達心理学の知見との関連が読み取れる。

1　5段階 NECTE 過程（第1章、3節）参照。

　　理論の飛躍はしばしば理論の内部にある矛盾の発展の結果として起こる。たとえば、量子論の発展は、光や物質に対する波動と粒子という互いに矛盾する考えかたがあって、それらが相互に他を否定する結果として一つの新しい考え方に統一されたといえる。この意味において理論物理学の発達の仕方は弁証法的といえる。そして物質の客観的存在を前提とする既成の理論体系だけに着目すれば、確かに唯物論的である。

　客観世界は物質の存在を前提とするために、唯物論であると主張する。その一方で、理論においては一見すると矛盾対立する概念の統合が必要とされ、その過程を弁証法的発展と指摘する。その上で、以下のように論じる。

　　われわれは、どんなに不思議と思われる現象であっても、結局は合理的に理解できる — 言い換えれば、現在よりおおきな理論体系の中に取り入れうると信じている。これは、すなわち、われわれの理性自身が自己に異質な対象に直面することによって成長し発展している。

　また、湯川秀樹の 4 段階仮説は、先に述べた前提の ①「否定」という段階を考慮すると、5 段階 NECTE 理論に対応することがわかる。

2.　NECTE 過程 — 湯川秀樹の科学論と自己・非自己循環理論 —

　湯川秀樹の科学論における、帰納、演繹、同定を図 2-2 に表している。帰納は、特殊事例から一般法則へと認識が発展する過程で、図 2-2（左）では、外向きの矢印で表している。演繹は、その逆の過程で内向きの矢印となる。図 2-2（右）には、自己・非自己循環理論（村瀬、2000）を図示している。両者の類推・同定が、2 つの図を繋ぐ矢印で表されている。帰納、演繹、同定は、NECTE 過程における拡張、収斂、転移に対応する。否定、創発は紙面を離れるために、表示できない（第 1 章コラム　コインモデル参照）。
　自己・非自己循環理論（村瀬、2000）は、生命理論として構築された。生命理論の本質は、さまざまな時間・空間領域の違いによらずに共通している。そのために、認識過程（図 2-1 右）や細胞代謝（図 2-2 左）、さらには精神発

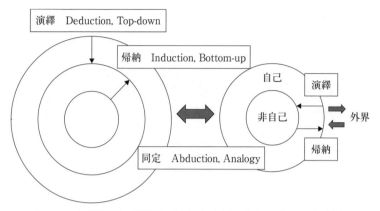

図2-1　湯川秀樹の科学論（左）と自己・非自己循環理論（右）

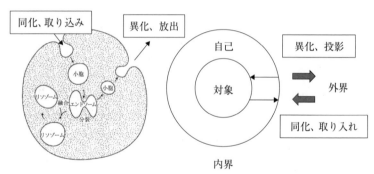

図2-2　細胞代謝（左）と自己・非自己循環理論（右）
（村瀬，2001 より改変）

達過程（松木、1996）の構造図に対応する。この「入れ子構造」的な特性を、私たちは動的なフラクタル過程として強調した（村瀬＆村瀬、2020a, b）。実際に、図2-1、図2-2の右図では、同心円的に図を拡張することも縮小することも可能である。これが「入れ子構造」的な特性を表現できる理由である。その点について、次節で説明する。

コラム 1	「学び（理解・認識）とは何か？」「創造性（崩壊性）とは何か？」

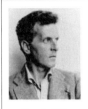

ヴィトゲン
シュタイン
（1889-1951）

「学び」（理解・認識）とは
　… 文章の意味を画に描けるかどうかをその理解の判定基準にしてよい …
（ヴィトゲンシュタインの言葉　B. エドワーズ『内なる画家の眼』（97頁、1988）より）

ベティ・
エドワーズ
（1926-）

「創造性」とは
　… すでにわかっていることだが、わかっているとは知らなかったことを明らかにすること …
　　　　　（B. エドワーズ『内なる画家の眼』39頁、97頁、1988）

「学び」とは何か？
⇒　時間的事象の空間的図式化
　　過去の現在化、歴史の再編集

「創造性」とは何か？
⇒　既知事象間の未知関連性の発見・予見
　　未知事象の発見・予見

〕創造的学習　⇒　シンボル化

　講義で「認識の過程を図示せよ」と問う。学生はみな、黙り込んでしまう。湯川秀樹の図 2-1（一部改変）をはじめて見たとき、著者は気持ちの落ち着きを覚えた。創造性というは、知っていること同士の知らない関係性、あるいは知っていることと知らないことの未発見の関係性を探究することと言える。認識と創造性がはたらくことで、新しいシンボルが創られる。こうして私たちは安心感を抱くことになる。

　創造性の発現とは、今まで誰も気づかなかった類似性の発見 ―「同定」― である。
（湯川秀樹、物理学者）

数学的創造とは、長い間知られていたが互いに無関係であると考えられていた事実
間に、思いもよらなかった共通点を提示すること。（アンリ・ポアンカレ、数学者）

3. 生命とは何か

　2014年6月10日、京都大学時計台サロントークが開催された。この企画
は、異分野学問領域間の交流を促進する場として2004年からはじまった。第
84回目となるこの日は、著者の一人が「生命とは何か？―湯川秀樹の見果て
ぬ夢―」と題して、次のように講演をはじめた。

　　確かに、「生」と「死」の違いを私たちは直観的に把握している。それにもか
　かわらず、「生命とは何か」という疑問に答えることは難しい。その理由は、こ
　れまでの伝統科学の「ものの見方」に限界があるからではないだろうか。
　　本講演では、新たな「ものの見方」を導入することによって、生きている生命
　の躍動感をみなさんに体験していただけるよう工夫したい。その体験を振り返る
　とき、先の疑問が自ずと解けているに違いない。

　それから数年後の2019年9月2日、著者は立命館大学理工学部のウエスト
ウイング7階にある教室で集中講義をはじめた。その矢先、学生から次の質問
を受けた。「ウイルスは物質であって生命でない」と聞きました。それについ

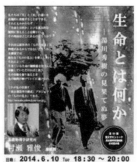

図2-3　京都大学サロントー
　　　　クのポスター

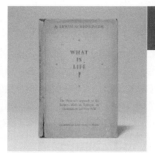

図2-4　『生命とは何か？』シュレディンガーの
　　　　初版本

て説明してください。これは京都大学サロントークで、著者が伝えたかった講演の核心である。そこで、次のように答えた。

　　　私たち生きている生物は多様な物質から構成されている。その物質の例として、遺伝子やタンパク質が存在していることは、みなさんも聞いたことがあると思う。それらを生物から取り出して見ると‘死んだ’物質にすぎず、‘生きている’生命ではないことがわかる。ところが、それらの物質が生命によって営まれる‘生きている’過程に取り込まれるとき、様々な生命現象が‘創発’するのである。実際、生命は‘生きている’過程を用いて外にある栄養素を内に取り込み、不要物を外へ排泄する。ウイルスはこうした‘生きている’過程をうまく活用しているに過ぎず、ウイルス自体が生きているのではない。その‘生きている’過程とは何か。その過程こそ、今から20年程前の2000年に提唱した‘自己・非自己循環過程’なのである。

　本章では、こうした講演の内容や学生からの疑問への答えを系統的に展開していきたい。

コラム2　自己・非自己循環過程としての人間と細胞

　私たちは、「生命とは何か」と問いながら、なかなか満足できる答えを見つけられずに歴史を重ねてきた。その理由は、1つの方法論に固執してきたからではないだろうか。例えば、単純なモデルとして積み木を積み上げて高い塔をつくるとする。新たに積み上げた積み木によって、塔全体のバランスが乱れて倒壊する。塔を創る過程が、はからずも塔を壊してしまう。同じことは、科学の世界でも起こっている。物理学者・中谷宇吉郎（1966）は次のように指摘する。「機械を作った人間が機械に隷属せしめられることがしばしばある如く、人間は自分で作った物理学にとらえられて悩む場合が案外多いのである」と。

　西洋の自然科学は、物質を理解するためにその物質を要素に分解して理解しようとする要素還元論を方法論として用いてきた。この伝統的な方法論だけでは、生きた生命を理解することは難しい。物質に還元した途端、生きている生命の本質が失われてしまうからである。そこで、東洋の全体性を重視する新たな方法論が必要となる。それが生命の基本的な過程に還元する過程還元論である。もちろん、物質に基づく要素還元論と生命過程に基づく過程還元論を併用することが必要である。その上で、生命を外部から捉えられる客体としてばかりではなく、新たな‘次元’を創り続ける主体と客体の創造的な循環過程 ── すなわち「自己・非自己循環過程」（村瀬、2000）──

として捉え直していきたい。

　人間や人間を構成している細胞は、エネルギー・物質・情報を外から内へと取り入れ活用した後で、残りのエネルギー・物質・情報を内から外へと放出している。その過程は、永続している。自己を自ら境界を創る閉じた構造、非自己を自己以外と定義する。この生命的過程が'自己・非自己循環過程'である。

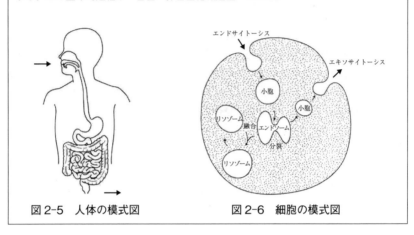

図2-5　人体の模式図　　　　　図2-6　細胞の模式図

4. 従来型・客観科学と未来型・主客共創科学

　これまでの自然科学は、観測者である主体の存在を研究対象に含めない（図2-7上）。実際、この図には観測主体は描かれていない。その意味で客観科学と言われてきた。その上で、観測主体は自然現象をいくつかの要素に分けて調べ、その分析結果を総合することによって自然現象を全体として説明しようと試みてきた。これが"要素還元論"と呼ばれる方法論である。ところがこの"要素還元論"には、次のような暗黙の仮定が置かれていた。

　第1は"再現性の仮定"である。条件が同じであれば、同じ現象が繰り返されるとの仮定である。この仮定によって、繰り返し現象を観測して統計的な性質を調べることによって、全体的な傾向がつかめることが期待できる。

　第2は"重ね合わせの仮定"である。分析によって得られた部分の本質は、全体の本質と同じであるとの仮定である。この仮定から、分析の結果を総合して、全体の本質を理解できると考える。

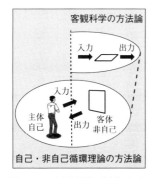

図 2-7　客観科学（上）と主客共創科学（下）

論理的思考
→ ① → ② → ③ → ④ → ⑤ →

全体的直観

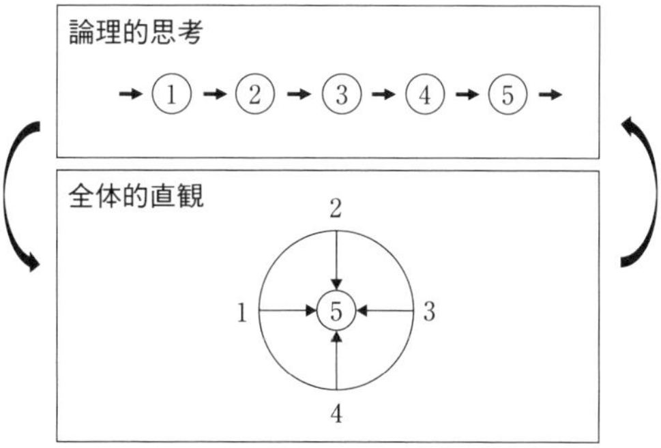

図 2-8　客観科学による論理的思考（上）と主客共創科学の全体的直観（下）

図 2-7　客観科学では主体は含められていない。そのために客観的対象を捉えられる。
　　　　主客共創科学では主体が含められている。そのために主体の影響を捉えられる。
図 2-8　客観科学に対応した論理思考では、客観的・因果的に対象を記述することができる。
　　　　主客共創科学に対応した直観的思考では、主体の影響を図で表すために、○をつかってすべてが繋がっているように描いている。
注：図 2-7 と図 2-8 の上下のパネルは、それぞれ対応している。また、客観科学（上）と主客共創科学（下）のどちらか一方の方法論に固執するのではなく、それらを循環的・統合的に活用することが必要である（図 2-8 の上下の矢印で循環を示している）。

　第 3 は"外部観測の仮定"である。すなわち、観測主体である人間が研究対象から排除されてきた。逆に言えば、研究対象はつねに観測主体によって恣意的に切り出された自然の一部に過ぎない。そのために、観測主体が自分自身を対象とする"内部観測"の可能性ははじめから想定されていない（図 2-7 上）。
　ところが、これらの暗黙の仮定は、生命現象や人間現象を考えてみるとどれも当てはまらない
　第 1 の"再現性の仮定"について考えてみよう。生物や人間は'学習'や'記憶'という過程を踏まえている。そのために、まったく同じ刺激が繰り返されたとしても、最初の刺激は次の刺激の条件付けになってしまう。ヴァイツゼッカーは、『生命と主体』（p.17, 人文書院）の中で、同一刺激に対する反応の多

様性が、生物一般の特徴であるばかりでなく、こうした反応の"非定常性"（常に変動している）に特別な意味を見ようとしている。

コラム3	カオスと秩序

　興味深いことに、私たちの心臓の拍動は、健康であるときには1分間あたりの拍動数が一定ではなく"非定常性"（カオス）である（Goldberger, 2002）。以下のグラフ（左）はA, B, C, Dで表記された4名の心拍数を30分間にわたって記録したデータである。Aの特徴は、心拍数はほぼ一定、Bでは"非定常性"（カオス）である。Cは周期的な変動を示している。Dはランダムな変動を示している。この中で、データの"非定常性"が一番顕著なのはBである。時間的な変動の周期や変動の幅が、他の3つのデータとは著しく異なっている。実は、Bが健常者で、その他の3名は心筋梗塞などを患っていたのだ。

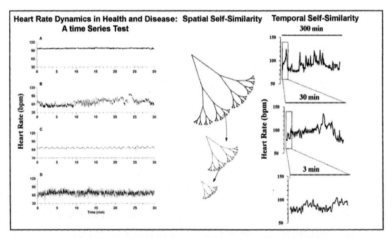

図2-9　4名の心拍数の時間データ（左）と自己相似（フラクタル）の
　　　　特徴（右）

（Goldberger A L et al. PNAS 99: 2466-2472（2002）による）

右のグラフは、左のグラフB（健常者）を10倍拡大（2段目）、それをさらに10倍拡大（3段目）した時間変化のグラフである。拡大しても部分の特徴が、全体の特徴に相似であることがわかる。これが自己相似（フラクタル）の特徴である。中央のグラフは、枝分れした構造を拡大しても、もとの構造と自己相似（フラクタル）の特徴を示している。

　第2の"重ね合わせの仮定"についてはどうであろうか。人間の体を分析して、その体の構成分子を詳しく調べることができたとしよう。確かに、分子の構造や機能について詳しく知ることはできる。ところが、人間そのものについては依然としてわからないままである。もちろん、それぞれの人間の個性は統計的方法では、どうしても捉えることができない。同じ刺激が人によって異なる反応を引き起こすばかりでなく、同じ人に対してさえもその刺激を繰り返すと異なる反応が生じるからである。

　そのため、動物行動学者・河合雅雄は『森林がサルを生んだ』（23頁、小学館）の中で、「自然科学の方法からは抜け落ちる、個性をもった個体のいきいきした姿、いのちの流れ」を一頭の動物の伝記のようなものとして書いたと述べている。こうした歴史的な '過程' を捉える方法論は、看護学においても疾患を持つ当事者の治癒過程、医療従事者の援助過程、それらの共創による新局面の展開などとして現れてくるに違いない（図2-10、図2-11）。

　アメリカの医師・アンドルー・ワイル（1984）は次のように述べている。

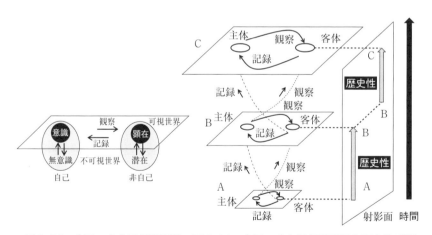

図2-10　自己・非自己循環過程　　図2-11　自己・非自己循環過程と歴史的時間
　　図2-10　自己や非自己では、明確に捉えることのできる特性と、明確には捉え
　　　　　　ることのできない特性がある。それを平面の上と下で著している。
　　図2-11　3つの平面図 A, B, C は、異なる時間における自己・非自己循環過程
　　　　　　を示す。図2-10でボール状で表した、主体と客体は、単純化して○
　　　　　　で表す。

　人間はさまざまな理由で病気になるが、その過程には、いくつかのはっきりし
た諸症状のパターンがある…ある人の症状が別の人の症状と同じであるかどうか
は問わない。… 同じ症状を呈する多くの患者に共通する「病気という実体」の存
在を信じない… それよりも、個々の患者に特有な諸症状のパターンをみつける
ことに専心する。

　さらに、アメリカの臨床医・ランドルフ（1986）は「ひとりの患者の多数
の反応を強調した方法は、患者を目の前にした臨床医にとって、多数の患者の
化学物質の反応の統計よりもはるかに役立つ」と明言する。生命を‘過程’か
ら捉えることが有用なように、疾患を持つ当事者が辿る‘過程’に着目するこ
とが必要不可欠なのである。

　第3の“外部観測の仮定”についても問題がある。例えば、自分のこころの
働きを捉えてみようとする。そうすると、観測者が観測対象と一致することに
気づかされる。あるいは、教員が学生の集まるクラスで学習効果を把握しよう
とする。そうすると、学生同士のコミュニケーションばかりでなく、教員と学
生のコミュニケーションにも着目しなければならなくなる。このような場合、
観測者である自分自身も含めて内部観測をすることが、どうしても欠かせない
（図2-12-1、図2-12-2）。実は、2つの観測のどちらも必要なのである。クラ
ス単位では、図2-12-1と2-12-2（左）の間で相互に移行する。学年単位で
は、図2-12-2（右）のようにクラス同士の集合により高次の外部観測が必要
となる。

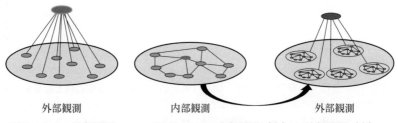

外部観測　　　　　　　　　内部観測　　　　　　　　外部観測

図2-12-1　外部観測　　　図2-12-2　内部観測（左）と外部観測（右）
観測者は観測対象に含まれない。　　　観測者は観測対象に含まれる。

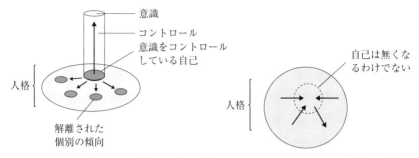

図 2-13-1　目覚めている状態の意識と人格　　図 2-13-2　眠っている状態の人格
（中井久夫、山口直彦による『看護のための精神医学』、医学書院、228 頁 2001 より改変）

　図 2-13-1、図 2-13-2 は、中井久夫＆山口直彦による『看護のための精神医学』（医学書院、228 頁 2001）のサリヴァンの人格の考え方を説明している図版を参考に描いた。図 2-13-1 は、目覚めているときである。自己のコントロールによって、意識から排除されたものが矢印の方向へと自己から切り離されている（「解離」と呼ばれる現象）。こうした現象が生じてしまうのは、バラバラに排除されたものを意識すると、意識のまとまりが悪くなるため、その状態を回避するための一種の防衛機制と言える。図 2-13-2 は、眠っているときである。自己は無くなるわけではないが、解離の力が弱まるために、昼間に解離されたものが入りやすくなる。図 2-13-1 と図 2-13-2 が昼と夜のリズムに合わせて、行き来することに意味がある。それは、図 2-13-1 と図 2-13-2 の行き来が重要であることに対応している。

コラム4　ネズミの条件反射？

　外部観測とは、観測者が対象を一方向的に観測できるという立場である（図 2-12）。これに対して、内部観測では、観測者と対象が双方向的に観測する場合を想定している（図 2-14）。哲学者・リードルは「ネズミの条件反射」に関して、逆転の発想を提示した。ネズミを条件付けしているつもりで、実験者は自分自身を条件付けしているのかもしれないという訳である。

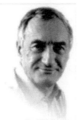

心理学の実験用のネズミが訓練箱の中で隣のネズミに、自分は実験者を本当に条件づけることができた、といって自慢した。なぜなら、自分がキーを押すと、その度ごとに彼は餌を投入してくれるからだ、というのである。

(Rupert Riedl（1925-2005）『認識の生物学』265頁より)

ルーペルト・
リードル

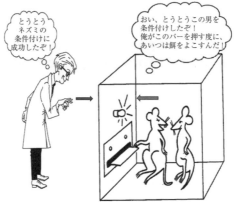

図2-14　ネズミの条件反射？

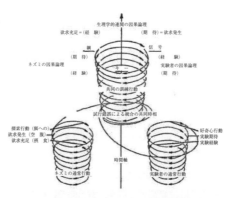

図2-15　ネズミとヒトの共創

図2-14　ネズミを条件付けしているつもりで、実験者は自分自身を条件付けしているのかもしれない。

図2-15　ネズミもヒトも自己・非自己循環過程にある。両者は、相互作用することで1つの大きならせんを形成する。（図版：リードル『認識の生物学』より一部改訂）

5.　'物質の科学' から '生命の科学' へ、そして '人間の科学' に向けて

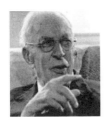

アーノルド・
トインビー
(1820-1910)

　歴史学者のアーノルド・トインビーは『歴史の研究』の中で、'歴史の単位' として文明を捉え、その成長と衰退を一つの動きとして考えた。この 'ものの見方' を参考にすると、生命の本質を捉えるためには、生命現象そのものの中に、'生命の単位' すなわち '理想生命モデル' を求めることが必要不可欠であることがわかる。

　それでは、どのようにすれば生命現象や人間現象を捉えることができるのであろうか。私たち人類は、これまで「物質と生命」あるいは「物質と精神」を対比して、それらの間にある違いを明らかにすることばかりにとらわれていた。ところが、禅僧の南老師こと南懐瑾（ナンカイキン）は「精神と物質の再統合」を重要な課題であると位置づけている。また、俳優であり演出家のコンスタンティン・スタニスラフスキー

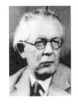

ジャン・
ピアジェ
(1896-1980)

（Konstantin Stanislavski ）は「人間であるとはどういうことか」という根源的な問いこそ、人類にとっての根源的な課題であると考えた[2]。彼らは私たちに、何を語りかけているのだろうか。

　発達心理学者のジャン・ピアジェによる記念碑的な成果が、私たちに考えるヒントを与えてくれる。ピアジェによると、人間精神の産物である「科学の歴史」は、私たち自身が幼児期から遂げる「精神発達の歴史」と驚くべき一致がある[3]。

2　「人間であるとはどういうことか」というテーマは、システム科学者 Peter Senge や生物学・認知科学者 Francisco Varela、社会学者 Otto Scharmer を含め、人類が絶え間なく探究し続けてきた根源的な課題であると、俳優であり演出家の Konstantin Stanislavski は考えていた。

3　幼児の精神発達過程を特徴づけている、「なぜ」という理由の探索が、その発達過程を経てきた私たちの精神が創りだしている、「科学や社会の発展過程」をも特徴づけている。それは、異なる時間・空間スケールにおいて展開している、2つの '歴史' が互いに平行であり、比較研究できることを意味する（村瀬雅俊, 2000）。

　ここに発想を転換して、「物質と生命」あるいは「物質と精神」を結びつける一つの道筋が示唆されている。それが、生命や精神を物質進化という歴史の方向に沿って眺めてみようという立場である[4]。

　それによって何を達成することができるのだろうか。

　これまでまったく異質であると考えられてきた生物学と歴史学を結び合わせることにより、生命を一つの全体として描き出すことができるのではないだろうか。そして、'発展と崩壊' という一見して相矛盾する過程を、生命の本質として明確に特徴づけることができるのではないだろうか。さらに、"自己・非自己循環"という '過程' に着目することで、普遍的な生命原理を提唱することができるのではないだろうか。

6. 要素還元論と要素 '過程' 還元論の相補的展開

　要素還元論と相補的な方法論として、要素 '過程' 還元論を提示した（村瀬雅俊、2000）。これまでの要素還元論は、いわば物質還元論である。例えばアルツハイマー病というきわめて複雑な現象を理解しようとする場合に、病気の発症を引き起こす物質 —— 遺伝子やタンパク質 —— を発見し、それらの構造や機能を調べるという方法論である。ところが、この要素還元論だけでは、遺伝子やタンパク質に関する豊富な知識は得られるが、アルツハイマー病という現象がいっこうにわからない。その理由は、物質に還元してしまうことにより、生物としての本質がすべて失われてしまい、もはや生き物としての生物と、死物としての無生物を区別することができなくなってしまうからである。これでは生も死も、そして病気も捉えることはできない。

　これに対して、要素 '過程' 還元論では、要素としての物質だけではなく、

4　物質と生命が同一事象の異なる側面であるように、物質と精神も同一事象の異なる側面であると言える。ユングは、「潜在的な心」を持った物質と呼んでいる。40億年にも及ぶ物質からの生命の起源、さらには精神の起源を考えるならば、物質には、根源的に気の遠くなるような時間をかけなければ現れない特殊な本質が存在しており、進化は、それを生命、さらには精神へと拡大したものであると言える。

要素を取り巻く環境にも着目する。それによって、たとえ条件が一定であっても、必ずしも同じことが繰り返し起こるとは限らず、むしろ次々と変化することこそ本質であるという‘歴史的なものの見方’を展開できる。このような‘歴史的なものの見方’に立つことによって、物質の異なる状態として生と死の違いを容易に区別できるのである。しかも、全体として非定常的できわめて複雑に見える老化現象であっても、その老化現象を単純な要素過程に基づいて分析できれば、単純な要素過程の重ね合わせによって全体としての老化現象を理解することができるのである[5]。

　さらに、観測者が観測対象となるような内面的な観測の場合においても、観測という複雑な過程の中に単純な要素‘過程’を見つけ出す要素‘過程’還元論に立てば、内面的な観測の可能性をあらかじめ除外しておく必要性はない。そればかりでなく、このような捉え方は後で述べるように、「認識とは何か」を考える上できわめて有効な手段となる。また、環境と生物の間における過程に着目することによって、そこに生まれ、そこに育ち、そしてそこに死んでいく、生物学者・今西錦司が述べる「生物の世界」を、発展と崩壊の過程として捉え直すことができる。これが環境と生物を同質なもの、一体化したものとして捉える視点である。実は、この視点によって‘生命の起源’を捉え直すことも可能となる。なぜなら、要素‘過程’還元論の立場に立てば、‘過程’という時間の流れをはじめから前提とするために、‘起源’の探求において絶対的な始まりを特に規定する必要がないからである。

　このように要素‘過程’還元論の立場から考えてみると、‘老化現象’や‘認識過程’、さらには‘生命の起源’といった問題が、もはやバラバラで断片的な問題としてではなく、相互に関係しあった複合的な問題として浮かび上がってくる。そして、「生命とは何か」という究極的な問題に対しても、生命現象を全体的に捉えることによって、はじめて科学的に解明可能な道が開けるのである。

5　生命現象の全体的な本質が、要素過程に分析する際に損なわれないようにすること、すなわち、部分に全体の様相が反映されるように注意深く分析することが要求される。

7. パラダイムシフトの体験

　「あらゆる思索のなかで最高のパラドックスは、思索によって考えること
のできないものを見いだそうとする試みである」。これは芸術教育学者のエド
ワーズ（1988）が引用しているキルケゴールの言葉である（127頁）。

　エドワーズの書籍に導かれて、著者の1人は、固定観念を捨てることにし
た。それまでは、消しゴムを「消すための道具」としてしか考えていなかっ
た。ところが、消しゴムは「描くための道具」でもあった。このパラダイムシ
フトを、自らの左手のデッサンを描く過程で実践してみた。それは同時に、そ
の後に立て続けに体験することになるパラドックスの活用のほんのはじまりに
過ぎなかった。

　まず、パラダイムシフトを体験する前に、描いたのが図2-16-1である。こ
れは、単純な手の形をただ白紙の用紙に鉛筆で描いたに過ぎなかった。正直
なところ、インパクトをまったく感じない。ところが、「描くための道具」と
して消しゴムを用いることで、パラダイムシフトをいきなり体験した。はじめ

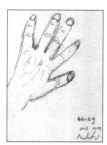 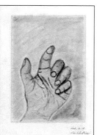 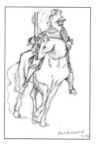 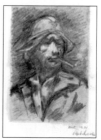

October 27, 2015	October 28, 2015	October 27, 2015	October 31, 2015
図2-16-1	図2-16-2	図2-16-3	図2-16-4

　　図2-16-1、図2-16-2は、図2-16-3は騎士兵の模写、図2-16-4はクー
　　　ルベ『自画像』の模写
　　図2-16-3の原画　エドワーズ（2002）の64頁にある16世紀ドイツ人
　　　　　　　　　　画家（不詳）の騎士兵デッサン
　　図2-16-4の原画　エドワーズ（2002）の197頁にあるギュスタヴ・クー
　　　　　　　　　　ルベ『自画像』（1897年）

に、用紙全体を鉛筆で薄く塗りつぶす。その後、消しゴムを用いて複雑なポーズを取った左手の輪郭を描きはじめた。さらに、手の形、指の形、光と影のコントラストなどに着目する。その際に、消しゴムを使うことによって描くこと、それと同時に濃さの違う鉛筆によって重ね書きをした。このパラドックスを多用した結果、図2-16-2に示すように、デッサンの仕上がりが激変した。

コラム5	パラダイムシフトの体験 ― 消しゴムで描く'リフレーミング'の体験1

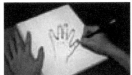 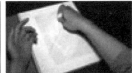 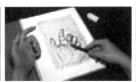

図2-17-1　　　　図2-17-2　　　　図2-17-3

図2-17-1　白い画用紙に鉛筆で左手を描く

普通に手をスケッチするとき、消しゴムを積極的に描く道具としては使わない。白い画用紙に鉛筆で手をスケッチしていくに過ぎない。その場合は、奥行きを表現することは難しい。

図2-17-2　灰色の画用紙に消しゴムで描く

鉛筆を用いて、まず白い画用紙を灰色に塗る。そうすることで、消しゴムが絵を描く道具として使えるようになる。灰色の下地を消すことで、手の輪郭が浮かび上がってくる。ここでは、あえて複雑な手の形をモデルにする。

図2-17-3　鉛筆と消しゴムによって描く

その上で、鉛筆でスケッチを描く。この時、色の濃さの異なる鉛筆を用いると、奥行きは鮮明になる。このように、複雑な手の形が消しゴムを用いて描くことによって逆説的に、描くことが簡単になることに驚かされる。

この体験をリフレーミングの視点から捉えておきたい。白の背景を灰色にするすること、消しゴムを描くための道具にすること、あえて複雑なポーズをスケッチすること、これらは、それまでは気づかなかったことに注意をはらうという思考の枠組みを変えるリフレーミング視点を、スケッチによって体験していることになる。

　さらに、図2-16-2と図2-16-3の間に、パラダイムシフトによる新たな飛躍を体験した。それについて、エドワーズによる説明を引用したい（21頁）。

　　ある日、私は単にそのときの気分で、教室に入るなり‘さあ、今日は逆さまにして描くことにします’と宣言しました。そして、学生たちの机の上に有名画家のデッサンのコピーを逆さにして置き、そのままこれをモデルに（描いたものも逆さになるように）模写するように命じました。学生たちは、私が“ちょっとヒステリーを起こしている”とでも思ったようです。しかし、その後、急に教室の中が静かになって、学生たちは明らかに楽しそうに神経を集中しながら課題に取り組んでいました。描き終えたものを逆さにして本来の位置に戻したとき、私も学生たちも教室にいる全員が驚いたのは、何人かではなく、かなりの数の学生が立派な模写、すばらしいデッサンを描いたことです。

　エドワーズが発見した「逆さまの絵を描く」方法を、筆者も実践してみた。それが図2-16-3と図2-16-4の模写である。実際に、模写する対象となる絵を逆さまにして描いてみて驚いたのは、絵の質が格段に向上したことであった。
　エドワーズは次のように続ける（22頁）。

　　学生たちの進歩が着実に少しずつ技能を身につけていくというより、しばしば急激に画期的に進むことです。昨日まで描けなかった学生が、“のめりこめる”ようになったりするのです。

　エドワーズが発見した「逆さまの絵を描く」方法を用いることによって、絵の出来映えに‘非連続’的な飛躍が起こることがわかる。この‘非連続’的な飛躍こそ、トーマス・クーンが『科学革命の構造』（1970）で指摘しているパラダイムシフトの特徴である。描くコツは、対象、背景、関係、明暗、全体の五要素に注目することもわかった。ここで、「絵を描くこと」を通して体験したいくつかのパラドックスを以下にまとめてみる。
　第1は、複雑な構図（図2-16-2）を描く方が、単純な構図（図2-16-1）を描くよりも簡単である。このことは、知らないものを描く方が、知っているものを描くよりはるかにやさしいことを意味する。その理由は、知っているものを描く場合、私たちが対象に基づいて描くのではなく、無意識のうちに自分自

身の知識や経験に基づいて描くことが多いからである。これが、逆さまの対象を描くことで、出来映えのよい絵が描ける理由であった。絵が逆さまのために、何を描いているかを意識できないからである。

　第 2 は、対象ではなく何もない背景となる「空間」を描くことで、対象を浮き上がらせることである。この手法は、数学者の森重文が言う「カテゴリー集合」という概念に近い。一般的に、対象そのものを明確に定義することは難しい。対象の特徴を厳密に抽出することが難しいからである。こうした場合には、対象以外の背景となるすべての「集合」を定義する。それによって、逆説的に対象に言及するのである。何もない背景となる「空間」――すなわち、「無」――が重要であるという考えは、東洋をはじめとする日本文化に浸透している。いわゆる‘間の文化’である。ところが、最近では西洋文化においても、何もない空白の領域――いわゆる、「辺境地」――が存在することの意義が理解されはじめている。あえて、空白の「空間」を準備しておくことで、その「空間」と「対象」が結びつき、想像もしなかったことが新たな次元において創発するのである。

　第 3 は、すべてを描き尽くさないという手法である。その手法によって描いたのが、図 2-16-4 の模写である。この模写では、‘目’の部分をあえて描いていない。それによって、鑑賞者が‘目’をイメージできるように意図することができた。情報を与えすぎないことが、かえって鑑賞者の創造性の発露を促す。絵を描くことを通して学んだ数々のパラドックスの体験は、教育や医療における人間間のコミュニケーションでも有効に活用できるのではないだろうか。

　また、パラドックスを体験する過程で、不思議な感覚を覚えた。描くこと、見ること、創造することという一見して無関係な過程が、実は同じようなパラドックスを活用しているということに気づかされたのである。そうであるならば、描くこと、見ること、創造することを統一的に捉えられるに違いない。エドワーズが指摘しているように、描くことができないのは描く技術が未熟であるからではなかった。単純に、ものの見方が固定化・一面化していたからに過ぎなかった。さらに続けて、面白い体験をした。絵を描くことに集中している

ときは、会話ができない。逆に、会話をしていると絵を描けない。これは、左脳の言語処理領域と右脳の図形処理領域の干渉によるものではないかとエドワーズは推測する。画家は、同じトマトでも、食べるときと描くときで「ものの見方」が変わるのだと言う。そして、文章が書けるようになると文章の理解力が増すように、絵が描けるようになると絵の理解力も増すようである。絵にはメッセージが込められている。

　子どもの発達（個体発生）の過程では、視覚的認識機能（5歳頃）が言語的認識機能（10歳頃）よりも先に顕在化してくる（川喜田、2017）。人類の進化（系統発生）の過程でも、視覚的認識機能が先に顕在化し、その後、約1万年を経て、ようやく言語的認識機能が発達している（エドワーズ、2013）。このような人間の発達と人類進化の歴史性を踏まえて、私たち現代人は大人へと成長する。それにつれて、論理を駆使することができる言語機能は飛躍的に発達する。そして、ひとたび言語機能が進化と発達を遂げると、私たち現代人は言語機能をますます研ぎ澄ます方向へと‘一面化’していく。これにひきかえ、全体性の把握に適した視覚認識機能の活用はおろそかになっていく。こうして、大人の視覚認識機能には個人差が顕著に見られるようになる。大学生に自画像を描いてもらうと、その絵の質が極めてバラバラなのである。

　2020年10月2日、日本赤十字豊田看護大学の講義で大学生にあくびをしている自画像を描いてもらった。大学生による自画像は、お互いが笑い合うような出来映えであった。ところが、同じ大学生が「逆さまの絵を描く」課題になると、急に静まりかえり描くことに集中していった。そして当人たちも驚く程の出来映えの絵を描いたのである。さらに、何人かの学生は、時間の経過を忘れて絵を描くことに集中していたという感想を述べていた。いくつかのデッサンを感想も含めて次に示しておきたい（図2-18-1、図2-18-2、図2-18-3）。

　パラダイムシフトや創造性などについて、私たちは必死に考えて理解しようとしている。しかし、考えることを放棄してみると、気づかないうちにものすごく集中してしまい、パラダイムシフトを実践できるのである。その時には、創造性が発揮されている。私たちは、ものごとを難しく考えすぎてきたのかもしれない。

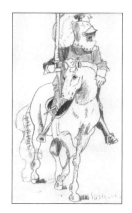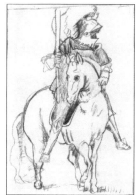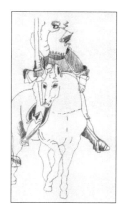

図2-18-1、図2-18-2、図2-18-3　2020年日本赤十字豊田看護大学
　　　　　　　　　　　　　　　の学生が書いたデッサン。
図2-18-1：感想「反転させて絵を上手に描けることにとてもおどろきました」。
図2-18-2：感想「絵を反転してかくと上手くかけるようにものの見方を反転す
　　　　　るだけで失敗が成功に繋がる鍵とも考えられると思った」。
図2-18-3：感想「この絵を普通に描いたら、こんなに上手にかけていなかった
　　　　　と思います。みんなもそうですが、集中力がとにかくすごくて、時
　　　　　間がたつのが速かったです。顔を顔としてかかず、見方を少し変え
　　　　　ることでここまで変化することに驚きました」。

　この課題で、当事者本人が気づきはじめる。「情報を与えすぎてはいけな
い」と。なぜなら、「見る人がそこにないものを見る」ことができるからであ
る。この観点は、芸術の本質である。ところが、同じ観点が教育・研究の分
野へと「転移」できることに気づく。それは、「ただ、目新しい知識を追求し
ない」。そうではなく、「すでに知っていることだが知っているとは知らなかっ
たことを明らかにする」ことを心がける方向へ、自身の観点が向きはじめるか
らである。エドワーズは、こうした絵を描く方法が、企業経営者などの創造性
開発に威力を発揮することを指摘している。
　絵を描く過程は創造過程の可視化だったのである。この過程には、5段階
NECTE過程が含まれている。描き終えた状態を思い描き、「終わりから考え
る」という点では、「未来から描く」過程が必須であったからである。

コラム6	パラダイムシフトの体験
	― 逆さまから書く‘リフレーミング’の体験2

　2015年10月、京都大学社会人大学院講義で、芸術教育学者・エドワーズの『脳の右側で描け 第3版』（58-59頁，2002）に導かれて、お手本を逆さまにして書いてもらうことにした。お手本は、パブロ・ピカソによるロシアの作曲家イーゴリ・ストラヴィンスキーの肖像画である。この課題を出したとき、一様に受講生のみなさんは動揺を隠しきれなかった。しかし、描き終わった自身の作品を正常な位置に戻して眺め直した途端、パラダイムシフトを体験するに至った。

　パブロ・ピカソによるロシアの作曲家イーゴリ・ストラヴィンスキーの肖像画を逆さまにして、それを描く社会人大学院生。時間の経過を忘れて、模写に取り組んでいるところである。絵のお手本を逆さまにして、逆さまから模写をするこの体験は、思考の枠組みを変えるという‘リフレーミング’を体験していることになる。そして、この手法によって絵が極めて上手く描けてしまうのである。

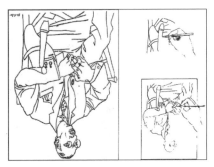

図2-19-1　パブロ・ピカソによるロシアの作曲家イーゴリ・ストラヴィ
　　　　　ンスキーの肖像画
（『脳の右側で描け 第3版』 B.エドワーズ、58-59頁 2002 より）

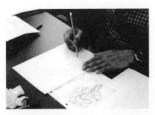 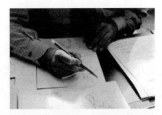

図2-19-2　京都大学・大学院生　A氏　　図2-19-3　京都大学・大学院生　B氏

8.　自己・非自己循環理論と NECTE 理論 ―図解的表現―

　自己・非自己循環過程は、細胞代謝に基づいた生命過程を示している（図2-7）。外界からの栄養素を取り込み、細胞内で分解されて、細胞外へと不要物を排出する。図2-4右と類似した図2-20が心理学ではよく描かれている。図2-20では、楕円形で表現されている主体（自己）を、心理学的観点から意識と無意識間の相互作用として示している。さらにユング（1987）は、精神病理を探究した結果、人類共通に存在する集合的無意識を発見した。人間の意識と無意識の問題に関して、フロイトとユングは心的エネルギーという概念を導入して検討した（河合隼雄、1977）。無意識から意識へのエネルギーの流れが「進行」であり、意識から無意識へのエネルギーの流れが「退行」である。図2-20では、こころを意識と無意識を2つの‘円相’によって表現している。

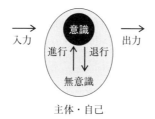

図 2-20　主体（自己）における意識・無意識間の相互作用と外界との相
　　　　　互作用

（村瀬＆村瀬、2020 より）

　この図2-20が、細胞代謝を表す図式と極めて似ている理由は、細胞と同様に、私たち主体もさまざまな情報・エネルギー・物質を取り入れ、また異なる形でそれらを放出しているからである。この図には、入力と出力と簡単に表示している。

　私たちが、自身の内界について知ることができ、また外界について知ることができるのは、客体である非自己と遭遇するからである。図2-20の入出力が1つの客体との情報・エネルギー・物質などのやり取りと考えてみたい。す

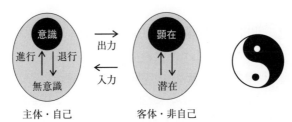

図2-21 （左）自己の意識・無意識間、自己・非自己循環過程（右）'陰陽シンボル' このシンボルは、左の自己・非自己循環過程の本質と同じである。

（村瀬＆村瀬、2020より）

ると図2-21として表現できる。ここで、顕在とは私たちが観測している対象部分を意味し、潜在とは私たちには直接的に観測できない対象部分を指している。主体も客体も同じような二項対立的な構図になっている点が特徴的である。

　二項対立が成立するためには、図2-23-1に示すように、二項対立の'あいだ'から第三の客体の存在が立ち現れることが必要である。それは、第三者かもしれないし、新たな概念かもしれない。あるいは、これまでとは異なる仮説かもしれない。もちろん、すでに知っていた事実を再発見することかもしれないのである。

　いずれの場合にしても、自己と非自己の循環から第三の外的な非自己を見いだすことができる。まったく同じ過程から、メタ視点・メタ対象・メタ自己を創り出すことができるからである。あるいは、同じようなメタ視点は、先に創り出した第三の外的な非自己と四角で囲った「非自己を含む'拡張された自己'」の相互作用から見いだすこともできる（図2-22左）。

　実は、自己・非自己循環理論（図2-23-1）の中に、5段階NECTE過程が存在しており、この過程を①から⑤で示している。自己が自分自身を ①「否定」することによって、視点を ②「拡張」する。それによって、「非自己」である客体の存在に気づく。その客体に関する情報を主体に ③「収斂」する。それと並行して、主体の意識は無意識との退行・進行を繰り返す。その結果、意

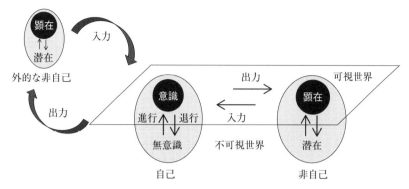

図 2-22　自己と非自己と第三者としての外的な非自己
（村瀬＆村瀬、2020 より）

識の④「転移」が起こり、予想外の対象を世界の中に見いだす。自己の内の無
意識や自己の外の非自己、そして外の世界の非自己を見いだす。こうした新た
な対象から、新しい視点（メタ視点）や新しい対象（メタ対象）が ⑤「創発」
される。

　図 2-23-2 には、自己・非自己循環理論に見られる 5 段階 NECTE 過程を、
対応関係がわかるように番号のみを記載している。ちなみに、この図を、横軸
を時間として折れ線のように描くと、第 1 章で述べたキュブラー・ロスが描い
た死の受容過程における 5 段階が得られる。

　日本の茶道や武道などにおける師弟関係のあり方として、守破離という修
業過程が知られている。①→②を守、②→④を破、④→⑤を離と捉えると、
NECTE 過程によって表現することができる（村瀬＆村瀬、2020）。

　ここで自己・非自己循環モデルの複雑な発展過程について、検討しておきた
い。図 2-6、図 2-7 は、図 2-24-1 と構造的にはまったく同型である。どちら
の場合も、入力を受けて、出力を放出している。その点では変わらない。しか
し、高次システム（図 2-24-2）の場合は、著しく複雑な内部構造である。そ
のため、これまでに展開した複雑性の発展がどこまでも創発することは容易に
想像できる。しかも、高次システムと低次システムの‘あいだ’から次々と共
進化が起こることも予想できる。ここに、進化の予測不能性がある。

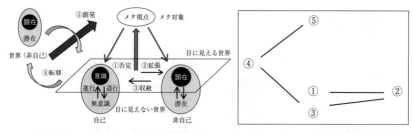

図 2-23-1　自己・非自己循環理論

図 2-23-2　自己・非自己循環理論に埋め込まれた NECTE

図 2-23-1：自己、非自己、第三者の非自己とメタ視点（村瀬、村瀬、2020 より）
自己と非自己の循環は、自己の①否定にはじまり、②拡張、③収斂、④転移を経て⑤創発に向かう。見える世界を平面の上側で、見えない世界を平面の下側で示す。②の拡張と③収斂は、自己内部での退行と進行に対応する

図 2-23-2：自己・非自己循環理論と 5 段階 NECTE 過程との対応。自己・非自己循環理論に見られる 5 段階 NECTE 過程を、対応関係がわかるように番号のみを記載している。

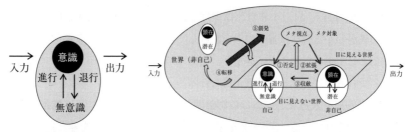

図 2-24-1　低次システム

図 2-24-2　高次システム（左）
（村瀬 & 村瀬、2020 より）

　ベティ・エドワーズは、ゲツエルズが提唱した 5 段階仮説によって、創造過程の輪郭が捉えられたにもかかわらず、私たちはいまだに創造性について悩み続けていることを指摘している。私たち著者は、この指摘に同意する。ただし、5 段階の NECTE 過程が、5 段階の NECTE 過程によって導かれることに着目しておきたい。また、生命基礎理論として構築した自己・非自己循環理論（村瀬雅俊、2000）に埋め込まれていることも指摘したい。

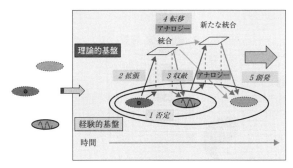

図2-25　5段階からなる NECTE 過程の構造図
（ピアジェ & ガルシア，1996 を改変）

　図2-25では、上面と下面が理論的基盤と経験的基盤をそれぞれ表すことは、前述した図と同じである。ただし、この図ではさらに左から右に時間軸が描かれている。左端のパネルでは、3つの対象がバラバラに描かれている。これに対して、私たちの認識が深まるにつれて、そのバラバラな対象が関連付けられていく様子を右のパネルで示している。5段階 NECTE 過程が番号とともに、図に書き込まれている。この構造図は、どこまでも伸展可能である。そのため、5つの段階を繰り返すだけで、無限の構造を創り出すことができる。

コラム7	二元論から一元論を経て循環論へのパラダイムシフト

　物質と生命の関係について考えてみたい。一般的には、物質と生命は二元論的に違う対象として考えられることが多い。それが図2-26（1）の状態である。もちろん、生命には物質が含まれていると考えられる。これは、一元論的な見方である。その一方で、物質が生命を構成していると考えられる。これも一元論的な見方である。そのため、2つの一元論的な見方が再び二元論となる。これが図2-26（2）の状態である。この考え方を循環論的に捉える。それが図2-26（3）の状態である。ところが、同じ循環論でもその働きが異なることがある。それを、2つの異なる循環論として著したのが、図2-26（4）の状態である。再び、二元論の登場である。これは、（5）の段階を踏まえて全体を俯瞰すると、当初の図2-26（1）の状態であることに気づく。二元論的対立から一元論を経て循環論的統合へ、さらにその高次の循環による無限の創発が予見される。図2-26で示した5段階の過程は、5段階 NECTE 過程に対応している。

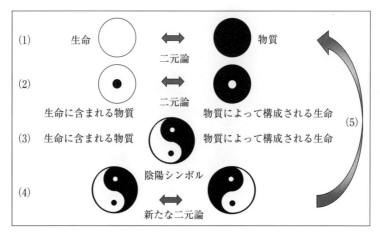

図 2-26　5段階を経て循環する対立

　当初の疑問である、物質と生命の関係とは何か。それは、同一の事象の異なる側面として捉えることができると思う。ここで、「物質と生命」を「成功と失敗」「健康と病気」「精神と身体」「内と外」「創造と崩壊」などへと無限に置き換えることができる。一般化のために、それを「自己と非自己」と捉えるならば、「自己・非自己循環理論」を普遍モデルとして多様な現象へと適用可能となるのである。

　注意：'循環'には（3）の陰陽シンボルで表示された循環と、（1）⇒（2）⇒（3）⇒（4）⇒（5）⇒（1）の過程を繰り返す'高次'の循環がある。この2つの循環から無限の多様性が創発する。

【参考文献】

Goldberger, A. L. (2006) "Complex Systems" Giles F. Filley Lecture, Proc. Am Thorac Soc Vol.3, pp467–472

エドワーズ、ベティ（1988）『内なる画家の眼 ― 創造性の活性化は可能か ―』（北村孝一　訳）、エルテ出版

エドワーズ、ベティ（2002）『脳の右側で描け　第3版』（北村孝一　訳）エルテ出版

エドワーズ、ベティ（2013）『脳の右側で描け　第4版』（野中邦子　訳）河出書房新社

シュレーディンガー、E.（1951）『生命とは何か ― 物理的にみた生細胞 ―』（岡　小天、鎮目恭夫　訳）岩波新書

山極壽一・村瀬雅俊・西平直　編著（2020）『未来創成学の展望 ― 逆説・非連続・普遍性に挑

む ─ 』ナカニシヤ出版（15 編・350 頁）

村瀬雅俊・村瀬智子（2020）『未来共創の哲学 ─ 自己・非自己循環理論の展開 ─ 』言叢社、1
　-350

村瀬雅俊（2000）『歴史としての生命 ─ 自己・非自己循環理論の構築』京都大学学術出版会
　https://repository.kulib.kyoto-u.ac.jp/dspace/bitstream/2433/96793/1/KJ00004709267.pdf

中井久夫、山口直彦（2001）『看護のための精神医学』医学書院

湯川秀樹（1976）『目に見えないもの』講談社学術文庫

湯川秀樹（1989）「科学的思考について ─ 物理学の対象と法則」『湯川秀樹著作集 1　学問につ
　いて 』佐藤文隆（編集）、岩波書店

第 **3** 章
人間と環境の共創による健康と病

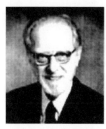

　問題を細かく分ければ分けるほど、再び集めにくくなる。問題の臨床的な総合が必要なのである。…ひとりの患者の多数の反応を強調した方法は、患者を目の前にした臨床医にとって、多数の患者の化学物質の反応の統計よりもはるかに役立つであろう。

（ランドルフ『人間エコロジーと環境汚染病』31、188 頁、1986）

セロン・ランドルフ
1906-1995

1. 現代における新しい病としての環境汚染病

　科学技術は、かつてない勢いで発展している。それにともなって、人工化学物質、ナノ粒子、電磁場、騒音、灼熱といった化学的・物理的要因による環境汚染がますます深刻化している。こうした汚染環境は、人体にどのような影響を及ぼしているのであろうか。この問題は、私たちにとってもちろん大きな関心事である。しかし、これまでは、研究結果に矛盾が見られるという理由から、疑われる環境因子と懸念される健康影響の間に、はっきりとした因果関係を認めることは難しいと考えられてきた。

　私たちは、日常的にありふれた環境に含まれている汚染化学物質に対する自身の適応には気づかないものである。しかし、ある人々は、これらのありふれた物質にもだんだん過敏になり、そして一部の人は適応力を失って慢性病にかかるようになる。さらに度重なる化学物質の暴露から過敏症が発症すると、過

敏症状が重篤化するばかりでなく、頻繁に暴露にさらされる別の化学物質にも過敏性が広がっていく。

　本章では、まず、矛盾した研究結果には意味があり、それらを統一的に理解するためには、'パラダイムシフト'が必要であることを指摘したい。次に、全体論である'構造主義'と呼ばれている観点から、ハンス・セリエによって提唱された'一般適応症候群'の概念に基づいた病気の発症過程とジャン・ピアジェによって定式化された'発生的認識論'に基づいた認識の発達過程との間に、驚くべき平行関係があることを強調したい。

　先に指摘した化学物質への過敏性は、はじめは老人や乳幼児に起こる。ところが、十分な理解と対策がなされないまま放置され続けると、さまざまな年代層に一般的に見られるようになってくる。これは、米国の医師セロン・ランドルフが、生涯をかけて築いた'特異的適応症候群'という概念である。こうした概念を踏まえて、'統一生命理論'として過程還元論的に構築された「自己・非自己循環理論」に基づいて、'汚染環境適応病'の現状について論考を加えたい。

| コラム 1 | '転移'（アブダクション）とは何ですか？ |

　講義が終わって、2人の学生が近づいてきた。そして「'転移'（アブダクション）って何ですか？」と尋ねてきた。そこで「○と□は同じですか？」と聞いてみる。学生たちは「○と□は違います！」と自信を持って答える。それに対して「いや同じとも考えられるよ」と答える。学生たちは「そのようには考えられません！」と力強く否定する。それで「缶ジュースの形を想像してみて、真上から見ると○だけれど真横から見ると□に見えるね」と言う。その瞬間、学生たちの顔色が明るくなった。

　そこで、たたみかけるように、「それは異なるように見える現象が、同じに見えることだね。でも、その逆を考えてみると、同じ現象が異なって見えることでもあるね」「この2つの異なる─すなわち、「異→同」と「同→異」は同じ1つの認識現象の異なる側面とみなせるよね」。だから「'転移'（アブダクション）は、新しいつながりを、次々に発見する創造的な方法なんだよ」。学生は困惑を隠せないものの満面の笑顔であった。これは2020年10月16日、日本赤十字豊田看護大学で実施した講義後の一幕である。

　実際に、図3-2-1と図3-2-2をもとにして、'転移'（アブダクション）を用いて理解の幅を拡げてみよう。多様な刺激に対する生体反応は、同じ反応機構で処理され

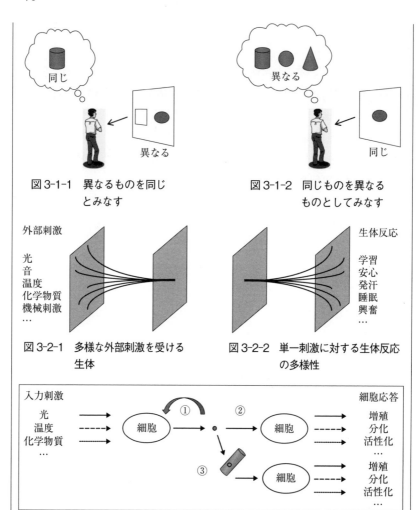

図3-1-1　異なるものを同じ
　　　　　とみなす

図3-1-2　同じものを異なる
　　　　　ものとしてみなす

図3-2-1　多様な外部刺激を受ける
　　　　　生体

図3-2-2　単一刺激に対する生体反応
　　　　　の多様性

図3-3　細胞間ネットワーク

細胞における①オートクライン（autocrine）、②パラクライン（paracrine）、③エンドクライン（endocrine）。①オートクライン（autocrine）とは、自らが産生する化学物質によって自己刺激するフィードバック。そのために、原因と結果の二分法が成り立たない。自己刺激は'細胞記憶'のメカニズムとして働くことである。②パラクライン（paracrine）とは、近傍の細胞を刺激することである。③エンドクライン（endocrine）とは、血管系を介して遠方の細胞を刺激することである（図版は、村瀬＆村瀬，2020より）。1つの細胞の外（細胞間）でも内（細胞膜内）でも同様のネットワークが起こることがわかる。

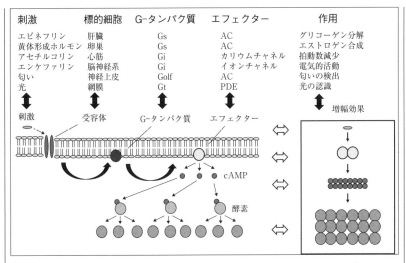

刺激	標的細胞	G-タンパク質	エフェクター	作用
エピネフリン	肝臓	Gs	AC	グリコーゲン分解
黄体形成ホルモン	卵巣	Gs	AC	エストロゲン合成
アセチルコリン	心筋	Gi	カリウムチャネル	拍動数減少
エンケファリン	脳神経系	Gi	イオンチャネル	電気的活動
匂い	神経上皮	Golf	AC	匂いの検出
光	網膜	Gt	PDE	光の認識

図 3-4　細胞膜内ネットワーク（図の詳細は第 8 章で解説する）
同じ反応機構と刺激増幅効果（細胞内）が刺激の多様性に応じて使い分けられ
ている。「無限から有限への収斂」と「有限から無限への拡張」が細胞間・細胞
膜・細胞内レベルで起こる。

　例えば、視覚・聴覚・嗅覚・痛覚などの異なる刺激は神経信号に同じように変換さ
れる（図 3-2-1）。一方、単一刺激の生体反応は、生体の外部環境や内部環境の違い
によって多様な応答を示す（図 3-2-2）。図 3-2-1、図 3-2-2 は、哲学者・西田幾
多郎が述べている「一 即多　多即 一」に対応する。
　「無限から有限への収斂」と「有限から無限への拡張」は、修行者の特権ではない。
私たちの日常の営みであった。

2. 臨床環境医学の誕生

　'生態'や'環境'を意味する'エコロジー（ecology）'という言葉
は、1866 年エルンスト・ヘッケルによってはじめて使用された（Randolph,
1962）。それから 1 世紀余りを経て、生態学者のロバート・メイは、「生態系
を記述する単純な法則性に支配されているモデル方程式が、法則性の見られ
ない複雑な挙動を示す」ことを見いだした（May, 1976）。これが、'カオス

(chaos)'と呼ばれる現象である（スチュアート、1998）。カオスでは、初期条件の微小な誤差が、時間経過とともに爆発的に増大する。この不安定性によって、カオスの予測不可能性が生じる。つまり、カオスを内包しているシステムでは、たとえ同じ実験を繰り返し行ったとしても、常に同じ結果が得られるとは限らず、そのために矛盾した結果が導かれてしまう。そこで、カオスを理解するための有効な方法として、少ない事象に着目して長時間におよぶ時系列データを集め、その中から変化する状態変数とそれを支配する不変の規則を抽出するという方法が考案された（Gallez and Babloyantz, 1991）。

このような生態系モデルの研究を契機として、それまで数学や物理学で知られていたカオスが、一気に生物学の世界でも探求されることになった。実際、比較的単純な神経興奮系や筋収縮系が複雑なカオスを示すこと、および鞭毛や繊毛のような細胞運動系が、時間・空間的カオスを示すことが、理論モデルの位相解析とコンピューターを用いた数値解析によって明らかにされた（Murase, 1992）。この研究で、注目すべき重要な事実の1つは、それまで少数の例外的事例として報告されていた'不安定'で'異常'なカオス的運動形態が、多くの事例で知られていた'安定'で'正常'な運動形態を実現する上で必要不可欠な要因であることが、理論的に明らかにされた点である。

確かに、'安定'（'正常'）な状態とは、不動の状態や特定の運動パターンに固定化された状態であると考えがちである。しかし、さまざまな状況に瞬時に対応できるように、あらかじめ'不安定性'をシステム内部に維持している状態こそ、逆説的であるが'安定'した状態であると考えられていたことも事実である（Cannon, 1929；ベイトソン、2001；ワイル、1984）。したがって、'安定'（'正常'）と'不安定'（'異常'）を、二元論的に異なる状態として区別するのではなく、同じ状態の異なる側面として統一的に捉え直すことが必要なのである。

その後、Goldbergerらのヒト心臓の心拍数を連続測定した研究によって、こうした考え方が支持されることになった（第2章、コラム3参照）。彼らは、何人かの被験者から得られた心拍数の長時間におよぶ時系列データを解析した。その結果、特に目立った心臓疾患のない、いわゆる'健常者'ほど、その心拍数の時間変化はカオス的であること、これに対して、'心臓疾患をもつ被

験者'では、その心拍数の時間変化は'ランダム（random）'であるか、あるいはきわめて'周期的・秩序的'であることが明らかになった（第2章、図2-9）。健常者の心拍変動がカオス的であることの理由は、先に述べたように生体内外のさまざまな変化にすばやく対処できるための、自然が生み出した柔軟性・不安定性と考えられる。

　エコロジーという言葉の使用がはじまって、150年ほどの歴史を経て、マクロな生態系ばかりでなくミクロな細胞運動系においても、その中間レベルの心筋系においても、さらには精神機能とも密接な関係がある脳・神経系においてさえも「法則性に支配されながらも、法則性の見られない複雑な挙動を示すカオスが多数出現する」ことが明らかになった。その意味することは、深淵である。予測不可能性を象徴するカオスが、身体レベルのみならず、精神レベルで

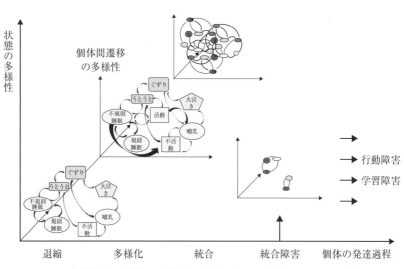

図3-5　個体発生と状態の多様性と状態間変遷の多様性の模式図（中井久夫原図、1998を改変）

幼児期には、いくつかの限定された状態と状態間の遷移のみが生じている。個体発生とともに、状態と状態間遷移の多様性は増す。状態と状態間遷移の多様性が増大し、統合された個体が誕生する。しかし、その統合が障害され、いくつかの状態と状態間遷移のみが単純化すると、適応性が乏しくなりさまざまな障害が起こり始める

も発現しうるからである[1]。

　これに関連して、精神医学者の中井久夫（1998）が次のような経験則を指摘している（図3-5）。つまり、'これといった精神疾患が認められない健常者'では、思考を自由に展開することができるのに対して、'何らかの精神疾患を持つ患者'では、思考の'自由度'が限られていて、固定的な思考パターンしか示さないという。両者の思考パターンを比較すれば、'健常者'ではカオス的であり、'精神疾患を持つ患者'では秩序的であると言える。もちろん、秩序とカオス、安定と不安定の共存こそ、複雑な生命システムの本質と捉えるべきである[2]。したがって、'健康'と'病気'も、二元論的・絶対的に対立する状態として捉えるべきではなく、むしろ相対的にお互いが、含み含まれ合う関係として統一的に捉え直す必要がある（セリエ、1988；ベイトソン、2001）。

コラム2	痛みとは何か？　病気とは何か？

　これまでの疼痛学や病理学では、痛みや病は外から働く細菌や化学物質などの直接作用によって引き起こされると考えられてきた。これは、「外 → 内」への受動的作用過程である。ところが、研究が進むにつれて「内 → 外」への能動的作用過程も働いていることが明らかになった。個別の原因は多様である。ところが、この相互作用から生じる痛みや病の発生パターンを捉えてみると、さまざまな痛みや病について共通性

1　予測不可能性は、次のような現象でもよく知られている。例えば、地震、気象、太陽活動、天体運動、新型ウイルスによるパンデミックなどの自然現象、あるいは株価変動のような経済現象がある。これらの予測不可能な現象で、カオスは極めて重要な役割を担っている（Bak, 1996）。

2　理論生物学者のスチュアート・カウフマンは、カオスと秩序が共存する境界領域を'カオスの辺縁'と呼んだ。その上で、秩序が突如として出現する'相転移'と呼ばれる物理学の'自己組織化現象'に着目した。新たな機能や構造の出現を伴う創造過程 — 例えば、生物進化 — を理解するためには、ダーウィンの自然選択説ばかりでなく、この自己組織化現象も重要な概念であると考えた（Kauffman, 1993）。

　一方、複雑系科学者のパー・バックは、システムがひとりでに不安定な臨界状態へと発展し、その不安定状態が安定的に持続するダイナミックな現象を'自己組織臨界現象'と呼んだ。その上で、突如として起こる巨大な崩壊現象、例えば生物種の大量絶滅・大規模地震・株価の大暴落などを理解するためには、自己組織臨界現象は重要な概念と捉えた（Bak, 1996）。創造と崩壊は同一プロセスの異なる側面なのである。

痛みとは何か？　病気とは何か？

これまでは、脳は体から発せられた信号を単に受動的に受け取ると考えられていた。

しかし、脳は痛みの情報を発信したり調整したり、能動的に痛みの発生過程に関与していることが明らかになった。

R. メルザック　刺激 ➡ 脳
1929-

刺激 ⬅ 脳

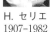

H. セリエ
1907-1982

これまでは、多くの疾患 ― 神経感情障害・高血圧・胃潰瘍・ある種のリューマチ・アレルギー・心臓血管系障害・腎臓病などは、細菌・毒素・その他の外的作用因子の直接作用によると考えられていた。

しかし、それらの外的因子の直接作用よりもそれらに対するわれわれの内的適応反応によることが明らかになった。　　　　　　　（H. セリエ）

外的因子の影響は、その因子自体ではなく、それを受け止めるやり方に左右される。　　　　　　　　　　　　　　　（セリエ；メルザック）

図3-6　メルザックの疼痛学とセリエの病理学

AがBに影響する直接作用が考えられた後、BがAに影響する間接作用が無視できなくなった。結果的に、A⇔Bの双方向的相互作用の重要性が認識されるに至った。この展開は、これまでも眺めてきたように、そしてこれからも眺めていくように、時代を超えて学問分野を超えて繰り返されてきた。ここに普遍性が隠されている。

（図版：メルザック『痛みのパズル』誠信書房、1983 より）

が見えてきた。疼痛学者のメルザックと病理学者のセリエは、独立にこの「外 → 内」と「内 → 外」の過程を統合して捉える必要性を強調した。

　第2章の図2-10では、「自己・非自己循環」をそれぞれの平面上に表し、その平面が時間的に進行する様子をパネル A、B、C の順に示している。まず、それぞれのパネルの「自己・非自己循環」は、上記の「外 → 内」と「内 → 外」の相互作用過程に相当する。さらに、パネル A、B、C の順に示された上向きの矢印が、異なる作用因子に対して同じように痛みや病いが発症するパターンを示している。

　このように身体レベル、および精神レベル、それぞれがカオスを内包しうる。その上に、'心身相関' として知られる相互作用 ― すなわち、身体から精神へ、あるいは精神から身体への相互作用 ― が働いている（ワイル、1984；セリエ、1988；メルザック、1983）。

例えば、痛みの治療を行う場合、単純に感覚神経入力を遮断するだけでは決して成功しない。本人による動機づけや認識を担う中枢神経系にまで影響を与えて、はじめてその治療効果が現れるのである。この疼痛学ではよく知られている事実は、複雑な‘心身相関’を示すほんの一例に過ぎない（メルザック、1983）。こうした心身の統合体が、さらに多様な環境にさらされることで状況はますます混沌としてしまう。そのため特定の環境刺激因子と特定の生体反応とを関連づけて‘因果関係’を理解するという方法論—すなわち、多数の臨床データを単純な‘入力—出力関係’に還元してその再現性を評価するという方法論—に頼る限り、私たちは原理的な困難に直面することになる。多数の統計データではなく、少数の個別データに着目し、その長時間スケールの時間過程を追跡する方法論が必要なのである。それによって、変化する状態変数と不変の規則とを分離することが可能となるからである。今こそ、‘パラダイムシフト’が望まれる。

ここで、視点を現代社会に広く蔓延している人工電磁場の人体影響に移してみたい。電磁場過敏症と呼ばれる患者の報告が 1980 年代にはじまり、以後、その報告数が急増している（Becker, 1990）。それにもかかわらず、四半世紀を過ぎた今日、未だ診断法が確立されていない。そのために、そうした患者群の同定すら困難な状況である。私たちを取り巻く電磁場をはじめとする汚染環境に対して、多くの人々は関心を持つこともなく、また慢性的病気の原因として疑うこともほとんどない。しかも、‘過敏症’という形ではなく、‘依存症’という形で症状が現れたり、記憶力・思考力・集中力の障害として影響が見られたり、既往疾患の悪化という形で影響が現れることも指摘されている（Becker, 1990）。つまり、汚染環境と人体影響に関する全体像はほとんど捉えられていない。それには、2 つの理由が考えられる。第 1 の理由として、生命現象の本質を過程還元論的に捉えることのできる有効な統一理論がなかったことが指摘できる（Murase, 2008）。生命という複雑なシステムは、現時点での状態を分析するだけでは理解することはできない。その成り立ちを、歴史的に捉え直す必要がある。これが「歴史としての生命」の本質である。第 2 の理由として、全体論の構築を目指す‘構造主義’の方法論が検討されてこなかった

ことが指摘できる。具体的には、複雑なシステムを理解するためには、カオスの場合と同様に、少ない事例を長時間にわたって観察して変化する状態の中から不変の規則を抽出する必要がある。その歴史的な過程に一貫性が見られるとき、私たちははじめて'因果関係'について議論できるのである。

　本章では、一方では、生命の本質を過程還元論的に捉える'統一生命理論'として、自己・非自己循環理論（村瀬、2000）を基盤とし、他方では、問題の全体像をつかむ方法論の1つである'構造主義'に着目することによって、汚染環境の人体影響に関する新たな知見の統合を試みたい[3]。

コラム3　安定性と不安定性、二相性と多様性

　ホメオスタシス（homeostasis）という言葉を創ったキャノンは、総説の中で、フランスの生理学者で1913年ノーベル医学生理学賞を受賞したシャルル・リシェの次の言葉を引用して、生体の安定性と不安定性について統合的な知見を強調した。左の

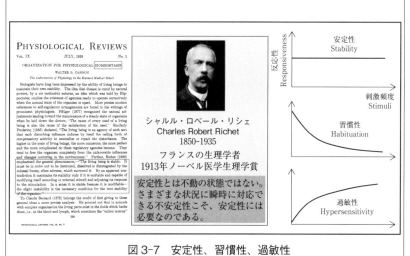

図3-7　安定性、習慣性、過敏性

3　構造主義の「構造」とは、不変の規則とその規則によって支配される要素の変化によって、自律的に構成される全体体系と定義される。'客体'として存在しながらも、'主体'として働き、かつ認識する'生体'は、典型的な「構造」の一例である。構造主義については、本書・第6章で詳しく述べたい。

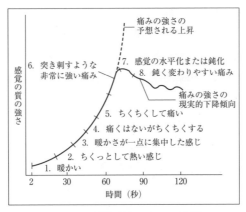

図 3-8　刺激時間と痛みの関係

枠で囲った部分の概要は「安定性とは不動の状態ではない。さまざまな状況に瞬時に対応できる不安定性こそ、安定性には必要なのである」と言える。

　痛みとは何か。この疑問にたいして、メルザックは「外的因子の影響は、その因子自体ではなく、それを受け止めるやり方に左右される」ことを見抜いていた。そのことを実証するために、実際に非常にユニークな実験を試みた。輻射熱ランプによる皮膚刺激の実験である（図 3-8）。被験者が耐えた痛みの量は、痛みの強度それ自体で決まるというよりむしろ、痛みが一定の率で上昇するとする予測によって決まっていた。これまでは、痛みは体のどこかで生まれるもので、脳はその信号をただ受動的に受け取るだけだ、と考えられてきた。しかし、現在では、脳は体から発せられた信号を単に受動的に受け取るのではなく、逆に痛みの情報を発信したり調整したり、能動的に痛みの発生過程に関与していることが分かってきた。

　次に、心身相関の存在とその活用について述べる。

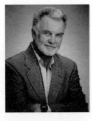

ロジャー・キャラハン
Roger Callahan
1925-2013

　　　医者たちはかつて健康な心臓のリズムは完全に一定でなければならないと考えていた。しかし研究によって心拍には変化が必要であることがわかった。
　　　（ロジャー・キャラハン 『思考場療法入門』 65 頁、2001）

　ロジャー・キャラハンは、グッドハートとともに心身相関に関する研究を進め『思考場療法入門』を著した。その中で、心に思い描く状況次第で、身体機能が変わることが述べられている。かつて、キャラハンがグッドハートを訪ねた時のことである。グッドハートはキャラハンに向かって、右手を水平に伸ば

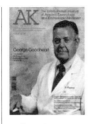

グッドハート
G.J. Goodheart
1918-2008

すように指示をした。キャラハンは言われるままに右手を水平に伸ばしている。その時、グッドハートは上から軽く力を加えるから、腕が下がらないように抵抗するよう指示をだす。そして、その通りにグッドハートは力を軽く加える。キャラハンは抵抗できている。

　次に、グッドハートはキャラハンに向かって、沈んだ気持ちになるような過去の記憶を思い出すよう指示をする。キャラハンはその通りに過去の失敗した記憶を思い出す。その後、キャラハンに向かって、右手を水平に伸ばすように指示を出した。キャラハンは言われるままに右手を水平に伸ばしている。その時、グッドハートは上から軽く力を加える。今度は、思わず右腕が下がってしまう。

　心の持ち方が、パフォーマンスの質を変えることを体験した瞬間である。

　アスリートの多くは、こうした心身相関を体験しており、そのために気持ちのコントロールの重要性を熟知している。

　キャラハンは、この心身関連を「心的外傷」を治療する方法に転用できることに気づいた。それが「思考場療法」である。思い出したくない経験を放置しておくと、それが身体症状を引き起こしてしまう（第5章、2.2節では、耳が聞こえなくなった女性の話が登場する）。こうした「心的外傷」を意図的に意識する。その状態で、眼球運動、ハミング、深呼吸などさまざまな活動を行う。こうした意識的な活動が、逆に「心的外傷」を壊す役割を果たすのである。

3. 構造主義に基づく創造的思考 ― 歴史考証的視座の確立 ―

　部分を理解するためには、まず全体に注意を集中しなければならない（トインビー、1975）。なぜなら、問題を細かく分ければ分けるほど、再び集めにくくなるからである（Randolph, 1962）。それでは、どのような方法によって全体像を捉えることができるであろうか[4]。残念ながら、私たちは全体性を捉え

4　帰納的方法（induction）とは、個別データの収集から一般理論の構築のプロセスであり、逆に、演繹的方法（deduction）とは、一般理論から個別データを解釈するプロセスである。もちろん、個別データ ― すなわち、部分 ― を理解するのに、一般理論 ― すなわち、全体 ― を知る必要がある。ところが、このいわゆる'演繹的枠組み'をどこからどのようにすれば導くことができるか。これが本節で論考する問題の要点である。ところで、この帰納と演繹は本書・第1章で提示した5段階 NECTE 過程の第2段階「拡張」（expansion）と第3段階「収斂」（convergence）に、それぞれ対応している。

るための「認識」の方法について、深く考える機会が少ない。そこで、本章ではまず、科学研究の方法を全体性の「認識」という観点から論考したい。その上で、汚染環境適応病の発症過程は「広義の認識」であるという演繹的な枠組みを導入し、閉塞状態にある人工電磁場の人体影響に関して論考を加えたい。

3.1 研究方法の検討 ── 帰納法偏重主義からの脱却に向けて ──

　生態学者のグレゴリー・ベイトソンによると、「研究が進んだことの結果として、はじめて何を研究していたかを理解する研究者が多い」という。これは、「今日の科学研究の進行プロセスが圧倒的に帰納的方法に偏重しているからである」と指摘する。カール・ポッパーも認めるように、データをいくら集めても、なかなか科学としての理論にまでは至らない（ポッパー＆エクルズ、2005）。数学者の竹内外史（1982）は、実験データを'読む'際にも、新理論に対応した新しい演繹的な枠組みをあらかじめ用意しておく必要がある、と指摘する。つまり、「真に革新的で、しかも意義のある進歩は、経験から由来するのではなくて、新しい理論からもたらされる」のである（セリエ、1988）。事実、'物語の構造分析'という研究領域においても、帰納的方法はことごとく不成功に終わった。これに対して、仮説的な理論をあらかじめ構築し、それに基づいて物語を分類し記述する、演繹的方法が成果をあげてきた（バルト、1979）。心理学者のカール・ユングも、次のように強調する。「単なる経験されるだけの事柄を写真機のように精密に記述することではなく、法則を立てることが目的であり、それによって洞察に基づく演繹的な説明が必要である」と（ユング、1987）。

　なぜ、データに基づく帰納的方法に限界があり、洞察から得られた仮説的枠組みを構築することが、科学の発展に不可欠なのであろうか。その答えは、数学者のクルト・ゲーデルの「不完全性定理」（2006）によって与えられた。「不完全性定理」によると、ある数学的体系 ── すなわち論理的「構造」── において、矛盾がないことを追求していくと、'真'とも'偽'とも判定できない命題がつくられてしまう。そのために、その「構造」は不完全性を免れることができない。唯一の解決策は、新たな「構造」── すなわち、'演繹的な枠組み'

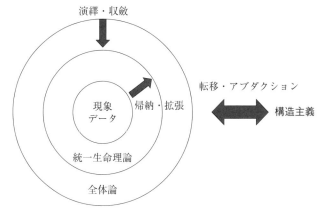

図3-9　帰納（拡張）・演繹（収斂）・アブダクション（転移）の関係

としての新理論―を作ることである。'演繹的な枠組み' としての新理論は、対象の「内」から帰納的に導きだすことは不可能である。そのため対象の「外」から鋭い洞察によって持ち込まなければならない。これが、帰納や演繹とは異なる第三の方法―すなわち、同定やアナロジー（analogy）、あるいはアブダクション（abduction）とよばれる方法―である（ベイトソン、2001）。図3-9に、帰納（拡張）・演繹（収斂）・アブダクション（転移）の関係を示した。

　このように帰納的方法には限界がある。そのために、科学研究では演繹的方法とアブダクションに頼らざるを得ない。これが新たな知の「構造」―すなわち、新理論―の構築によって導かれる全体性の「認識」なのである。

| コラム4 | 「演繹」と「転移」（アブダクション）の意義 ― 心理学的な意味 ― |

『精神の生態学』の中で、ベイトソンは次のように語る。

「学生は、データから仮説へと帰納的に思考と議論を進めていく訓練は受けていても、科学と哲学の基本原理から演繹的に導き出した知識を仮説と照合していく訓練に欠けていたのである」

　つまり、一方の観点にとらわれていては、問題の解決は望めないことを、次のように強調する。「科学の研究には起点がふたつあり、その両方にしっかりとねざしてい

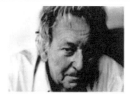

グレゴリー・ベイトソン
Gregory Bateson
1904-1980

なくてはいけないということだ。まず、観察をなおざりにしてはならない。と同時に、基底的な原理から外れてはならない」。その上で、次のように問いかける。「科学における根底的な知というものは、そもそも帰納的に導きだされたものなのだろうか。われわれの思考が立脚するその土台を探るのならば、科学的、哲学的思考の始原にまで ― 科学と哲学と宗教が、別の営みに分化し、それぞれの専門家が誕生する以前にまで ― 立ち返る必要があるのではないだろうか」。

　こうした問題に対して、哲学者はどのように考えてきたのだろうか。我が国の哲学者・西田幾多郎も、対立する二者ではなくそれらの統合に向けた認識の重要性を次のように指摘する。「一般的なものが先になければ個物は考えられない。しかし、一般的なものは単に個物に属したものであるとすれば、個物が実在ともいえる。本当の真理は、両者の統一である」。この点に関して、心理学的に検討も加えてみたい。

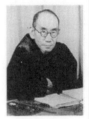

西田幾多郎
1870-1945

　カール・ユングは、『タイプ論』の中で人間の心理学的な型を大きく分けて「外向」と「内向」に分類した。外向とは、現実世界に向かう心理的な構えが優性であることで「客観主義」や「唯物論」の主張に近い。これに対して、内向とは理念に向かう心理的な構えが優性であることで「主観主義」や「観念論」の主張と重なる。こうした哲学的な論争は長い年限を重ねて議論が続けられてきた。ユングによると、「この分裂状態は、遠く離れた哲学の問題であるばかりでなく、人間の自分に対する関係、および世界に対する関係という日常的に繰り返される問題である」ことを指摘する。

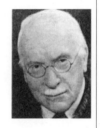

カール・ユング
C. G. Jung
1875-1961

　これまで帰納的方法、つまりボトムアップの方法（特定のジャンル・時代・社会の物語を研究し、一般的モデルの素描を求めること）は不成功。そうではなく、演繹的方法、つまりトップダウンの方法（言語学者ソシュールと同様の方法）により、仮説的な記述モデル（理論）を構築し、このモデルから出発し、各種のモデルへ下る。この適合と偏差のレベルで、歴史、地理、文化における多様性を問う。無限に多くの物語を記述、分類するためには、理論が必要であって、まずはそれを探し素描すること。物語の研究には、言語学が基礎モデルになると考えた。これが「転移」（アブダクション）である。

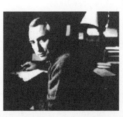

ロラン・バルト
Roland Barthes
1915-1980

4. 知の「構造」の発生過程―精神発達と科学史―

　上述したように、異なる科学研究領域の科学者が、帰納ばかりでなく演繹の重要性を強調している。このように、知の「構造」の系統発生である科学史では、科学者は同じような知の「構造」の形成過程を明示している。ここに普遍性がある。つまり、客観性が保証されている。さらに興味深いことには、知の「構造」の個体発生である子どもに見られる精神発達のプロセスが、知の「構造」の系統発生である科学史に見られる科学的知識の発展のプロセスと酷似している（ピアジェ、1979；1972；1976；1996）。すなわち、子どもの精神発達と大人の科学者の創造的精神発達とが比較可能である、ということである。

　このことから、知の「構造」をその初期段階や最終段階の「構造」に還元して理解するのではなく、その発達の過程に還元して理解することこそが重要であることがわかる。ピアジェが特定した発達の過程とは、対象「内」分析→対象「間」比較→「超」対象的説明として一般化される[5]。この「内」→「間」→「超」の一般過程 は、弁証法で知られる「テーゼ」→「アンチテーゼ」→「ジンテーゼ」に対応している。つまり、1つの命題が成立すれば、それに対立する反命題も成立する。そして、究極的にはどちらの命題をも含めた新たな命題が成立する。この一般化から、次の3つの重要な意味が明らかになる。

　まず、矛盾があることは避けられないということ。次に、それらの矛盾を含めた全体の「構造」の説明は、対象としている現象やデータ「内」を分析し、あるいは類似のデータ「間」を比較するだけでは決して得られないということ。そして、その説明は全く異なる現象や理論からのアブダクションに基づいて‘演繹的枠組み’として「外」から与えられなければならないということである。ということは、矛盾する実験データに翻弄されている汚染環境適応病の現状というのは、新たな統合に向けた科学発展過程の中間段階に過ぎない、と捉えることができる。

5　「内」→「間」→「超」の一般過程については、第1章、コラム5（図1-11）を参照。

5. 汚染環境適応病の発症 ― 病の「構造」の形成過程 ―

　汚染環境適応病の発症を理解するために、データからの帰納的方法に頼るのではなく、まずアブダクションによって仮説的な理論を作り上げ、次に、それに基づいて演繹的方法の適用を試みてみたい。ここで、アブダクションする理論とは、構造主義である。一般に、構造主義では、主体と環境との関係に「構造」が形成されるとき「認識が生じる」と考える。この考えを「汚染環境適応病の発症過程」にも拡張してみたい。そして、「広義の認識」という ‘演繹的な枠組み’ から知の「構造」ばかりでなく、病の「構造」の構成過程を捉えてみたい。

　生物学者のフォン・ユクスキュル（1973）は、「多種多様な生物が存在しているのは、それぞれの生物が認識している環境因子がそれぞれ異なるからである」と捉えた。例えば、広範なスペクトル領域をもつ電磁波の中でも、ヒトは可視光を見るが、ハチは紫外線を見る。また、ヘビは赤外線を知覚するが、ある種の電気魚は 10Hz 程度の電磁場を感知する（オールマン、2009）。かつて「安全な」睡眠薬として市販されていたサリドマイドという薬も、動物実験ではめだった影響が見られなかった。ところが、市場に出回るようになってはじめて、ヒト胎児への催奇形成作用が発見された。このように、「生命のメカニズムが働くかどうかは、その生命が特定の環境因子を認識できるかどうかによる」のである（リプトン、2009）。その後の研究では、サリドマイドの場合では同じ分子組成であってもその光学的異性体の違いによって、分子メカニズムが働くかどうかが決まることが明らかになった（Tseng, et al., 1996）。

　こうした観点から、人類という生物種に見られる環境因子の影響の多様性を考えてみると、「多様な生物が異なる環境を認識して生きているように、人間一人ひとりも異なる環境を認識して生きている」と言える（ヤスパース、1997）[6]。

6　『世界観の心理学』を著した、精神病理学者のカール・ヤスパースは、多様な生物が異なる環境に生きているように、人間一人ひとりも異なる環境を認識して生きているという結論に行き着いた。つまり、個別性の心理学が必要なのである。この個別性の心理学は、心理学者のカール・ユングの『タイプ論』にはじまる、膨大な著作によって集大成された。

甲の薬は乙の毒

メルザック

ある人には耐えがたい痛みをもたらす刺激が、別の人にはたいしたこ
ともなく我慢できる。　　　　　　　　　　　　　　　　　メルザック

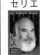
セリエ

ある人を病しめるストレスは、他者には生命力を励起させることもあ
る。　　　　　　　　　　　　　　　　　　　　　　　　　　セリエ

ワイル

人間はある面ではみな似たようなものだが、少なくとも類似点より相
違点の方が多い。胃の形態の多様性は鼻の形態の多様性に劣らない。
こうした相違が多かれ少なかれ、人間の特定の病気に対する感受性の
差異をあたえている。　　　　　　　　　　　　　　　　A. ワイル

ランドルフ

ひとつの化学物質に対する人間の適応の仕方は、その人特有の型があ
り、特異的である。つまり、ある人にとって過敏症がおこる物質が、
他の人では依存症を引き起こす。　　　　　　　　　　　ランドルフ

図 3-10　甲の薬は乙の毒

これは、「甲の薬は乙の毒」と古くから言われているように、ある人にとって耐えがたいストレスであっても、他の人には活力の源となり、ある人にとって〝過敏症〟を起こす化学物質は、他の人には〝依存症〟を引き起こす（図3-10）。

　一般に、特定の刺激（メルザック、1983）や病気（ワイル、1984）に対する感受性は人それぞれによってことごとく異なる。ここで注意を要する。人間一人ひとりが同じ刺激に対して、まったく異なる感受性を持つということは、カオスを思い出すまでもなく、同一の人間といえども同じ刺激に対して全く異なる反応性を示しうるということである。さらに、風邪を引いたときに味覚が変わり、運動状態に応じて爽快感が変わる。また、同じ被験者でも気持ち次第で痛みの感覚が劇的に変わってしまう（メルザック、1983）。その典型例が、プラシーボ効果とノーシーボ効果である（ワイル、1984）。このように、あらゆる環境、身体、そして精神の要因が、当該刺激の条件付け因子として働いてしまうのである（セリエ、1984）。そればかりではない。当該環境因子自体も、度重なって曝露を繰り返すうちに、条件付け因子となってしまう（セリエ、1984）。そのために、刺激因子と条件付け因子を区別すること自体が、極めて難しい状況と言える。

　このように、多様な条件付け因子が刺激因子とともに複雑に働くために、単純な「刺激 — 反応」関係は再現しない。しかし、時間の経過とともに、多様な'反応'の一つひとつが示す段階的な変化の過程に、共通したパターンが再現性よく見られる。ちょうど、知の「構造」が「内」→「間」→「超」という一般過程を通して構成されるように、病の「構造」も、「局所的症状」→「関連する症状」→「いくつかの症状を合併した心身の病」へと'適応過程'を進む。すなわち、この適応過程を「内」→「間」→「超」の一般過程として捉えることができる、ということである。これが、構造主義に基づく病の発症過程の理解である。

| コラム 5 | 古くから知られていた「薬理効果の二相性と多様性」 |

　ドイツの医師、翻訳家、著作家のサミュエル・ハーネマンは、このような矛盾する状況がよく見られることを認識していた。

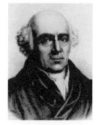

サミュエル・
ハーネマン
Samuel Hahnemann
1755-1843

二相性として
・薬（アヘン）の直接作用
　初期症状としての多幸感
・人の応答作用
　遅延症状としての抑うつ状態

多様性として
・同一薬物への人々の反応の著しい多様性

コラム 6	フォン・ユクスキュルの『生物から見た世界』

　生物学者のフォン・ユクスキュルは、著書『生物から見た世界』の中で「多種多様な生物が存在しているのは、それぞれの生物が認識している環境因子がそれぞれ異なるからである」と述べている。広範なスペクトル領域にまたがる電磁波について、ヒトは可視光を見ることができる。ところが、ハチは紫外線を見ることができる。ヘビは動物から出ている赤外線、つまり熱線を感知する。そのため、暗闇でも獲物を見つけることができる。ある種の電気魚は、10Hz 程の電磁波を使って獲物を探す。クサカゲロウは、ヒトには聴くことのできない超音波で鳴き交わし、交尾相手を探す。このように、多種多様な生物が生きている環境、認識できる環境は、それぞれ異なる（図 3-11 右）。しかも、同じ生物個体であっても、環境の変化に応じて、特定の対象に対する行動が変わるのである（図 3-11 左）。

ヤーコブ・フォン・
ユクスキュル
1864-1944

同一のヤドカリと同一のイソギンチャクであるが、コンテクスト（メタ情報）の相違によって、同一の情報が異なる結果となる。

ユクスキュル
『生物から見た世界』
ヒトの世界

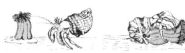

A. カモフラージュとしてのイソギンチャク

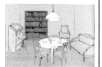

イヌの世界

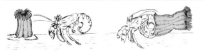

B. 住まいとしてのイソギンチャク

ハエの世界

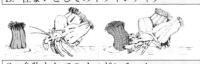

C. 食物としてのイソギンチャク

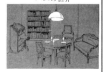

図 3-11　フォン・ユクスキュルの「生物から見た世界」
（著書『生物から見た世界』1973 より）

図 3-11 左：A. ヤドカリにとって天敵であるイカが近づくと、カモフラージュとしてイソギンチャクを利用する。B. 適当な隠れ場所がなくなると、同じヤドカリはイソギンチャクを住処として利用する。C. 食物が枯渇すると、ヤドカリはイソギンチャクを食料として利用する。

図 3-11 右：ヒトの見る世界は、部屋全体である。ペットのイヌにとっては、うたた寝できるソファーや食事がのっているテーブルのお皿が関心の的である。ハエは電灯や食事がのっているお皿に引き寄せられる。

6. 統一生命理論 ― 自己・非自己循環過程としての生命 ―

6.1 主体（自己）と客体（非自己）の循環過程に基づく「構造」の構成
― 弁証法的発展過程 ―

　モデル生物に入力刺激を与えた際に、どのような出力応答が起こるかを調べるという実験系を考えてみたい。私たちは、暗黙のうちに図3-12-1の直線的な入力―出力関係を前提とすることが多い。しかし、私たち実験試行者も生物である。そのため、同じ図式はモデル生物である客体（非自己）についてばかりでなく、実験試行者である主体（自己）についても当てはまる（第2章、コラム4参照）。したがって、図3-12-2のような循環的な入力‒出力関係を構想する必要がある。これが主体と客体がお互いに影響をおよぼし合う循環過程―すなわち、自己・非自己循環過程である（村瀬、2000）。

　ここで、主体が客体に働きかける能動的プロセスは'演繹'であり、その逆に主体が客体から働きかけられる受動的プロセスは'帰納'に対応している。主体が客体を「認識する」ということは、客体から受動的に受け取る情報に加えて、客体に能動的に働きかける情報が組み合わされて、第三の情報が作られ、それに基づいて「構造」が構成されることに対応する。主体と客体が自

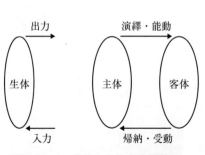

図 3-12-1　主体への入出力関係
図 3-12-2　主体・客体間の循環過程

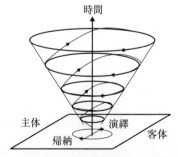

図 3-12-3　主体・客体間のらせん状
の時間過程

己・非自己循環過程を構成している以上、2つの対立する水平方向の時間過程のどちらが‘主’であり、どちらが‘従’であるかという問題は、もはや存在しない。2つの対立する水平方向の時間過程を統合した第三の垂直方向の時間過程において、先行する「構造」から新たに構成される「構造」に着目する必要がある。この構成過程を通して、はじめて因果的説明が可能となる。つまり、因果性というのは、図3-12-1のような単純な入力―出力関係に還元して理解できるわけではなく、図3-12-3のらせん構造を下から上に貫く垂直方向の時間軸において、1つの水平断面から異なる水平断面への垂直方向の移行として理解する必要がある（図2-11、参照）。

6.2　環境因子の人体影響 ―「構造」形成過程としての環境適応病の発症 ―

　図3-12-2において、客体を環境とみなせば、この図式は主体である人体と環境との循環的関係を示した「構造」と考えることができる。環境の人体影響を評価する際には、まず、人体の生物学的メカニズムが環境因子を‘認識する’かどうかが問題となる。ちょうど、私たち主体が客体を‘認識する’際には、すでに述べたように時間の経過とともに、「内」→「間」→「超」の一般過程が存在する。生物メカニズムが環境因子を‘認識する’場合にも、同じような過程を当てはめることができるのではないだろうか。同じ環境因子に対して、人間一人ひとりがまったく異なる感受性を示す。これは、同一の人間が同一の環境因子に対してまったく異なる感受性を示しうることを意味する。その状況は、図3-12-3の異なる時間軸において形成される「構造」の違いとして捉えることが可能である。つまり、同一人物が同一因子に対して示す異なる感受性とは、「構造」の発展段階の相違に還元して理解できる。

　構造主義に基づけば、認識の発達過程とは知の「構造」が次々と新たな段階へと‘進化’する過程として捉えることができる。知の「構造」が存在するということは、‘過去’の履歴が‘現在’に保存されていることを意味する。これが‘記憶’である。そのために、たとえ外からの入力刺激がなくとも学習は発展を続ける。しかも、その発達過程には限界がない。同じように、病の「構造」も次々と新たな段階へと‘進化’すると考えることができる。この場合も、

病の「構造」が存在するということは、'過去'の履歴が'現在'に保存されていることを意味する。これが病の'記憶'である。たとえ同じ環境因子が存在していても、あるいは同じ環境因子がもはや存在していなくとも、さまざまな症状が顕在化する。環境因子に対する人体の感受性はどこまでも'進化'する。この'進化'の過程にも限界はない。

　多数の患者と一般者の集団を調査する研究手法では、図3-12-3のある時間軸での断面を捉えているに過ぎない。そのために、こうした研究手法のみでは因果性の説明を与えることは難しくなるのである（図1-13参照）。

6.3　セリエの一般（非特異的）適応症候群 ― 疾患の統一理論への展望 ―

　カナダの医師、ハンス・セリエ（1988）は、薬物や細菌、灼熱や寒冷、騒音や放射線、外傷や過度な運動といった誰にも明白なストレス因子に着目し、それらの生体影響について考察した。その結果、まったく同じストレス因子が、一方では病気の'発症作用'として働き、他方では病気の'治癒効果'を持つことが明らかになった。実際、医学史を振り返ってみると、瀉血（しゃけつ）と呼ばれる患者の血液を抜き取る荒療法が行われていた時代があった。多くの場合には、治療効果がないばかりか、かえって病状を悪化させた。しかし、しばしば治療効果があったことも報告されていた。それは瀉血というストレスの持つ二面的効果が、臨床レベルで増幅されて観察されたと言える。

　こうして、セリエはこれらの矛盾するデータを1つの全体として統一するために、一般（非特異的）適応症候群という「病気の統一理論」を提唱したのである。その中で、「私たちがしばしば経験する疾患の大部分は、細菌、薬物、その他の外的因子の直接作用によるというよりは、むしろ、こうしたストレス因子に対する私たち自身の間接作用（適応反応）に基づく」と主張した。つまり、「神経・感情障害、高血圧、胃・十二指腸潰瘍、ある種のリューマチ、アレルギー心臓血管系障害、腎臓病など、多様な疾患は、本質的に生体の間接作用に基づく適応障害である」と捉えたのである。

　先の図3-12-2で、'客体'をストレス因子と読み換えるならば、ストレス因子から主体への作用過程は直接作用に、逆に主体からストレス因子に向かう

作用過程は主体自身の間接作用に、それぞれ対応させて捉えることができる。「認識の発達」の場合と同様に、この直接作用と間接作用の統合によって、主体とストレス因子の関係に「構造」が形成される。その段階を、セリエは順に '警戒反応期'（'不適応期'）、抵抗期（'適応期'）、そして '疲労期'（'不適応進行期'、すなわち早期の '老化'）と呼び、こうした発展過程を第二の '進化' と捉えたのである。ここで、この '進化' の過程が「内」→「間」→「超」の一般過程に対応していることがわかる（第1章、コラム5参照）。もちろん、病は身体レベルにとどまらず、精神レベルにまで移行する。こうしてセリエは、このような細菌や薬物といった明白なストレス因子に対する人体の非特異的（一般）適応反応によって、身体の病のみならず、精神の病までも説明できる「疾患の統一理論」を提唱した。

　病理学と動物行動学の比較は興味深い。病理学の場合では、抗アレルゲン薬を慢性的に使用することで習慣性が見られる。したがって、薬量を増やさないと効果が見られなくなる。アレルゲン物質の場合には、花粉症の場合のように暴露が続くと過敏性が増強されていく。動物行動学では、刺激に慣れてくると反応性は下がり、異なる応答へと「転移反応」が見られるようになる。逆に、刺激が少なくなると、鋭敏化がはじまり「真空反応」（つまり、刺激がなくと

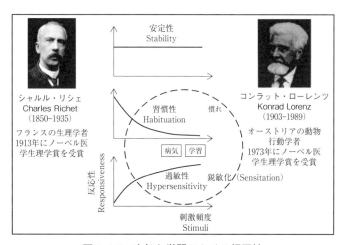

図3-13　病気と学習における相同性

96

も反応が起こる現象）が見られる。病理と学習という異なる生理現象が、共通のメカニズムによって引き起こされていることがわかる。

コラム7　病気発症の一般理論

病気の症状は以下の諸要因に左右される

ハンス・セリエ
1907-1982

適応反応を
第二の進化
と考えた ◀

病気発症の要因
1) 外部因子（ストレス因子）
2) 外部因子の作用を抑制する内部因子
3) 外部因子の作用を促進する内部因子

条件づけの要因
1) 内的条件づけ（遺伝、経験、…）
2) 外的条件づけ（食事、気候、…）
3) 外部因子それ自体が条件づけ因子
　⇒　ストレス因子と条件づけ因子を区別することは不可能

心身相関の要因
1) 身体症状が精神症状に作用
2) 精神症状が身体症状に作用

外的因子の影響は、その因子自体ではなく、
それを受け止めるやり方に左右される。

（H. セリエ）

図3-14　セリエによる病気の一般理論

セリエは「病気の一般理論」として、「外部因子」、「内部因子」、「条件付け因子」、「心身相関因子」を取り上げている。その組み合わせによって、以下のパターンが見られることを示し、病気の一般理論を提唱した。

刺激に対する生体応答は、'警戒反応期'（'不適応期'）、抵抗期（'適応期'）、そして'疲労期'（'不適応進行期'）として捉えられる。それぞれの段階では、シャルル・リシェの指摘する過敏性（あるいは耐性反応）、健康的に適応した安定性、習慣性（顕著に悪化）として分類できる。つまり、人間によって異なる反応性の3つのパターンは、同じ人間の反応性が時間的に変容していく過程として理解することができる。その意味では、3つのパターンは、時間的に組み合わされて発現している。

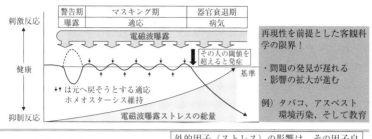

図3-15　刺激に対する生体応答

（『生体と電磁波』坂部貢、羽根邦夫、宮田幹夫、丸善出版、2012 より、一部改変）

6.4　ランドルフの特異的適応症候群 ― 人間環境学の提唱 ―

　セリエが明白なストレス因子に着目したのとは対照的に、セロン・ランドルフは身の回りにありふれて存在する空気、食物、水に含まれる化学物質や、薬剤の添加物といった、それまで汚染環境因子として認識されることがなかった化学物質に注目した。そして、人間がこれらの汚染環境因子に対して特異的かつ段階的に適応のレベルを変じていく病を総称して、特異的適応症候群という概念を提唱した。それは、セリエの非特異的適応症候群と'対'をなす概念と言える。ここで、'特異'という用語を用いたのは、人によって過敏症を発症する原因物質が著しく異なるからである。

　私たちは、日常的にありふれた環境に含まれている汚染化学物質に対する自分自身の適応には気づかないものである。しかし、ある人々はこれらのありふれた物質にもだんだん過敏になり、そして一部の人は適応力を失って慢性病に

かかるようになる。さらに度重なる化学物質の曝露に対して、過敏症が起こってくると、過敏症状が重篤化するばかりでなく、頻繁に曝露にさらされる別の化学物質にも過敏性が広がっていく。こうした変化は、はじめは老人や乳幼児に起こるが、十分な理解と対策がなされないまま放置され続けると、さまざまな年代層に一般的に見られるようになってくる（図3-16）。いずれの場合も、最初の'不適応期'の段階では、症状は鼻炎、口内炎、皮膚炎といった身体の局所的症状が現れる。その後の'適応期'の段階では、一時的に症状の沈静化が見られるが、徐々に、疲れや意欲の低下、健忘症、思考障害、集中力障害、そして読書困難などの精神的な疲労としての体質症状も見られるようになる。同時に、しばしば起こる症状としては、頭痛や関節痛、動悸や過剰発汗が見られる。最終的な'不適応進行期'の段階になると、精神的錯乱やうつ状態、非社会性、無関心、妄想や幻覚といった精神病の段階へと展開する。

　このランドルフの特異的適応症候群の場合も、セリエの非特異的適応症候群の場合と同様に、反応のパターンは、'不適応期'、'適応期'、そして'不適応

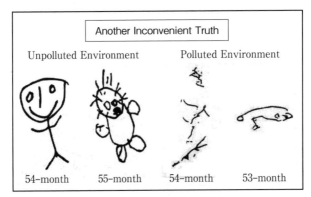

図3-16　農薬非汚染地域（左）農薬非汚染地域（右）に住む幼児の絵
左の2枚の絵は、農薬非汚染地域に住む幼児が描いた絵である。右の2枚の絵は、農薬汚染地域に住む幼児が描いた絵である。子どもの行動異常、学習障害、多動性、自閉症、あるいは若者の無気力、無関心、粗暴性、痴呆症などが大きな社会問題となっている。その原因の1つとして、環境汚染化学物質が、行動や学習に対して影響を与えている可能性が無視できなくなってきた。脳神経系が汚染化学物質の標的の1つである（図版は E. A. Guillette et al. *Environmental Health Perspectives* 106, 347, 1998 より）。

進行期' という変化を示す点で共通している。したがって、前述した「構造」に基づく考察は、そのまま適用することができる。

コラム8　特異的適応症候群の提唱への歴史

アルバート・ロウ（右図はロウの著書）は、「食物が栄養源とはならず、体に害となる」という古くから気付かれていたことを体系化した。それまで、アレルゲンとして知られていたのは、花粉やわたぼこりのように呼吸器から入って作用する吸引物、漆や化粧品のように皮膚から作用する接触物であった。これらは局所の異常の原因として知られていた。

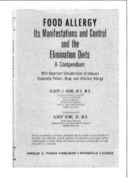

ランドルフによると、昔、病気の大部分は体の内部から起こると考えられていたが、近年になって、この古い考え方は再検討されるようになった。病気の原因として外部環境が重要なことがわかった最初は感染症に関してであり、次いで、アレルギー疾患についてであった。それでも、微生物以外のありふれた外部環境因子が、病気の原因ではないかと疑われることはほとんどなかった。

食物自体は異物であるが、胃腸で完全消化されて異物とは認識されない小さな分子として腸から吸収されると考えられていた。しかし、実際は、消化は不完全で異物としての形を保ったまま吸収されていた。

皮膚、呼吸器、腎臓、神経系、全身に症状が発現するアレルギーでありながら、食物アレルゲンのエキスを皮膚に作用させても、皮膚に反応は起こらない。このように、これまでの常識とは異なるために食物アレルギーの理解が進まなかった。

時間経過：1）不適応期、2）適応期、3）不適応進行期（セリエの3段階に対応）

1）警告反応　外部反応：外部因子の直接作用による顕著な急性反応

2）抵抗反応　内部反応：防衛反応、傷害効果の抑制化による兆候の消失

3）疲弊反応　内部反応：不必要な防衛反応の抑制化、抵抗の喪失を伴う生体の崩壊

2～3）の段階で自覚され、診察を受けるが、原因がわからない。

有害物質を除去（食事として摂取しない）と2～3）→　1）へと移行する。

次に、有害物質を食事として与えると慢性症状が急性症状として現れる。

⇒　この過程が普遍的である（図1-13、図2-11参照）。

食物による不適応である食物アレルギーの考えをさらに発展させて、環境因子に対する不適応として "慢性病" を位置づけた。

原因は特異因子であるため、「特異的適応症候群」と名付けた。

人それぞれにとって、過敏症を引き起こす化学物質は異なる。そのために、ランドルフは「人間環境学」（今日の‘臨床環境医学’）の視点から臨床研究を行った。従来までのように、患者の一部の臓器に着目するのではなく、生活環境中に生きる統合された人間の適応過程全体について考察を行った。ランドルフが用いた診断法は、次のように人間環境学を踏まえたものであった。まず、患者をすべての環境化学物質から隔離する。次に、その一部を曝露して、反応を見るのである。こうした臨床研究から、通常では無害だと思われていたごく微量の化学物質でも、過敏性が強く現れている患者の場合には、急性あるいは慢性の病気を再現性よく引き起こすことを確認した。この場合、図 3-12-1 のような単純な入力−出力関係に還元して因果性が理解されたのではない。そうではなく、図 3-12-3 のらせん構造において、1 つの水平断面から異なる水平断面への垂直方向の移行のパターンに還元することによって、因果性が理解されたのである（図 2-11 参照）。

我が国でも、医師の梁瀬義亮（1998）は農薬の急性毒性ばかりに関心が向けられていた時代に、慢性毒性作用を発見した。梁瀬は自分自身による人体実験を行い、その作用の存在を証明したのである。このように少数の事例であっても、その経過を十分に長い時間にわたって観察する方法によって、環境因子の健康影響に関する輝かしい成果が得られてきた。

7. 多様性に潜む普遍性

一般に、汚染環境因子の人体影響に関する研究報告では、お互いに矛盾しあう多様な結果が得られるのが常である。本章では、この多様な結果が見られるという事実にこそ、すべての研究に一貫して見られる普遍性があるという点を強調した。というのも、「再現性がない」という事実が再現されていたからである。これは「法則性に支配されながらも、法則性のない挙動を示すカオスの存在意義」を私たちに彷彿させる。そのために、矛盾に満ちた複雑な現象であっても科学研究の対象として検討できた。もちろん、偶然的要因も重要であることは、生物進化・免疫系の異物認識・がんの進化などの例から明らかであ

る（村瀬、2000）。しかし、そうした偶然的要因の有無にかかわらず、病の発症過程を生体による‘広義の環境認識’と捉える構造主義的な視点が、演繹的枠組みを与えるという点できわめて有効であった。

　多様な結果が見られる原因として、同一の当該環境因子に曝露される同一の人間が、必ずしもその因子の直接作用によって影響が顕在化しているのではないことが挙げられる。つまり、その個人が当該環境因子をどのように受け取るかという間接作用が、直接作用に重ね合わされるからである。確かに、病原菌や毒物、それにアレルゲンなどの場合には、それらの環境因子によって直接引き起こされる症状がはなはだ顕著に見られることは周知の通りである。しかし、こうした場合でさえ、間接作用の働きを見逃してはならない。同じ疾患であっても、発症後の経過が、患者によって大きく異なるからである。

　さらに私たちの身の周りにはさまざまな環境因子が共存している。食物や大気中の汚染物質は、当該環境因子の条件付け因子として働く。そればかりでなく、当該環境因子自体も、度重なって曝露を繰り返すうちに、条件付け因子となってしまう。これに加えて、人体の側の遺伝因子や既往歴、これらさまざまな因子の組み合わせなど、すべてが条件付け因子として働いてしまう。現在の人間の状態を理解するために、当該個人の誕生後の歴史、そして受胎前後の母胎が置かれていた環境、さらにはそれ以前の数世代前からの環境影響など、すべてが条件付け因子となる。「歴史としての生命」という視点が欠かせないのである（村瀬、2000）。同じ姿をした人間が2人といないように、同じ感受性を持つ人間も2人といない。人間は、互いに似ているところよりも、異なっているところがむしろ多い（ワイル、1984）。こうした多様性があるにもかかわらず、集団を対象とする研究では、すべてが平均化されてしまう。そのために、特殊性や個別性が見過ごされてしまう恐れがある。

　このような現状で、再現性を確認できる一つの研究方法は、同一人物における追跡調査である。実験動物を用いた研究では、認識できる環境が人間とあまりにかけ離れているために、特定環境因子の人体影響を評価するには、あまり有効ではない。一般に、同一個人に対する追跡調査では、数週間から数か月、さらには数年という長期におよぶ経過観察が必要である。しかも、当該因

子の同定には、先入観にとらわれない洞察が必要である。客観性を高めるために
は、被験者の無意識レベルでの生物学的指標に注目する必要もある。その意
味では、あまり意識することのない‘心拍数の変動’（第2章、コラム3参照）
を生物学的指標として着目した上で、適応段階の相違に対応した時間経過の変
化を追跡するという方法は、検討してみる価値があるかもしれない。例えば、
適応期と不適応進行期の前後で、心拍数の変動がカオスの状態からランダムな
状態や周期的な状態へと移行するならば、心拍数の変動が客観的な指標として
利用できるかもしれない。

　近年、ハイブリッドカーの普及やナノテクノロジーの発展に加えて、代替エ
ネルギー利用の観点から風力発電や太陽光発電への関心が高まっている。こう
した新しい科学技術の成果は、どのような人体影響をおよぼすのであろうか。
私たちには、明確な判断材料が乏しい。科学技術の真新しさが色あせた頃、思
いもかけない悪影響が表面化してきたことは、歴史が繰り返し示してきた通り
である。もちろん、革新的科学技術の成果が生体や人体へ及ぼす影響が、すぐ
に顕在化するわけではない。まず、病の「構造」が構成されるのに時間がかか
る。晩発性の影響である。しかも、この晩発性の影響には、世代を超えてはじ
めて顕在化する影響も考えられる。そのために、それらを認識する主体が知の
「構造」を構成するにも、さらなる時間がかかる。

　問題が生み出されてきた‘分析的’な考え方にとらわれている限り、問題の
発見・解決は望めない。今こそ、‘統合的’な考え方に立ったパラダイムシフ
トが必要である。そのためにも、全体性の認識は不可欠である。だからこそ、
予防原則に従って、いつでも対処できる体制が必要なのである。同時に、先入
観にとらわれることなく、地道に研究を積み重ねていく必要もある。こうした
科学哲学的考察と臨床環境医学的研究の積み重ねによって、はじめて汚染環境
適応病の全貌の一端が少しずつ明らかになるに違いない。

【参考文献】

Randolph, T H.: *Human Ecology and Susceptibility to the Chemical Environment.* Charles C Thomas, Springfield, U.S.A. 1962

May, R.: Simple mathematical models with very complicated dynamics. *Nature.* 261: 459–467, 1976

Gallez, D and Babloyantz, A.: Predictability of human EEG: a dynamical approach. Biological *Cybernetics.* 64, 381–391, 1991

Murase, M.: *The Dynamics of Cellular Motility.* John Wiley & Sons, New York, U.S.A. 1992

Cannon, W B.: Organization for physiological homeostasis. *Physiological Reviews*, 9, 399–431, 1929

Goldberger, A L.: Complex systems. *Proc. Am. Thorac. Soc.* 3, 467–472, 2006

Becker, R O.: *Cross Currents – The Promise of Electromedicine, Perils of Electropollution.* Jeremy P. Tarcher/Putnam, New York, U.S.A. 1990.

Murase, M.: Environmental pollution and health: an interdisciplinary study of the bioeffects of electromagnetic fields. *SNSAI, An Environmental Journal for the Global Community*, No.3, 1–35, 2008.

Tseng, S, Pak, G, Washenik, K, Pomeranz, M K, and Shupack, J. L.: Rediscovering thalidomide: A review of its mechanism of action, side effects, and potential uses. *Journal of the American Academy of Dermatology*, 35, 1996, 969–979

Bak, P.: *How Nature Works – The Science of Self-organized Criticality.* Springer-Verlag, New York, U.S.A. 1996

Kauffman, S A.: *The Origins of Order – Self-organization and Selection in Evolution.* Oxford University Press, New York, U.S.A. 1993.

イワン・スチュアート：カオス的世界像（須田不二夫、三村和男　訳）白揚社、1998

ベイトソン、G.（1979）：精神と自然—生きた世界の認識論—（佐藤良明　訳）新思索社、2001

ワイル、A.（1983：人はなぜ治るのか（上野圭一　訳）日本教文社、1984

セリエ、H.（1956：現代社会とストレス（杉靖三郎、田多井吉之助、藤井尚治、竹宮　隆　訳）1988

メルザック、R.:（1973）痛みのパズル（橋口英俊、大西文行　訳）、誠信書房、1983

トインビー、A.（1972）：図説　歴史の研究』（桑原武夫、樋口謹一、橋本峰雄、多田道太郎　訳）学習研究社、1975

カール・ポッパー、ジョン・エクルズ：自我と脳（新装版）、新思索社、2005

ロラン・バルト（1961）：物語の構造分析序説（「物語の構造分析」　花輪　光　訳）みすず書房、

1979、1-54

クルト・ゲーデル：不完全性定理（林 晋、八杉 満利子 訳）岩波文庫

ユング、C G.（1921）：タイプ論（林 道義 訳）みすず書房、1987

ピアジェ、J.『知能の心理学』（波多野完治、滝沢武久 訳）みすず書房、1960

ピアジェ、J.『構造主義』（滝沢武久、佐々木明 訳）文庫クセジュ 白水社、1970

ピアジェ、J.：構造主義（滝沢武久、佐々木明 訳）文庫クセジュ 白水社、1970

ピアジェ、J.：発生的認識論（滝沢武久 訳）文庫クセジュ 白水社、1972

ピアジェ、J.：人間科学序説（波多野完治 訳）岩波書店、1976

ピアジェ、J、ガルシア、R.（1983）：精神発生と科学史 — 知の形成と科学史の比較研究（藤野邦夫、松原望 訳）新評論、1996

ヤーコブ・フォン・ユクスキュル、ゴルク・クリサート：(1970) 生物から見た世界（日高敏隆、野田保之 訳）思索社、1973

ジョン・モーガン・オールマン（1999）：進化する脳 別冊日経サイエンス（養老孟司 訳）日経サイエンス社、2009

ブルース・リプトン（2005）：思考のすごい力（西尾香苗 訳）PHP 研究所、2009

カール・ヤスパース（1919）：世界観の心理学（重田英世 訳）創文社、1997

竹内外史：数学的世界観 — 現代数学の思想と展望 紀伊國屋書店、1982

中井久夫：最終講義 — 分裂病私見 みすず書房、1998

梁瀬義亮：生命の医と生命の農を求めて 地湧社、1998

村瀬雅俊、村瀬智子：構成的認識論 — 自己・非自己循環理論の展開、*Journal of Quality Education* 5, 2013, 29-51

村瀬雅俊、村瀬智子：構造主義から汚染環境適応病の実態に迫る — 統一生命理論としての自己・非自己循環理論の視点、Jpn J. Clin. Ecol. Vol.22, No.2, 80-91, 2013

村瀬智子：環境看護学創設への提言 — 変貌する病への看護学からの挑戦、Jpn J. Clin. Ecol. Vol.22, No.2, 92-101, 2013

村瀬 雅俊、歴史としての生命 — 自己・非自己循環理論の構築、京都大学学術出版会、2000

第4章

全体性を捉える直観の力

問題をつくり出したのと同じレベルの発想を続けていたので
は、重要な問題の解決は望めない。

アルバート・アインシュタイン

"Energy Medicine in Therapeutics and Human
Performance"

(J. Oschman, 2004 より)

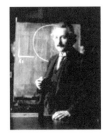

アインシュタイン
1879-1955

1. 自然科学の方法の適用範囲と限界

科学・技術の発展は目覚ましい。それにもかかわらず、世界秩序が形成され
るどころか、パンデミックに端を発した経済破綻・医療・教育崩壊など、人類
はますます混沌とした状況に直面している。その理由を熟慮することなく、こ
れまでの自然科学で用いてきた方法をひたすら遵守し推進しても、私たちの将
来に明るい展望は拓けない。私たちが慣れ親しんできた自然科学の方法と、そ
れに基づく自然認識のあり方自体に限界があると考えられるからだ。今日の自
然科学の方法で何が説明でき、何が説明できないかという適用範囲と限界を明
らかにすることが、本当の意味での科学の発展につながるのではないだろう
か。

私たちは、環境全体を十分に認識しているつもりでいる。ところが、実際
には環境の一部しか認識していない。それにもかかわらず、この事実をまった
く‘認識’していないのである。これが、いわゆる“認識バイアス”である。

このまま学問が発展したとしても、このジレンマが解消するわけではない。むしろ、環境の一部しか認識していない不完全な私たちの認識が、ますます精密化・細分化して知識を蓄積していくに過ぎない。なぜなら、自然科学の方法は、認識バイアスを抱えたまま、客観的現象を分析することに主眼を置いているからである。問題が生み出されてきた考え方にとらわれている限り、問題解決はおろか、問題が存在していることにすら気づかない。私たちは、アルバート・アインシュタインの言葉に耳を傾ける必要がある。

　本章では、情報化社会の発展がもたらす光と影について問いながら、人間が有する特性としての全体性を捉える直観力について考えてみたい。

コラム１　対立から統合へ ─ 純粋経験の必要性 ─

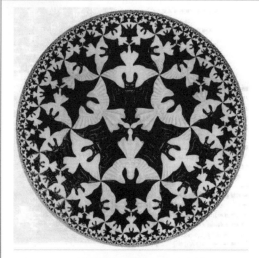

図 4-1　「天使と悪魔」エッシャー作

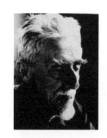

マリウス・エッシャー
1898-1972

　私たちは互いに矛盾する事実に直面すると、相矛盾する事実の一方にのみ執着し、他方を排除して、物事の一面性・明白性に固執したくなる誘惑に駆り立てられる。なぜなら、私たちが慣れ親しんできた西洋の自然科学は、客体化した‘自然’の普遍性をよりどころとして、矛盾のないことをどこまでも探求してきたからである。矛盾した事実に出会えば、どちらか一方が正しく、他方が誤りだと二元論的に考えてしまう。

それ以外に、第三の可能性があるかもしれないなどとは思いもおよばない。ところが、東洋の経験科学では事情は異なる。主体的な〝経験〟を重んじるからである。

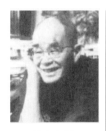

鈴木大拙
1870-1966

世界の禅者と言われる鈴木大拙は「無明と世界友好」『一禅者の思索』（講談社学術文庫、23頁）の中で、次の主張をしている。「もし諸君が何かで苦しみ悩まねばならぬというなら、その苦しみを苦しめばよいのである。苦しみつつ、その間に他の考えを入れぬことである。また嬉しい時には喜ぶより外ないのである。そして喜びつつ、その間に他の考えを入れぬのである。われわれはそれぞれの上にふりかかってくる出来事を、その場その場で経験するままに経験して行くことになると、二元論も、一元論も、超越論もなくなる、ただただ空（くう）を経験するのみとなるのである。これが般若波羅蜜（はんにゃはらみつ）という仏教の根本的な教えである」。つまり、書物からの〝知識〟やそれに基づく〝考え〟ではなく、現実世界での〝経験〟そのものにこそ真理があると説いているのである。ここに、純粋経験の必要性が強調される理由がある。

2.　知識が目をくもらせる？

現在の教育が目指しているのは、バランスのとれた知情意の育成である。幅広く豊かな知識、他者を慮る心的情動、知情を行動化できる技術・実践力である。しかし、人間が有する〝認識バイアス〟があるために、一面化した知識を蓄積し続けることで、全体を捉える直観力を失うことにもなりかねない。哲学者・三浦梅園（1982）も指摘しているように、学問のせいでかえって物事の道理に暗くなるという事態である。このことは、前述したアインシュタインの名言のように、「問題をつくり出したのと同じレベルの発想を続けていたのでは、重要な問題の解決は望めない」のである。このような事態に対しては、既成の科学の方法では太刀打ちできない。そのため、これまでの既存の知識を、いったん、脇に置いて、直観的に目の前の現象を捉えることが必要となる。

では、直観とは何なのだろうか。直観（intuition）の語源は、ラテン語のintueri（見る、内面を知る、察知する、熟視する等の意）である。つまり、合

理的過程を経ずに、直接的にものごとを知る行為または機能である。ゴールドバーグ（1983）によれば、合理的・経験的方法が有効なのは、次の3条件が揃っている場合だと言う。すなわち、①対象に影響する因子が、すべて予想または支配可能であること、②正確に計算または定義が可能であること、③完全かつ適切な情報が得られることである（26頁）。さらに、ゴールドバーグは次のように述べている（27頁）。

> 　科学主義の方法では、一つの全体としてとらえるべきものでもバラバラの部分に分解し、さらにわかりやすくするために項目別に分類する。また、複数の要因（もしくは要因なしとして）で説明するのが適切な場合でも、単一の証明可能な要因に帰そうとする。そして予測できないものはあらかじめ除外し、結果にさまざまな意味や微妙なニュアンスをもたらす変動要因を極力整理、絞り込んで不確実性を排除し、もっともらしい説明をつけようとする。加えて科学主義がよく標榜することの一つに実績の分析というものがある。過去の実験は数量化しやすいからだ。われわれは実務の場では変革を捨てても管理を優先する。知識を求める際には学問の深化などより予測可能性の方を優先する。…（中略）…真に価値ある結果は、天才的思想家や治療家の直観から生まれているのである。

　すなわち、これまでの科学主義の方法には、直観が用いられることがなく、創造性が発揮されることもないということである。直観力の個人差および状況による差は、経験の差であるという説明もある程度できると言う。なぜなら、私たちは、ある種の活動を内面化することによって身につけ、自動化しているからである（ゴールドバーグ、1983）。自転車の乗り方や泳ぎ方を考えてみると、このことに合点がいく。看護技術でも同様である。初心者は細部に気を配る必要があるため、看護技術を動作分析により分解し、一つひとつの動作を確実に身に付けた上で、清潔操作等の診療の補助技術や生活の援助技術として統合するのである。一方、熟練看護師の場合は、動作を統合した上で経験的に技術を行っているため、対象に合わせて瞬時に技術を創造的に用いることが可能なのである。

　創造とは、多様な過去の事象を一つの全体として現在に再構成することである。これが、「一としての統一と多としての多様が一つ」―すなわち、「同時

に一にして多」— という古来からの逆説に他ならない[1]。それはまた、空間的構造と時間的過程という相容れないものが相合一するという矛盾をはらむ生命の本質なのである。したがって、創造をモデルによって表現しようとするならば、過去と現在が織りなす歴史的過程の常として、生成と消滅が対として存在しなければならない。その実在するモデルの代表例は、チベットで砂に色粉を用いて描かれ続けてきた砂マンダラである。この砂マンダラはいったん完成すると、そのつど壊してしまう。できあがってしまったマンダラにいつまでも固執すると、かえって人々の正しい判断ができなくなってしまうからである。このことは、認識が一面化・固定化することを防ぐことである。そこで、マンダラ自体の生成と消滅という循環が必要となる。ここに、完成した砂マンダラを壊すという行為の意味がある。

　マンダラ（mandala）とは、本質（manda）を得る（la）という意味で、最高の悟りを得ることであり、その場所を示しているという（鶴見和子＆頼富本宏、2005，コラム2参照）。こうしたマンダラが、矛盾対立を調和する全体性のシンボルとして人々の心の中に自然に生じる。これが表現の世界としての芸術であり、西田幾多郎の言う「場所」である。頼富によれば、マンダラはもともと一つの存在であったものが、時代の移り変わりとともに金剛界と胎蔵界という心（あるいは天）と物（あるいは地）に対応したものに分かれ、さらにその両界マンダラが統合されて立体マンダラが出現したということである。

　マンダラの図案には、入れ子構造の多様なパターンが描かれていることがわかる。このことは、生命が入れ子構造によってつくられていることと関係する。つまり、部分と全体は、部分の中に全体が在り、全体の中に部分が在ると

1　物理学者の寺田寅彦は、『物理学序説』（寺田寅彦全集　第十巻29頁）の中で、数概念の起源について論考している。寺田によると、認識のはじまりに遡って考えるならば、自他の区別のない状態では、全体は無すなわち零であり、数は生じていない。しかし、自他の区別が生じると、その対立とともに、それらの抱合する全体としての「一」が生じる。「一」は数の基礎であるが、同時に「多」をその中に含み、また、これに対立することによって意味が生まれる。こうした過程を繰り返すことによって、「数」の概念が誕生する、と主張している。

いう関係性があることの表現であると捉えることが可能である。このことが、部分を観察しただけで全体を捉えることができる理由である。

コラム２　東洋思想と西洋心理学

曼荼羅とは何か（鶴見和子＆頼富本宏『曼荼羅の思想』藤原書店、2005）
「本質（manda）を得る（la）」の意味、最高のさとりを得ることで、その場所を指す。
諸仏菩薩のさとりの世界を、一定の方式で網羅し、表現した図である。
１つの時間・空間に１つの要素しかない場合は、原則として曼荼羅とは呼ばない。
民主主義は、方便的に「数」を用いるが、「少数」「周辺」を活かすのが曼荼羅の智慧。
仏教は因縁を説く。因：必然性、縁：偶然性
曼荼羅はダイナミックモデル：多様、全体、調和、中心、空間、複数、流動
　　⇒　プロセスモデル
ヨーロッパ仏教学：神や絶対者を使わず、人間が自覚してさとりを拓く発想が受けた。
日本仏教学：独創的・創造的というより、文献学と解釈学（翻訳が中心）であった。
日本の曼荼羅は、空海の時点で胎蔵界と金剛界が１つのセット。

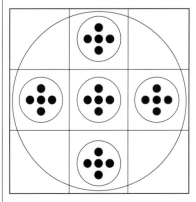 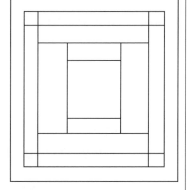

図 4-2　金剛界（左）と胎蔵界（右）

金剛界：こころ、男、丸、天球、
動きを表す
1,461 尊

胎蔵界：もの、女、四角、大地、
世界を表す
414 尊

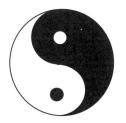

図4-3　中国の陰陽シンボル

　中国の曼荼羅が胎蔵界・金剛界に分かれたのは、陰陽思想が（水平）二元論であるため。
　水平二元論：見える世界と見えない世界、理と事（存在と現象）、精神と物質、陰と陽
　狭義の曼荼羅：聖なる世界を実現する装置（人間、社会事象、科学は入らない）
　　　　　　　　　信仰中心、難解であることが尊ばれる。
　広義の曼荼羅：モデルや思想を投影する装置。人間思考の原理が潜んでいる。
　中国の５大とインドの５大（全く別物）

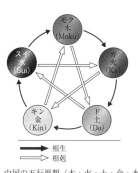

→　相生
⇒　相剋

中国の五行思想（木・火・土・金・水）
https://ja.wikipedia.org/wiki/%E4%BA%9
4%E8%A1%8C%E6%80%9D%E6%83%B3
インド五大とは全く別物

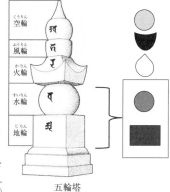

風輪：循環の月
炎輪：炎の三角
水輪：水の球形
地輪：大地の四角

インド五大は宇宙を構成する地（ち）・水（すい）・火（か）・風（ふう）・空（くう）の五つの要素　空は、空虚の意味

五輪塔
https://kotobank.jp/word/%E4%BA%
94%E8%BC%AA%E5%A1%94-66586

図4-4　中国五行の水平的構造　　図4-5　インド５大説の垂直的構造

インドは聖俗論：垂直二元論、<u>大宇宙と小宇宙の一体化</u>、真に実在的なものは、知的最高の実在、実体験重視、人間の中に仏あり、<u>聖と俗の一体化</u>
鈴木大拙「最高の実在は単なる抽象ではない。それは感覚、知覚、知性、とりわけ人間的な欠陥が清められた愛を備え、非常に生き生きしている」。

金剛界に特徴的なフラクタル構造

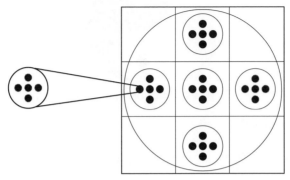

図4-6　金剛界に特徴的なフラクタル（自己相似構造）

丸五印 が二重丸五印を構成している。

丸五印　⇒　二重丸五印：円が5つを大きな円で囲む、入れ子構造

曼荼羅の特徴：双方向、逆対応、生成と消滅、変幻自在

曼荼羅は聖なる世界が出現する場所

　胎蔵界：大地から蓮の花をとおして発生、仏や神々の形の図像、無意識の構造

　金剛界：虚空という宇宙から発生、修行を通して大日如来と一体化する意識過程

無意識の発見

　西洋では、フロイトにはじまる。

　東洋では、初期仏教：釈迦　紀元前5世紀「無我」、大乗仏教　紀元前1世紀
　　　　「空」、禅：6～7世紀「無心」

北宗禅と南宗禅（湯浅泰雄『身体の宇宙性－東洋と西洋』、岩波書店、2012）

　北宗禅：修行と悟りを分ける、悟りを自分の向かうべき目標とすると、主体の向
　　　　こうにある客観的な状態とされる、悟りに意味があり、修行には意味が
　　　　ないと捉える　⇒　廃れる

　南宗禅：修行と悟りを一体化、修行それ自体に重要な意味を認める。修行という
　　　　実践の場において、主体自身のあり方として悟りの意味を理解する態度
　　　　が重要。徹底した主体的思考態度に導く。

鈴木大拙の「即非弁証法」

　否定を媒介にして真実を肯定、自我を否定（心を空）にして真実在を露わにする。
　これは西田哲学の「場所の論理」の中核　⇒「逆対応の論理」

仏教の三昧：一点に集中すること。

　大きな世界が自分の中に取り込むことができるとの教え。

自己相似の入れ子構造の定量的な測定

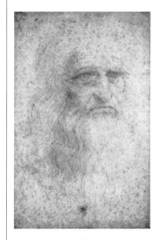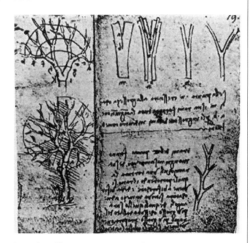

図4-7　レオナルド・ダ・ヴィンチによるスケッチ

図4-7（左）トリノ王宮図書館が所蔵するレオナルド・ダ・ヴィンチの自画像、
　　　　1513年-1515年頃

図4-7（右）樹木の入れ子構造を最初に記述した。

3. 創造性と直観

　創造性や直観力について説明しようとすると、どうしても‘哲学’を語るようになる。2020年10月16日、日本赤十字豊田看護大学の講義を終えて、私たち著者は学生のレポートを整理していた。1枚のレポートに「哲学ってなんですか？」という質問が単刀直入に書かれていた。私たちは、「人間について考えること」と即座に考えた。しかし、考えれば考える程、考えが錯綜しはじめた。何日かが過ぎ、ようやく図4-8に示す解決策にたどり着いた。

　問題の核心は、一面化したものの見方をする“認識バイアス”を回避することである。それならば、「哲学ってなんですか？」という質問にも、バイアス

2020. 10. 16.　レポートの質問

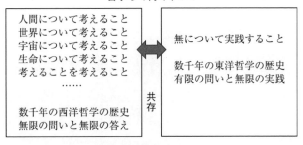

図 4-8　哲学とは何か

が入らないように工夫した '解答例' を提示することが必要不可欠となる。そ
こで、西洋の分析的な自然科学・哲学と東洋の全体論的な思想・哲学を統合す
る形で考えをまとめてみた（図 4-8）。

　ギリシャ時代以来、西洋哲学は抽象的な理論構築だけで真理の探究を試み
てきた。西洋科学が支配的なあまり、「心とは何か」「身体とは何か」「世界と
は何か」と問い、それらの問いについてもこれまで通りの二項対立的論理（「A
である」と「B である」の二項対立）に従がって探究してきた。心を知るため
の方法として、物質を理解するために使われていた方法である理性を採用して
きたのである。皮肉にも、理性を批判する必要に迫られた時でさえ '理性' に
頼ってきた。しかも、心と身体、あるいは世界との関係は固定されていて、変
えることができないと考えてきたのである。

　西洋の考え方は、'在る' ことを拡張した。無限の問いを立てて、無限に答
え続けてきたことが特徴である。こうした伝統のために、'無い' ことである
'ゼロ' の発見を東洋に譲ることになってしまったことを、『無の本』の著者・
ジョン・バロウは指摘する（2013, 69 頁）。なぜなら、西洋では '無' は個の
消滅である死のイメージと関連付けられることが多かったために、'無' に積
極的な意味を見いだそうとする思想にはなかなかならなかった。それに対し
て、無限は不老不死のイメージともつながっていた。そのために、常に重要視
されてきた。

　一方、東洋では無は単純で理解しやすいと考えられてきた。しかも、無から派生するものが必ずしも否定的なものばかりでないという思想に転じていった。それが、人類にとっての大きな飛躍となる「普遍的な数え方」を考え出すに至った。何も存在しない「無」を「0」で表すことで、どこまでも同じような‘位取り’を繰り返すことができる。そのことだけで、任意の数を表現できるようになったのである。文字通り、「無」が「無限」に転化した瞬間である。

　こうした歴史性において、インドの伝統では哲学は単に抽象的な営為ではなく‘悟り’と結びついていた。ここで‘悟り’とは、特定の状態に到達することが目的ではない。心を自然の成り行きにまかせられるように心を静め洞察を深めていく‘過程’——すなわち、心の変容という‘過程’——が目的である。この心の変容可能性を介して、心が心を理解し得る。なぜなら、変容を通して‘自然体’で見ることができるようになった心によって、はじめてつかみ取ることができる観察事実こそ‘真理’と言えるからである。この変容の本質は、理論や先入観、あるいは抽象的考察によって、自身の経験に「ついて」思考を駆使する態度からは探究できない。なぜなら、その態度から解放されることが必要であり、その場合に限って、自身の経験そのもの「である」という状態に到達することができるからである。

　ここで、問題の本質を整理したい。理性に基づく認識について‘認識’するためには、外部の視点という‘基盤’が必要である。その基盤を巡って、西洋と東洋では考え方が正反対であった。

　西洋世界では、その基盤が‘在る’ことを前提として1つの解決策が提案された。『認識の生物学』を著したリードルは、理性の基盤を理性そのものの原理によってだけではなく、あらゆる認識過程の系統発生史的比較研究によって解明していこうとした。これが進化を認識の獲得過程と捉える「進化論的認識論」である。理性による認識の基盤を生物進化の歴史に求めたのである。生命を外部から捉えられる客体として分析してきたように、‘認識’についても生物進化の歴史という外部から分析しようとする立場である。それは、ちょうど「人間とは何か」「生命とは何か」…という無限の問題をすべて人間主体にとっての外部の視点から捉え、「人間について」「生命について」答えを求めてきた

ことの延長とも言える。

　東洋世界では、この基盤が'無い'ことを前提として、もう1つの解決策が探究された。理論生物学者のフランシスコ・ヴァレラは次のように指摘する。

　　　現代の西洋的な考え方では、自己や世界の基盤が欠如していることをまったく表現できない。…これは、客観主義と主観主義の中道に対する方法論上の基礎がないためである（ヴァレラ、2001、324 頁）。

　ここでの'外部'の視点とは、西洋の伝統の「外」という意味である。その時、パラダイムシフトが生じる。東洋の伝統では、「人間主体である」こと、そのものが「認識である」。それは、理性を働かせて理解することではなく、行動・実践をすることである。しかも、心身の状態・関係が変容することである。

　図 4-8 の重要な点は、西洋か東洋かという二項対立ではなく、その両者を含むこと、そして場合によってはそのどちらでもないという立場も想定しておくことである。

4.「達人」の技

　「知」も「技」も、その基軸は文字に馴染みません。…知の基軸は働きなのです。働きは記述できません。できるのは、働きの成果である「広義の知識」すなわち、知の足跡です。ただし、その足跡を取りまとめて一つの構築物を作る作業には、記述者の知の働きが具現化されます。…「技」については、同じ事情が倍加します。天平の匠の技の成果である法隆寺から技を読み取るのは、同等の技の水準に到達してはじめて可能です。さらに、技は個々人の心身全体と溶け合ってしまう性質があるので、イメージとして同じ技を行っているつもりでも、その成果は随分異なったものとなります。「芸は一代」とはその意です。ましてや、記述で伝えるなど不可能でしょう。…技は、天狗に授かったみたいに、一足とびに出現するものではありません。途切れること無い試行錯誤とそれを支える夢とが、紆余曲折の果てに生み出したものです。

　　　　　　　　　　（神田橋　條二『精神医学の知と技　技を育む』iii 頁、2011 年）

　先に、マンダラの図案には、入れ子構造の多様なパターンが描かれており、このことは、生命が入れ子構造によってつくられていることと関係すると述べた。つまり、部分と全体は、部分の中に全体が在り、全体の中に部分が在るという関係性があることの表現である。そのために、部分を観察しただけで、全体を捉えることができるのである。このことについて、看護実践の基本である観察を例にして説明しよう。

　看護は観察で始まると言われる。看護師は、一般に国家試験に合格後、さまざまな看護の現場に就職し、経験を蓄積していく。その経験を蓄積していく成長のプロセスには、ドレイファスモデルがよく用いられている。すなわち、初心者（学生）、新人、中堅（経験 3 年〜 5 年）、熟練（経験 5 年〜 10 年）、達人（経験 10 年以上）という段階である（P. ベナー、2015）。この看護経験を蓄積していく過程で、患者の観察ポイントが変化していくのである。

　アイマークレコーダーを用いた観察視点（注視点）を記録する実験（村瀬智子、1989）では、新人看護師は、眠っている患者について、バイタルサイン、尿量、点滴のルートや残量、落ち具合等、あちらこちらに視点を向け、'観察'していた。このことはアセスメントを行うためのいわゆるデータ収集を帰納的に行っていると考えられる。しかし、観察内容について尋ねると、要領を得ず、看護記録にも観察結果が反映されない。一方、熟練看護師や達人レベルの看護師は、観察するポイントは、ピンポイントで、患者の特徴によって着目する部分が変化する。そして、観察内容について尋ねると、豊かな観察結果が語られ、看護記録にも反映されるのである。

　この結果が意味することは、熟練看護師は患者の全体を部分から直観的に捉えていることがわかる。おそらく、熟練看護師や達人レベルの看護師は、これまでの看護経験を経験知として蓄積し、患者の特徴を直観的に捉えた上で観察し、看護実践を行っていると考えられる。もちろん、既存の知識に支配され、目の前の現象を受け入れることができない状況においては、対応が遅れ、治療に影響することにもなりかねない。そのために、常に、あらゆる可能性を視野に入れ、全体と部分を行き来しながら、観察し、看護を行っていく必要がある。

5. 教育の原点 ― 全体性の探究 ―

　論理的思考は「誰もが似たような解にたどりつくもの」（永田、2009, 136
頁）である。そのため、論理的思考だけでは創造性は生じにくい。創造性には
論理的思考とは異なる直観が必要なのである（福井、1984）。

　『弓と禅』の著者オイゲン・ヘリゲルは、日本のさまざまな芸術が仏教によ
る精神的な心構えを前提としていると指摘する。「知らないことによって知り
うるもの」、それは思弁や悟性によっては考えられない「直接に経験されるも
の」を了解し、さらに進んで「それとひとつになる」ところまで道を切り開
く、神秘的錬磨を強調する。この神秘的錬磨には、言説は一切存在しない。そ
の意味では、弓道は外面的から捉えられているようなスポーツではなく、「精
神修行の道」と説く。

　弓射は、弓と矢をもって外面的に的を射当てることを目的とするのではな
く、自分自身が内面的に何事かを成し遂げることを目的とする。つまり、弓射
は目的ではなく、目的に至る‘道具’なのである。この観点に立つと、日本の
伝統的芸術・武術のどこからでも、仏教に通じる道を見つけることができる。

　この洞察を、異なる観点から展開してみたい。従来までの近代スポーツ界で
は、体格や体力において私たち日本人は欧米人より劣っているのではないかと
思われがちであった。競泳日本代表ヘッドコーチの平井伯昌は、そんな疑念を
払拭した。日本人に欧米人流の練習を要求することが問題であり、日本人にふ
さわしい練習方法を創造した。そして、次のように言い切っている。

　　　私は技術の指導で記録だけを伸ばしても、世界で勝てる選手になるとは思って
　　いません。「心・技・体」という言葉があるように、技術や体力だけでなく心や
　　人間性といった面も鍛えなければ、世界の大舞台でベストパフォーマンスを発
　　揮することは難しい。記録のスゴイ選手が一流だとしたら、世界で勝つという大
　　きな目標を達成するのは超一流。一流と超一流の差は、“心”だと思っています。
　　心と脳、そして身体はつながっています。

（平井伯昌『突破論』4頁、2012）

　心理学者のユングは、心を4つの機能（思考・感情・感覚・直観）の総体と考えていた。平井の指摘は、スポーツに限らず教育一般にまで拡張できるように思われる。今日、教育学においても多くの書物が出版されているが、教育現場において目を見張る変革を感じ取ることはなかなか難しい。それは、心の感情・感覚の機能にまで注意が行き届いていなかったからではないだろうか。

　教育とスポーツにおいて、同様の問題が同時並行的に起こっているならば、スポーツにおいて、明確な事例があるはずである。それが、次に示すジョセフ・ペアレントの言葉である。

> 　過去20年で…膨大な数のスイング解説書や雑誌記事が巷にあふれている。しかし、アベレージ・ゴルファーのスコアは目を見張らせるほどにはよくならない。これは、なぜなのだろうか。クラブの性能やスイングに関する知識がどれほど進歩しても、コースに出たときに"心でプレーする"術を知らなければ、ゴルファー諸氏は自らの潜在能力の発揮を妨げる、共通の精神面の障壁にいやでも直面してしまう。自分のプレーに関する不安、さまざまな状況に対する感情的反応、そして集中力の欠如…このような障壁を克服することがロースコアへの鍵だ。
>
> （ジョセフ・ペアレント『禅ゴルフ』13頁、2004）

　ジョセフ・ペアレントは、ゴルフコーチであるが、スイングの指導はしていない。彼がゴルファーに教えるのは、コースにおける心のコントロールの仕方と、そのような心にプレーを委ねる方法である。彼のゴルフ哲学によれば、問題はほとんどの場合、ゴルファー自身の考え方にあるという。大切なことは、現在という瞬間に完全に没頭する中で、自分の置かれた立場とあるべき姿を正しく認識して行動すること。これが、ゴルファーのいう「ボールを完璧にとらえた」状況である。

　さらに、継続的に成功を収めるためには、次の3つの要素が重要であるという。それが、「準備」「行動」「結果への対応」である。この3つの要素は、仏教において実を結ぶには、「はじまり」「途中」「おわり」がどれもよくなくてはならないことに対応する。「準備」においては、「自分のゴルフのどこが悪いか」とネガティブ思考はやめて、「自分のゴルフのどこが優れているか」とポ

ジティブ思考に変える。自分の心を敵ではなく、味方につけることが大切なのである。そうしていくと、自分の心に何かが足りないのではないかという恐れから解放されるとともに、自分の心の中には自分では気づいていなかった無限の自信の存在に気づき、それを存分に発揮できるようになる。これは、ゴルフに限らず人生というゲームにおいてもあてはまる。

「行動」においては、問題は常に起こるものだという点を認識できていることが鍵である。この認識ができていると、「結果への対応」として、失敗してもユーモアの精神で切り抜け、また、成功してもそれを謙虚に受け止められるようになる。所詮、成功も一過性のものであるから、あまりはしゃがないことである。

このようにコーチによってゴルファーのパフォーマンスが向上していく過程は、精神分析家が患者と歩む治療過程と並行関係がある。それは、教師と生徒、師匠と弟子の場合とも同様の過程である。ここで、重要なのは自己啓発、すなわち「これまでとは異なった視点で物事を見られるようになること」である。こうした変化は、決して、心における思考という一面的な機能だけでは達成できない。

ジョセフ・ペアレントは、『禅ゴルフ』の中で、心が表現するものは「思考・感情・感覚・直観」とさまざまに描写できることを指摘する。もちろん、心が4つあるわけではなく、一つの心のいろいろな側面であることを強調する。

F. ヴァレラ（2001）は、「経験についての形式的反省」から「経験そのものである行為的反省」への転換の重要性を説く。これは、ペアレントの言う「スイングについて考える」ことと、「スイングしている」こととの相違である。「スイングについて考える」モードでは、心は頭の中にあって、観念的な思考が優位になっており、心と体は同調していない。これに対して、「スイングしている」ときは、心は体の中にあって、心と体は一体化している。そして、最高のショットが生まれるのは、言うまでもなく「スイングについて考える」モードから完璧に解放されたゾーンに入ってプレーしている状況に対応しており、「瞑想状態」と同じ緊張や雑念と無縁な状況と考えられる。これがヴァレ

ラの言う「反省の中に自分を含めることにより、その問いが身体としてあること」の意味である。

| コラム3 | 変容を生み出すナースのプレゼンス（寄り添い）の技 |

「あなたの目指す看護師像は？」と尋ねると、多くの人が「患者 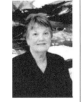 さんに寄り添える看護師になりたい」という答えが返ってくる。この看護の技としての「寄り添い」（プレゼンス）とは、どのような援助と言えるのだろうか。

そこで、看護理論家であるマーガレット・ニューマンの『変容を生み出すナースの寄り添い — 看護が創り出すちがい』2009、医学書院）を手がかりに、プレゼンスの技について考えてみたい。ニューマンは、著書の中で以下のように述べている。

・全体性は、確かに部分の中に包含されている（ホゼ・アグエイアス、1987）（p.49）
・時には、たった一節を理解することで、全体の意味があぶり出される。このようなことはクライアントが話した一言、あるいは小さな表現が、それはときどきうっかりと口にすることではあるが、それらがその状況の全体性を握っていることがあり、看護実践では特に関係が深い。敏感なナースにとって、この突破口が、"はっ"の瞬間である（51頁）。
・看護教育の体験の多くは、論理的である。論理とは、分析的であって、全体性をつかむことから遠ざかるように導いていく。意味は、ホリスティックである。「全体性は部分に反映しており、部分が一緒になって全体性があらわれる瞬間、つまり一体化の瞬間に、私たちは意味を理解する」（Bortoft, 1996, p.9）。習慣的な知のありようにおいては、全体性は部分の後にあらわれるという意味合いをもって、総和的であり、統合的である。私たちが理解しなければならないことは、全体性が第一義であるということであるが、しかしここには、ボーム（Bohm, 1980）の主張、つまり分割されない全体性が真の姿であるが、断片化した思考に対して私たちの反応もまた断片的になっている考えがこだましている（51頁）。
・もし私たちは体験と共鳴することなく、その体験を知的に解釈してしまうのであるなら、その場は壊れ、共鳴はきえてしまう。例えば、ある疾患でよく見られる症状を見たときに、診断的な結論にすぐ結びつけて、もっと

深い、まとまった姿を提供してくれるであろう他のデータを削除してしまうことがある。これは、私たちはみな同じという前提に立っているのである（57頁）。

ここから学ぶことは、看護教育において論理的思考を育成する教育が強調されることへの危惧である。私たちが論理的・分析的に物事を捉えようとすること自体が、物事の部分に存在する全体性を把握することから遠ざけてしまうということである。したがって、プレゼンス（寄り添い）の技は、論理や知性を脇におき、看護の対象者の極めて個別的な体験に対して、直観的に共鳴し、「部分が一緒になって全体性があらわれる瞬間、つまり一体化の瞬間」を逃すことがないよう傍らに在る技なのである。

6. 失敗から学ぶ未来思考を取り入れた革新的教育の可能性

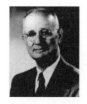

ナポレオン・ヒル
1883-1970

1908年、無名の新聞記者ナポレオン・ヒルは、当時73歳の鉄鋼王アンドリュー・カーネギーにインタビューのために面会することになった。ほんの数時間のインタビューのはずであったが、予定を超過したインタビューは数日間にもおよび、そこでカーネギーから、成功者へのプロセスを分析して、"成功哲学"として体系化するよう依頼される。カーネギーは、成功者の分析から、ある一定の手順を踏みさえすれば、必ず成功するという"成功原理"が発見できると考えたのである。さらに、その成功原理が、すべての人に役立つことを証明したいとも考えた。また、カーネギーは、こうした成功原理は、学校や大学でも教えるべきで、それによって教育制度は著しく改善されると確信していたのである。なぜなら、それまで多くの哲学者は、人間こそが、自らの運命を決定できることを説いてきたが、どのようにすればよいかという方法論も、なぜそうなのかという理由も、ほとんど説明してこなかったからである。

カーネギーの依頼を受諾したナポレオン・ヒルは、それから20年の歳月をかけ、500名もの成功者を追跡調査し、成功哲学を著書『思考は現実化する』として集大成した。それによって、彼自身も、成功者の仲間入りを果たしたの

である。この研究から明らかになったことは、私たちが成功者を見るとき、その「成功」の部分にばかり注目してきたということである。すなわち、最終的に成功に至るまでの数多くの一時的な敗北を見落としてきたのである。しかし、ナポレオン・ヒルの研究によって、並の知識と本当に成功を望む強い意志がある人なら、敗北から成功の種が見つけられるという共通のパターンがあることが明らかになってきた。

　ナポレオン・ヒルが強調するのは、「失敗も生き物である」（ナポレオン・ヒル『思考は現実化する』第16章）ということである。失敗は、放置すると成長してしまう（畑村、2014）。「失敗が恵みになるか災いになるかは、その人の反応次第」なのだ。このことは、病気や幸せとも深く関連する深遠な問題である。つまり、私たちはある出来事をどのように捉えるかによって、病気にも健康や幸福にもなってしまう（図3-10参照）。この問題は、さらに次のように一般化できる。どんなにすばらしい道具があっても、その使い方がわからなければ何の役にもたたない。同様に、どんなに知識が豊かでも、それらを具体的な目標に向かって活用するという行動に移さなければ、何の価値もない。

　私たちに必要なことは、失敗を恐れることではない。そうではなく、失敗から学ぶことであり、失敗には成功の‘種’があるという観点に気づくことである。もちろん、失敗がいきなり成功に変わるわけではない。人それぞれが目的を明確にもって、積極的に想像力を働かせるとき、成功への扉が開かれるのである。

　ここで述べたことは、逆説として捉えられる。つまり、「早く成功するためには、早い段階で何度も失敗する」ことが、人類が奇跡を実現してきた成功原理に他ならない。もし、過去の失敗教訓から何も学ばなければ、私たちは同じ過ちを繰り返すことになる。これが、哲学者サンタヤナの「過去を忘れる者はそれを繰り返す定めにある」という金言の意味するところである（ペトロスキー、2001、10頁）。そこで、この逆説の視点から、生命一般の特性について論考を加えてみよう。

　ナポレオン・ヒルは、さらに60年の歳月をかけた（全体では80年にも及ぶ）プロジェクトを貫徹した。こうして、3万人近くの人々を調査し、成功哲学を実証するに至ったのである。

7. アスリートの世界からの学び

　イチローが210本のシーズン最多安打を記録して、一躍有名になった94年、猛烈にイチロー選手に興味をもった。…スポーツ科学者に取材をしたが、イチローのすごさについて納得できる説明はしてもらえなかった。たとえば、イチローの動きを物理学的に説明しようとする人は、解剖学や運動生理学などの知識が不足しているように感じた。といって、解剖学の専門家は、筋肉一つひとつの機能については詳しくても、それがバッティングにどうかかわるかというテーマになると、話を聞ける人を探すのにも苦労した。…ある部分についての知識は豊富でも、その部分・部分をつなげ、イチローを等身大で説明してくれる人がいなかった。

　　　　　　　　　（松井　浩『高岡英夫は語る　すべてはゆるむこと』46頁、1999）

　この引用文は‘創造性リテラシー’を考える上で極めて興味深い。「イチローを等身大で説明してくれる人がいなかった」ということは、イチローのすごさを納得して説明するには、原理的にはその本質を自得した体験者でなければ無理だということを意味している。その一人が、高岡英夫である。人類は自然の中で進化してきた動物の中から「文化」を創る存在として突出してきた（高岡、2006）。その進化過程では、人類は魚類や四足動物の段階を経てきている。そのため、人類「文化」のさらなる発展には、従来までの「外」の自然へ適応する「進化」ばかりではなく、その「進化」を克服して人間の「内」に隠された自然に気づき、それを活用する「超進化」の過程が必要と説く。

　ジム・コリンズによれば、卓越した企業や組織を造るには、視点を拡張して空間的な広がりとともに時間的な歴史性に着目することの重要性が明確となった。それに伴って、規律ある文化を支える基盤となる人間精神の重要性も明らかになった。すなわち、古代からの叡智をいかに活用するかが重要であった。しかし、歴史をさかのぼるには人類以前の身体性にまで踏み込むことが、身体運動・機能のさらなる発展には不可欠である。いわゆる技能の上達は、ある程度まで人間らしい身体構造と機能によって担われる（高岡、2006）ものの、

その上の段になると人体に隠されてきた過去の遺産、すなわち魚類や四足動物の身体構造・機能を進化とは逆の流れに沿って、発掘する作業が必要という。「イチローを等身大で説明する」には、まさに多様な学問分野へと知識を「横に広げる」だけではなく、人間自身に刻まれた進化の歴史性を「縦に深める」必要があった。それは、鈴木大拙が指摘する外へと広がる Evolution から内へと回帰する Involution への転換と言える（村瀬、2000）。

　次に示す図 4-9 と図 4-10 は、それぞれ従来の胴体イメージと高岡（2006）が提示している「肩肋分化」（以下、文中で説明）のイメージを示している。

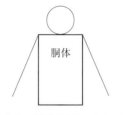

図 4-9　従来の胴体イメージ

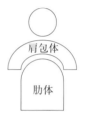

図 4-10　肩肋分化のイメージ

　人間の身体を物体として捉えてしまうと、個人個人で大きな違いは見えてこない。ところが、生きて機能している身体として見た途端に、ものすごいパフォーマンスを発揮する身体と、普通の身体とではまったく異なって見えてくる。普通の人がもつ身体（上半身）のイメージは、図 4-9 に示す通り、胴体を長方形、手を長方形の胴体から伸ばした線である。自分の身体も他人の身体もこのようなイメージでとらえてしまう傾向がある。こうしたイメージからは、イチローのパフォーマンスを説明することは不可能である。

　高岡（2006）は、人間の身体を 1 つの組織と捉える。組織とは、異なる性質をもつ物体が、それぞれ特有の機能を発揮するように全体として大きな統合性をもって結びついている。その意味では、この「組織としての身体」は、企業や政治体制などに現れる「組織一般」と同じように捉えることができる。そう考えると、「身体組織論」は「企業組織論」を考える上で大いに参考になる。

　高岡の言うすぐれたパフォーマンスを実現できる「究極の身体」とは、「組

織分化」の状態、すなわち「身体が組織どおりに分化していること」（26頁）
という。つまり、胴体は単なる長方形のイメージではなく、肋骨の上にヤジロ
ベエのように浮いた肩甲骨や鎖骨を含む「肩包体」（けんぼうたい）と肋骨を含む筋肉と内臓
からなる部分である「肋体」（ろくたい）からなる。すぐれた身体ほど「肩包体」と「肋
体」が分化する「肩肋分化」という状態が獲得されているという。この「肩
肋分化」が獲得されていると（①「否定」）、身体が発揮できる運動の自由度が
広がり（②「拡張」）、多様な可能性から的確な動きの可能性がうまれ（③「収
斂」）、「肩包体」と「肋体」の連動とずれ（④「転移」）の調整から、チェンジ
アップやカーブなどでタイミングをはずされても、動かせる身体の自由度が多
い分、運動機能が向上し、その結果として、出塁のチャンスが増えてくる（⑤
「創発」）。普通の人には自覚もできない身体の機能と構造の分化を利用するた
め、文字通り「異次元」のパフォーマンスを、イチローは発揮している。

　このように「究極の身体」を極めていく過程は、その動きを「等身大で説
明」していく過程と同型である点に注意したい（第1章、第3節参照）。この
観点をさらに突き詰めると、心の修練を積む過程とも同型ではないかと考えら
れる。次節では、その過程について論考を加えたい。

8.　複雑システムとしての生命 ― 逆説の力 ―

8.1　逆説 ― 不安定性に基づく安定性 ―

　一見矛盾するようだが、生物は刺激に反応しやすく、外部からの刺激に応じて
自身のからだを変化させ、その反応を与えられた刺激に適応させる能力をもつこ
とによって、はじめてその安定性を保っている。ある意味では、生物は、変化し
うるがゆえに安定なのである ― なにほどかの不安定性は、個体の真の安定性の
ための必要条件である。

『からだの知恵 ― この不思議なはたらき ―』

（W. B. キャノン＆シャルル・リシェの言葉から引用、24頁、1981）

　かつて医師たちは、健常者の心臓の心拍数は一定でなければならないと考え
ていた。ところが詳しく調べてみると、健常者の心拍数はカオスと呼ばれる不

規則な時系列を示すこと、そして心臓疾患者は、逆に規則的なリズムを示すことが明らかになった（Goldberger, 2006）（図 2-9）。健常者の心臓の拍動がカオス的であるのは、おそらく外界の予期できない変化に対してすばやく対応できるからと考えられている（cf. An der Heiden, 1992; Kratky, 1992）。

　興味深いことに、精神病理学者の中井久夫は、精神の病について、Goldbergerらと同じような洞察に至っている。つまり、発達途上の幼児や精神疾患をもつ人は、固定化されたいくつかの心の状態を行き来している傾向が強いという。これは、心臓疾患者が規則的なリズムを示していることに対応する。一方、精神的な健常者はさまざまな心の状態を自由に行き来している特徴がある。このことから健常者の心臓の拍動の場合と同様に、多様な状態の間を不安定に行き来することが、精神的な心の安定の要因なのだと思われる。

　それならば、私たちが扱う物体の動きにも、ある種の逆説があるに違いない。次の引用に注目して欲しい。

　　定規を机の上に垂直に立てて安定させられるだろうか。まず無理だろう。では、手を伸ばし、手のひらの上に垂直に立てて安定させてみよう。これもやはり無理である。もっとも、ぐらぐら揺れる定規の動きに合わせて絶えず手を動かせば、安定させるのも不可能ではない。…手の上なら定規を安定させられる唯一の理由は、眼が定規の動きを感知してその情報を脳に与えると、今度は脳がその情報を手の動きという形で手に戻す。すなわち情報をフィードバックするからである。
　　（N. ジョンソン、『複雑で単純な世界 ― 不確実なできごとを複雑系で予測する ―』50 頁、2011）

　ここで、ジョンソンが指摘するフィードバックの役割が興味深い。固定されている机の上では、定規は安定して垂直に立ち続けることはできない。しかし、手の平の上で適切なフィードバックが働くと、あたかも自転車が転倒することなく走りつづけるように、定規は安定に立ち続ける。適度な不安定性が、相対的に安定状態を維持しつづける鍵であるという逆説に、私たちは戸惑いを覚える。しかし、古代中国の兵法学では、この逆説が見事に使われている。

　古代中国の戦略的直観が豊かなのは、恒常的なものと変化するもの（理論と実践、原理と事態…）をうまく連結した中間的な概念を提供するからというだけではない。むしろ、戦争の推移と切り離せない事態の変遷からいかにして主要な戦術上の切り札を作り、それによって、戦略的な布置から生じる潜勢力そして効力を更新するかを適切に示すからである。戦争の指揮官の技術とは、比較的固定していて位置を把握しやすい陣形を敵に取らせながら、自軍の陣形は常に更新して、相手を一貫して惑わし、だましつづけ、裏をかくことによって、手も足もでないようにすることにある。

（F. ジュリアン『勢い　効力の歴史 ─ 中国文化横断 ─』24 頁、2004）

　自軍の陣形を常に更新し続けるという不安定性を駆使することによって、相手は一貫して動きを封じられてしまい、敗北を余儀なくされてしまう。このように、私たちの身体の内外において、しかも異なるスケールにおいて、同じ原理が働き続けていることが明らかになり、そのことから「不安定性に基づく安定性の実現」という逆説的な真理がクローズアップした。

コラム４	不安定性による安定性の維持

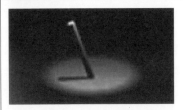

図 4-11-1　不安定な棒

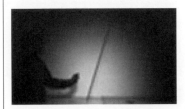

図 4-11-2　机の上の棒

　安定な机の上に棒を垂直に立てることは難しい。ところが、指の上に棒をのせると、微妙なバランスが取れると安定に棒を立てることができる。安定と不安定が共存する瞬間である。人間が大地に安定的に立つのは、人間を手の動きに、大地を棒に対応させると納得！

　砂粒を一定速度で落とし続けると砂山が形成される。ところが、さらに砂粒を落とし続けると、小さな崩壊、大きな崩壊が不規則に発生する。その時間変化を、白い線で表している。この特徴は、カオスと呼ばれる現象である。思考実験として、この砂山を 90 度回転させると、大陸プレートの下を沈み込む海洋プレートによって、歪みがたまり、地震が発生するモデルになる。

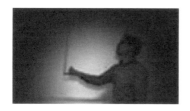

図 4-11-3　指の上の棒

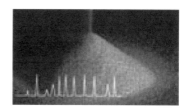

図 4-12　砂山の実験

　砂粒を貨幣に置き換えると、バブル経済の形成と崩壊のモデルになる。砂粒をストレッサーに置き換えると、精神疾患の発症モデルにもなる。このように、同じ砂粒を落とすという過程が創造性と崩壊性という両面性を生み出している。どちらか一方だけを取り出すことはできない。対立する現象が共存するシステムとして、世界を捉える必要性について、この簡単なモデルから推察できる。

8.2　逆説 ― 成功探究と失敗からの学び ―

　アメリカワシントン州で、1940 年完成から数か月しか経っていないタコマ海峡橋が、風速 20m ほどの横風によって崩落した（ペトロスキー、2001、130-131 頁）。もちろん、静的な荷重安定性は完璧であった。ところが、動的な力への考慮がなかった。風が作り出す渦が橋桁を動かし、橋桁が動かされることによって、新たな渦が発生する。その結果、橋は激しくねじれながら横揺れを増幅させ、崩落に至ったのである。最新の吊り橋の崩落は、工学の専門家にとって、あまりのショックであった。さらに衝撃的だったことは、すでに 1 世紀以上前の 1833 年、イギリスの保養地ブライトンにあった吊り橋構造の鎖桟橋が、強風で激しく損傷するという先例があったことである。

　ここで、私たちは逆説に出会う。成功の積み重ねによって、設計者ははるかに大胆で野心的なプロジェクトに挑戦するようになる。その結果、途方もない失敗にほとんど必ず見舞われる。そして、失敗の結果、新しい設計概念が試みられる。その際、先入観がないために、目覚ましい成功に至る。しかし、この新しい設計が再び成熟するにつれて、導入の際にあった用心深さが忘れ去られ、新たな危機の時代が到来する。この歴史的変遷に、ある種の成功と失敗の周期性が見られる。つまり、次々と現れる橋構造のいずれもが、それまでに崩落し

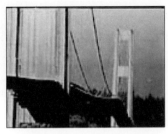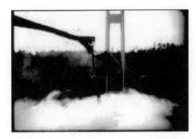

図4-13　アメリカワシントン州でのタコマ橋の崩落（1940年）
（http://video.google.com/videoplay?docid=4558032966304637954）

た橋構造に代わるものだったからこそ、崩落するところまで発展したと見ることができる（ペトロスキー、2001、192頁）。もちろん、崩落する橋構造は、どれも異なっている。ところが、設計プロセスには、著しい類似性がある。

　概念設計における創造的行為は、非言語的思考の結果に他ならない。それらは、はじめは、走り書きやスケッチの形で公になる。この段階では、基本的ミスがあっても気づかれにくい。そして、そのミスが気づかれないままでいると、設計の詳細を詰めていくにつれて、いっそう見つけられにくくなっていく。原理的にすばらしく、経済的に見えた方法が悲劇となることがわかるのは、それを現実に創ってみてのことになる。確かに、新しい理論や計算科学ツールは、以前のものを時代遅れにしてしまう。しかし、設計問題の本質、設計の論理、問題を解決するために使われる思考プロセスは、本質的に古代からまったく不変なのだ。科学や数学は華々しく進歩した。ところが、自然法則は変わらない。19世紀はじめに、多くの吊り橋や桟橋の崩落を引き起こしたのと同じような風の力が、1940年タコマ海峡橋を崩落させたのである。

　過去にうまくいったからといって、新しいものの設計が成功するという保証はない。失敗から学ぶ教訓にこそ、一般性がある。それが「失敗学」である。まったく新しいものを設計するとき、過去にどのように誤りに至ったかを心の中でさらってみて、いま設計中のものがどのように失敗するかもしれないかを予測する姿勢が欠かせない。過去に見落としたミスがどのように大惨事につながったかを理解することは、今日の設計プロセスを批判的に検討するよいモデ

ルを提供してくれる。

　成功プロジェクトとは、逆説的に失敗や想定外事態が予想され、対策が施されているかがポイントとなる。「失敗がないことが、安全であることを証明しない。表面化していない失敗の様態が、まだ経験されていない条件によって、引き起こされてしまうかもしれないからである」（ペトロスキー、2001, 184頁）。この表現と、次の発生生物学者マーク・ブランバーグによる、「病理学」に関する表現の奇妙な共通性に注目してほしい。「発症に必要な環境条件がそろわないために存在を知られていただけで、フェニルケトン尿症（第8章で解説する）のような病気がほかにどれだけあるのかという疑問がわいてくる」（ブランバーグ、2006年、88頁）。この観点について、ペトロスキーの引用を紹介したい。

> 　機械の病理学という主題は、対比的に見て、医学における病理学が内科医に対してそうであるように、技術者にとって正統的で重要な研究である。私たちは内科医が生理学に精通していることを期待するし、病理学の知見なしには、彼は周りの人間に役立たない。同様のことが技術者の世界にもあって、「自然の力の源泉を人間の利用と便益に向けるために」要因を探究し、症状を学び、力学的失敗への解放を見いだすのだ。
> （ジョージ・トムソンの言葉、ペトロスキー『橋はなぜ落ちたのか』115頁、2001より）。

　歴史学者のトインビーは、文明崩壊のパターンを調べ、宿命的な決定論でもなく、偶発的な天変地異説でもない、驚くべき仮説に到達した。それが、「文明が成長する過程そのものが、本来、危険の多い過程ではないか」という仮説である（図4-14）。

　面白いことに、病理学の知見が増えるにつれて、病気の原因自体は生命を維持するメカニズムにあるという見解に収斂してきている。

　対象が生命・人間と文明というように、まったく時間・空間スケールが異なる。それにもかかわらず、共通の原理が見えてきたことは非常に興味深い。

サンタヤーナ
George Santayana
1863-1952

病気とは何か？

従来までの誤解

正常な生命現象すら理解することは、非常に困難なことに思われる。病的な状態の理解は、さらに困難ではないか。

新たな観点

生命を維持するメカニズムそれ自体が、本質的に病気を引き起こす危険となっているのではないか。

新たな問題は、常に起こりうる。

文明が成長する過程そのものが、本来、危険の多い過程ではないか。
『歴史の研究』Arnold Toynbee, 1972

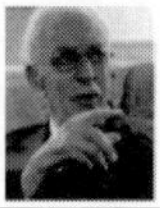

図 4-14　病気とは何か

哲学者・ジョージ・サンタヤーナは、「過去を忘れる者はそれを繰り返す定めにある」と述べているように、私たちは自身についても世界についても存続する努力が崩壊のきっかけでもあることを忘れてはならない。

8.3　逆説 — 創造的思考と模倣的学習 —

逆説は、身体や物体の動きばかりでなく、創造的思考においても働いている。私たちは、言語による思考に馴れきっている。ところが、この言語的思考が創造的過程を阻害している。この点は、次の引用によって見事に表現されている。

> 真に創造的になるためには、通常の思考モードから離れて、世界を別の視点から見るようにしなければならない…ある種の創造的な仕事には通常の言語が不適当なことがあり、言語によって思考が妨げられることさえある。
>
> （エドワーズ、『内なる画家の眼 — 創造性の活性化は可能か —』はじめに、1988）

エドワーズは、著名な画家にどのようにすれば絵が描けるのかを言葉を用いて質問しても、明確な答えは返ってこないと言う。創造的な仕事に没頭しているとき、言語思考とはまったく異なる脳モードが活性化しているからである。創造性を発揮して芸術作品を創りだしているにもかかわらず、そのプロセスに

ついて、どのようにすればよいかを弟子に語ることができない、という逆説がある。この逆説の観点からすると、創造性を発揮しようとする言語的思考を放棄すること、つまり創造性を発揮したいという考えを持たず、ひたすら師匠を手本に模倣的学習を積み重ねることが、創造性を生み出す鍵ではないだろうか。

　創造性が発揮され、制作者の内面的なイメージが形を取り始めるとき、それを言語化すること自体不可能である。刻々と変化するプロセスを克明に追いかけ自得するしか方法はない。実際、芸術を志す入門者は、巨匠の作品を模写することが勧められている（エドワーズ、1988）。超一流の作品、超一流の人間、超一流のものの見方を模倣的に学習することが、創造性思考の基本的要件に違いない（第1章、第2節、実物定義）。ここに、創造性を言葉によって育てようとする教育が、華々しい成果を上げていない主な理由があると思われる。アスリートも同様である。最高のパフォーマンスは、言語による思考が頭をよぎったとたんにむなしく消えてしまう（ペアレント、スキャロン、2016）。

　もし、言語的思考が創造性を阻害するのであれば、例えば数学はどのように発展するのであろうか。次の引用は、世界的数学者フレンケルの言葉である。

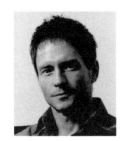

エドワード・フレンケル
1968-

　　わたしが言いたいのは、数学には、ほとんどの人が思っている以上に深くて豊かなものがあるということだ。とくに数学はわれわれに、互いに愛し合い、周囲の世界を愛するための理性と、新たな力とを与えてくれる。…数学はわれわれを、ひとつずつ前に進ませる。そしてそこにこそ、人の心に深く働きかける数学の機能が、いまもなお十分に生かされないまま眠っているのである。…わたしの夢は、いつの日か、数学という隠れた世界の存在に誰もが気づくようになることだ。そのとき人は、それぞれの違いをわきに置き、みんなをひとつに結びつける深い真理に目を向けるようになるかもしれない。

　　　　　　（エドワード・フレンケル『数学の大統一に挑む』417-418頁、1988）

フレンケル（1988, 348頁）は、次のようにも述べている。「数学的な真理は、物理的な世界と人間の脳の中に、客観的に、かつ独立に存在しているように見える」。フレンケルは、3つの世界を想定している。第1が数学の世界、第2が現実的な物理学の世界、そして第3が精神の世界である。仏教・道教・儒教の統合を目指す南老師は、世界が抱える問題の一つは、「物質と精神の再統合」と明言する（シャーマー、2010、87頁）。

数学によって表現される可能世界、物理学によって記述される現実世界、精神によって捉えられる創造性と破壊性、それらのつながりに関心が向けられつつある。「新しい数学を生み出すのは、絵画や音楽を作り出すのと何も変わらない」というフレンケル（1988, 403頁）自身の体験に基づく自己反省的表現から、精神世界への洞察が得られるのではないかとの期待が高まる。「物質と精神の再統合」は、芸術性豊かな創造的数学からアプローチされる時代なのかもしれない。

数学の世界に関して、数学者の小平邦彦は、数学の創造性には論理的・言語的思考ではなく、直観が必要であることを指摘する。創造性における直観の必要性は、数学の世界のみならず、現実の物理的世界でも、精神の世界でも同様である、と考えるのは重要な洞察である。つまり、直観には言語は不要であり、そのために、言語思考を駆使する限りは、なかなか創造性が発揮されないということである。

ここまで論考を進めてきた上で、心には4つの機能があることを思い出していただきたい。それは、思考・感情・感覚・直観である。これまでは、心の4つの機能のうち、思考と直観に焦点をあててきた。しかし、感情や感覚も、同じ一つの心の異なる側面である。そうであるならば、前人未踏の創造性を発揮するには、感情や感覚という心の機能にも着目する必要がある。

9.　ピアジェの発達心理学
―「外」と「内」の視点を統合する構造主義―

　ピアジェ（1970；1972；1976；1996）は、実験と理論がどこまでも一致していることに疑問をもち理由の探究をはじめた（図 4-10）。第 1 節で引用したアインシュタインの言葉「問題が生み出されてきた考え方にとらわれている限り、問題解決はできない」から考えてみたい。

　精神病理学の観点から、「外」の自然の把握と「内」の世界の把握とは、方向は異なるが方法は同じであると考えられていた（ユング、1987）。その根拠として、「外」に向かう行為と「内」に向かう思考については、どちらも構造を前提とする「構造主義」が唱えられていた（ピアジェ、1970）。そこで、ピアジェ（1960；1972；1976）は、思考と運動・活動のどちらについても、すでに数学的に定義されている「群」という「構造」に基づいて表現できることを示したのである。群とは、同一・可逆・合成・結合の特性から創発する全体構造である。

　表 4-1 の上段は、5 段階 NECTE 過程を表示している。中段は、「内」なる世界での思考の操作であり、群を構成する 4 つの特性を対応させて表している。下段では、「外」なる世界での運動・活動の移動群を構成する 4 つの特性を対応させて表している。このことから頭の中で行う思考の操作と身体が行う運動の体制化とが、「内」と「外」における共通の動的特性を持っていること

実験・物理的実在	理論・論理的記述
外・客体	内・主体
行為・作用	思考・操作
対象から与えられた内容（経験）と主体が要求する形式（演繹）から豊かな事実は構成される	操作として内面化され、シンボルとして活用され、演繹的に多様な操作が無限に構成される

図 4-15　実験と理論は「構造」を起源としているため、両者はどこまでも一致

表 4-1　NECTE 過程と群の特性との関係

	①否定 Negation	②拡張 Expansion	③収斂 Convergence	④転移 Transference	⑤創発 Emergence
思考の操作	同一	可逆	合成	結合	群
運動の体制化	位置保存	戻り道	継続	廻り道	移動群

がわかる。

　その上で、同一性と位置の保存は、①「否定」を二重に行うことによって構成できる。また、可逆と戻り道は、②「拡張」と③「収斂」を交互に行うことで対応できる。さらに、合成と継続というのは、同種あるいは異種の操作を続けて行うことで実現できる。可逆と合成が②「拡張」と③「収斂」を前提とするために、1 つの過程と 1 つの操作が対応するというのではなく、2 つの過程の組み合わせが、それぞれ可逆と合成に対応すると捉えることが可能となる。結合と廻り道というのは、異なる過程（とその組み合わせ）が結果的に同じ操作を表す場合である。これは、④「転移」に相当する過程と言える。そして、群や移動群は、⑤「創発」として定義される。

　以上の論考から、湯川秀樹の科学論（第 2 章）、ピアジェの構造主義、私たちの提示する NECTE 過程の相同性が明らかになった。

10.　創造性を如何にして学び、如何にして伝えるか

　　不思議なことに、古代ギリシャ人は、あれほど非凡な知的偉業を成し遂げたのに、この基本的な（ゼロの）発見をしそこねた。実のところ、彼らの世界観と、その仕組を解明するためにもちいていた論理が大きな障害となって、ゼロの概念が生まれなかったのだ。概念間の論理的な整合性を求めたため、「無」がなにかであるとする考え方を容認できなかった。

　　　　　　　　　　　　　（ジョン・バロウ、『無の本』69 頁、2013）

10.1　逆説 ―「反事実」に基づく「事実」の確認 ―

　わたしたちが提唱している 5 段階 NECTE 過程は、「否定」によってはじまる。この「否定」という概念が西洋の文化では、なかなか受け入れられなかったことが、バロウ（2013）の『無の本』からの引用から伺い知ることができる。ほかの事例を調べてみよう。具体的には、2 世紀ローマ帝国時代のギリシャの医学者ガレノスがはじめた「瀉血」という治療法について検討してみたい。この治療法はまったく治療効果がなかった。それにもかかわらず、何の検証もなされないままに、19 世紀まで続けられていた。

　ここで、図 4-16 に示されているように、10 人の患者に瀉血治療を施した場合を想定してみたい。仮に、5 人が運よく元気になり、残り 5 人が死亡したとする。回復した患者は、瀉血の効果が効いたと宣伝するのに対し、死亡した患者は文字通り無言である。後者に対しては、人々は瀉血の効果がでないほど、重篤化していたのだと考えた。その結果、瀉血によってより多くの人々が死に至らしめられていたにもかかわらず、中世の医師たちは、瀉血の効果を疑うことがなかった。

　それでは、こうした誤った結論を避けるにはどのような方法論が必要なのだろうか。ここでは、「もし、瀉血が行われなかったとしたら、どのような事態になっていたか」という「反事例」の考察が必要だったのである。そのために、患者を 2 つのグループに分ける必要があった。第 1 のグループとして、患者に瀉血治療を施した介入群、そして第 2 のグループとして、瀉血治療を施さなかった対照群である。そして、両者のグループについて、その治療効果の比較検討を行う方法が必要だったのである。

　図 4-17 では、瀉血の効果を比較検討するために、瀉血を実施した介入群と実施しなかった対照群が示されている。治療を実施しなかった場合の「反事実」に着目することによって、はじめて治療効果の有無を比較することができることを示している。この方法は、今日では「ランダム化比較法（RCT）」（サイド、188 頁、2015）と呼ばれている。

　ただし、それでもいくつもの問題点が潜んでいる。介入群と対照群を比較する場合、どのような「時間スケール」まで拡張して捉えるかは、決して自

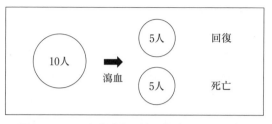

図 4-16　10 人の患者に瀉血治療を施した効果

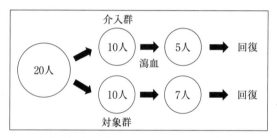

図 4-17　介入群と対照群からなる瀉血効果の比較検討の場合

明ではない。つまり、介入の直後だけではなく、全生涯、場合によっては次世代への影響まで考える必要があるかもしれない。この「時間スケール」の問題は、どこまでも長期におよぶことになり非常に悩ましい問題となる（Murase, 1992；1996；2008；2003）。もう一つは、「空間スケール」の問題である。患者一人の特定の症状ばかりでなく、身体全体、さらには精神をも含めた全人間性への影響、あるいは家族全体、交友関係にまで広がっていく。そのため、包括的範囲が必ずしも自明でない（村瀬、2000；2001；2016）。

　なぜ、時間と空間スケールの問題が重要なのだろうか？　その理由を考える際に、次のような状況を想定してみたい。介入の結果が「成功」と見えたとしても、実は「失敗」であったと判明する。その逆に、当初は「失敗」と落胆していた場合、最後には「成功」だったと判断されることがある。対象をどの時間と空間に限定するかで、状況は真逆に見えてしまう（第 3 章、コラム 7 参照）。おそらくこうした状況がおこることが、実は人間に関する現象の本質なのかもしれない（村瀬、2006；村瀬＆村瀬、2013；2014）。

10.2　学習過程の課題

　先の小節では、現実を見る目が信念によって曇らされてきた歴史的事実について考察した。本小節では、目の前の事実がなかなか受け入れられない心理学的要因について論考を加えたい。

認知的不協和（Cognitive dissonance）

　認知的不協和とは、アメリカの心理学者レオン・フェスティンガー（1957）によって提唱された概念である。自分の信念と事実が矛盾している状態やそれによって生じるストレス状態を言う（サイド、2015）。通常、これまでの信念と矛盾する事態に直面すると、人は認知的不協和に陥る。そのストレス状態を解消するために、基本的には次の2つの行動パターンのいずれかを選択する。

　①　間違いを認めて、自身の認識や行動を変更する。
　②　間違いを否定して、事実の解釈を否定し、事実を無視する。

　多くの場合、人は自分の信念と相反する事実を突きつけられると、自分の過ちを認めるよりも事実の解釈を変える方を選択しやすい。これが、「自己正当化」と呼ばれる状況である。

　なぜ、そのような状況になりやすいのだろうか？　サイド（2015）は、極めてユニークな論考を展開している。彼は、投資家の「気質効果」に着目して説明する。投資家が、値上がり株と値下がり株の両方をもっていたとする。多くの投資家は、値上がり株を早く売りすぎ、値下がり株を長々と続ける傾向にある。その理由は、損失が「目に見える」状態になるのを嫌うからである。なぜなら、その株を買った自分の判断が間違っていた、という動かしがたい証拠が明らかになるからだ。正しい対処法は、値上がり株を持ち続け、値下がり株をきっぱりと売ることである。

　認知的不協和には、2つの動機づけが指摘されている。

　①　外発的動機づけでは、外面的な評価や賞罰を気にする。
　②　内発的動機づけでは、内面的に働くバイアスの存在がある。

このように捉えると、先入観を「否定」することの重要性と難しさが、一段と明らかになる。例えば、意図して人を欺く行為を考えてみよう。その場合は、欺いている本人が自分の行為を自覚している。ところが、認知的不協和が恐ろしいのは、自己正当化が自動的に働くために、本人がそのことに気づいていない事が挙げられる。そのために、過去の記憶は往々にして「事後的」に編集されてしまう。しかし、その状況はほとんど意識されることがない。

記憶の編集とは、まったく別々の経験の一部を集めて、一つの出来事につなげることをいう。つまり、記憶には相当の柔軟性があるために、私たちが「実際に見たこと」よりも「知っていること」に記憶を一致させてしまうのである。いつの時代にも、冤罪や医療事故が後を絶たないのは、このような心理学的なメカニズムが働いていることが要因の一つと言える。

10.3　科学は失敗から学ぶ学問

科学は失敗から学ぶ学問である。ところが、私たちは「失敗した」科学理論を学ばない。つまり、成功して生き残った理論だけを学んできている。それでは、成功をもたらしてきた土台となる数多くの失敗の事例とその重要さに気づくことができない。この点が、科学ばかりに限らず、現代社会の盲点となっている。本書では、個人、組織、文明を問わず、失敗の過程や成功の過程には一定の「パターン」があることを繰り返し指摘してきた。自分自身の失敗から学ぶばかりでなく、他者の失敗からも学べる方法が必要である。

失敗から学ぶためには、目の前に見えているデータばかりでなく、目に見えていないデータをも考慮しなければなかった。「反事実」の重要性である。瀉血を例にすれば、「瀉血という治療法をしなかったらどうか？」という問いを立てることであった。反事実は、残念ながら目に見えないからである。サイド（2015）は、暗闇でのスポーツスキルの練習に例えている。この場合には、失敗を自覚することができないため、一向にスキルが向上しない。

この状況を改善するために、「明かりをつける」必要がある。問題は情報がないことではなく、情報の「形」であるという。必要な情報や知識が、使用に適したシンプルで効果的な形に置き換えられていることが重要なのである。複

雑な情報を「収斂」して単純化し、瞬時に使えるように準備しておくことが望まれる。

10.4　目に見える世界と目に見えない世界 ―「反知識」に挑む―

　医療現場に芸術を導入して新たな可能性を探究している人がいる。医療芸術家の森合音である。彼女は次のように言う。進化とは、「今ないものを作り出すのではなく、すでに満ちていること、存在していることに気づくことである。それは、テクノロジーの開発でもシステムの構築でもない」と。

　ここで言う「進化」とは、創造性やパンデミックに見られる「創発」と捉えることができる。森合音の言葉は、芸術教育学者のベティ・エドワーズ（1988）が「創造性」について説明した次の言葉に重なる。エドワーズによると、創造性というのは、「すでに知っていることだが、知っているとは気づかなかったことを明らかにする」ことなのである。

　ここで、不可思議なことに気づく。科学・技術が急速に発展し、私たちはかつてないほどに多様な「知識」を獲得してきた。それにもかかわらず、私たちには気づかない「知識」があるということだ。それを、本書では「反知識」と定義する。私たちは、見える問題に対してはなんとか対処することができる。ところが、見えない問題、存在すら考えられない問題は、まったく見過ごされてしまう。「反知識」とは、日常を「否定」した世界の知識とも言える。見過ごされてしまった結果、その問題は「拡張」し、典型的な形へと「収斂」して私たちの前にはじめて立ち現れる。私たち人類は、その問題を解決しようと様々な方法を駆使する。しかし、当該の問題は次々と新たな問題へと「転移」していく。究極的には、当初の問題をはるかに超えたスケールで、巨大な問題が「創発」することになる。

　本章第2節で述べたように、日本の哲学者・三浦梅園（1982）は「学問が目を曇らせる」可能性がある。想定外の災禍が繰り返し起こり続けるこの世界において、私たち人類が目指すべきことは、人類の弱さを積極的に取り入れた学問の創成である（タレブ、2009）。それでは、どのようにすれば新たな学問が創成できるのだろうか。

コラム5	感情プライマー効果（Affective Priming Effect）とその意外な意味

　感情プライマー効果とは、先行する刺激（プライマー）によって、後の刺激（ターゲット）の効果を促進する、あるいはその逆に抑制する効果があることを指す（リンデン，2016）[2]。例えば、温かいコーヒーと冷たいコーヒー、重たいファイルと軽いファイル、つるつるしたジグソーパズルとざらざらしたパズルを意図せずに触れていたとする。それぞれのケースで、前者にあらかじめ触れていた人は、その後に読むことになる第三者の履歴書について、温かい人、しっかりした考えを持つ人、人当たりがよい人という印象を抱く傾向が強く、後者にあらかじめ触れていた人は、その逆の印象をもつ傾向が強いという。

　つまり、私たちは自由意志を持ち、物事を判断していると考えているが、案外そうした考え自体、率直に検討し直してみることが必要な状況なのである。

　講義で感情プライマー効果について説明しながら、不思議な体験をしていることに気づいた。集中講義（数日間に同一教室で実施）の場合と通常講義（週に1回の講義を同一教室で実施）の違いである。集中講義では、あらゆる白板・黒板を駆使しながら、課題の提供から対話や学生・院生の発表までを行う。筆者はあえてすべての記録を消さないようにする。それは、毎回の講義でそれ以前の記憶を呼び起こすためであ

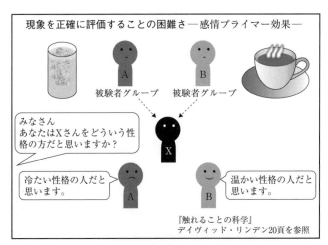

図4-18　感情プライマー効果
（図版は村瀬偉紀作成）

2　『触れることの科学』デイヴィッド・リンデン、20頁を参照

る。それが、さらに発展的な授業展開、学びの進化に繋がるという相乗効果を生むのである。つまり、プライマー効果が働いていることに気づいたのである。通常講義では、教室に入った瞬間に雰囲気は集中講義とは違う。すべての記録は、当然であるが綺麗に消されていて、私たちはいつも前回の記憶を辿ることに苦労する。

　こうして感情プライマー効果について説明しながら、とんでもないことに気づいた。この効果は過去にはどこまでも遡ることができることである。当日の朝の目覚め、昨夜の夜更かし、一週間前のすばらしい映画の感動場面、1年前に大事な時計を落としてしまったことといったようにどこまでも遡ることができる。そうであるならば、それはこれからの未来にも何らかの影響を与え続けることになる。私たちは、自分たちが抱くその時々の感情や記憶に素直に向き合い、それをうまく処理していなければならない。その事に改めて気づいたのだ。（第1章、コラム7のあくびの感染は、空間的な広がりを生む。）

コラム6　西田哲学の「無の論理」とは

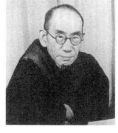

西田幾多郎
1870-1945

　中世哲学において神を無限球に喩えた人は、周辺なくして至る所が中心となるといった。これは正しく私のいわゆる絶対現在の自己限定である。…真に絶対的なるものは、対を絶したものではない。絶対者の世界は、何処までの矛盾的自己同一的に、多と一との逆限定的に、すべてのものが逆対応の世界でなければならない。

（西田幾多郎『哲学論集Ⅲ』岩波文庫、254頁）

　西田幾多郎の哲学は、きわめて難解である。「現実世界の論理的構造」で西田は次のように論考する。本当に個物が絶対独立な個物であるとすれば、そのために相対立する絶対独立の別の個物が考えられねばならない。こうして無数の個物、すなわち多となる。つまり、個物が本当に個物であるというのは、どこまでも他から単に離れるのではなく、他と関係する。多の個々独立性というのが、<u>絶対結びつくものがない、</u>ということによって結びついている。その意味においては、自分を否定する。こういう相否定する世界を考えると、ここに一般的なものが考えられる。つまり、個物と一般は「絶対否定」を媒介とする。この相反するものを、別々に考えることはできない。こうして個物と個物が相対立して相働く「場所」を考えることが必要となる。われわれの心というものも、こうした「無の論理」のような構造をもつ。絶対に相反するも

のが結びつくこの「場所」が「表現の世界」というものである。

　筆者は、2001年8月と2007年4月に西田幾多郎の「現実世界の論理的構造」を「哲学」の書として読みながら、上記の内容をノートに書き取っていた。しかし、その真意が分かったという気持ちにはなれなかった。

　ところが、2013年11月にダリアン・リーダーとデイヴィッド・コーフィールド著『本当のところ、なぜ人は病気になるのか？ — 身体と心の「わかりやすくない」関係 —』の中で、「われわれを病気にする原因は、何について悩むかではなく、いかに（どのように）悩むかである」の文章に出会い、謎が解けてきたように思われた。「苦悩をはっきりと表現することができないと、思いが高まった瞬間にそれを象徴するように病気にかかるのだ」という。つまり、「話すこと」「書くこと」は、コミュニケーションの手段であるが、それらがうまく使えないとき、「身体の病」や「精神の病」、あるいは「心身の病」が新たなコミュニケーションの手段として使われる。つまり、症状は一種の「言葉」のようなもので、誰かに自分の苦悩を知ってもらいたくて訴える表現なのだ。

　私たちは一見して明らかに思われるものほど、見落としがちである。リーダーとコーフィールドは言う。「多くの人々にとって、世界をそれ以外の方法では見ることができないという事実こそが、病気になることと関係があるのではないか」と。「別離や喪失といった重大な意義をもつ出来事と病の発症、この2つは通常、結びつけて考えられることはない」。しかし、「この結びつきがないということこそ、結びつきではないか」。この段階で、西田哲学の「無の論理」が理解できたように思われた。

11. 新たな学術創成へ
— 問題創発を用い、失敗することを前提とする —

　問題解決の試みが、新たな問題を創り出す。そうであるならば、問題解決それ自体を目的とするのではなく、逆に問題が次々と創発してしまうメカニズムを活用し、目に見えない世界の調和を図ることはできないだろうか。結果的に、問題が解消していたということが理想である。それは、先に述べたように、創造性というのはすでに存在している事象について、はじめはその存在にすら気づいていないが、ある時にはじめて気づくことであった。すなわち、「創造的な問題解決」というのは、問題自体にとらわれず、問題から意図的に離れることで、気づいたときには問題が解消されていたということであり、このような問題解決は可能であるはずだ。

　それが、無意識世界を探究し、そこに隠されていた物語を発見することで、意識世界の精神の病が消退する精神医学における治療法と言える。そして、本節で強調したいことは、この内なる目に見えない「反知識」の探究と同じように、外なる目に見えない「反知識」の探究も必要だということである。それが、今回のパンデミックをはじめとする多様な問題の創発へ対処する方法である。その意味では、内なる世界の「精神病理学・精神看護学」に対して、外なる世界の「環境病理学・環境看護学」といった観点が生まれてくる。

　新たな観点を展開するには、失敗することを回避するのではなく、失敗を許容する度量を培い、失敗を前提とする学問体系が必要ではないだろうか。小さな失敗を回避し続けた挙げ句に大失敗に至るというのではなく、小さな失敗を次々とし続けた過程で、失敗経験から学び、ここ一番というところで失敗を最小限にするような方法論の探究と学問の体系化が可能であるに違いない。

　現代科学・技術が発展しても、見えている世界の理解が深まるだけで、見えない世界の探究はなかなか進展しない。それどころか、ますます私たちは見えている世界ばかりを細かく分析することに時間と労力を費やしている。

12.　「生命とは何か」という問題に挑む

　問題の本質は、物質現象の解明に有効であった方法論を「生命とは何か」という究極の問いに対する解決の方法論として用いてきたことにある（村瀬、2000：村瀬＆村瀬、2020）。

　そこで、生命を探究する方法論の要点を、図4-19にまとめてみたい。

　ここに挙げたトートロジー回避には、メタ視点の確保が必要となる。その1つの方法が、「歴史性」の探究にある。それは、履歴を辿るという精神病理学ではなじみの方法である。現在の症状を理解するには、その原因を過去へと遡及しなければならない。もう1つの方法が「異質性」にある。外部の視点や他者の視点を活用することは有効である。それに加えて、未来からの視点を構成することも重要である。精神病理学の方法は、私たち自身の病んでいる状態の理解とその回復を創り出す。同じように、私たちが影響を与え続けてきた「自

```
┌─────────────────────────────────────────────┐
│     「生命とは何か」という問題が解明困難な理由      │
│  ― 生命理解に先立って生命理解の結果が方法として必要 ― │
│  ┌───────────────────────────────────────┐  │
│  │  「生命とは何か」を理解しようとするためには、対象 │  │
│  │ （客体）である生命の理解に先だって、生命の理解にふさ │  │
│  │ わしい「ものの見方」（理論）が必要となる。       │  │
│  │  その「ものの見方」（理論）は、主体である生きた生命 │  │
│  │ そのものの中に求めなければならない。ところが、それ │  │
│  │ は「生命とは何か」を問い直すことにほかならない。   │  │
│  │  個別の生命現象の理解には、生命全体の理解が不可欠 │  │
│  │ である。しかし、全体の理解には、個別の現象の理解が │  │
│  │ 不可欠となる。                      │  │
│  └───────────────────────────────────────┘  │
│      ┌─────────────────────────┐          │
│      │    トートロジー回避は         │          │
│      │  「歴史性」と「異質性」に求める    │          │
│      └─────────────────────────┘          │
└─────────────────────────────────────────────┘
```

図 4-19　生命を理解するためには生命を方法論として用いる

然」の病理的な状況を理解し、その回復を創り出すためにも、同じような方法論が要求される。内なる世界と外なる世界の混乱から秩序を引き出すには、「生命」を理解する方法論を駆使することからはじめなければならない。

　その「生命」を理解する方法論について、【コラム7】に概要を述べるとともに、本書を通して論考を重ねていきたい。

コラム7　「生命」を理解する方法論

　生命の全体性をいかにすれば把握できるのだろうか。まず、「全体性を探ることはできるのだろうか」という問いについて考えたい。ジャン・ピアジェは『知能の心理学』（265頁）の中で、次のように述べている。「全体の構造が存在するためには、一つの説明を必要とする。その説明は、全体性そのものの事実の中に含まれているものではない」と。その本質は、「閉じた体系に達したと同時に、限りなく拡がることのできる体系にも達した」という特性にある。それが「入れ子構造」である。

　そこで、第3章の【コラム1】を参照してほしい。ここに、西田幾多郎の論理が現れている。西田哲学では、「現実世界は主観と客観を含み、時間的・空間的であり、歴史の中から生まれ、また歴史を創る」と捉える。その本質は、「知的自己ではなく、行為的自我」であるという。「われわれの自己は働くもの、客観世界を変えていき、同時

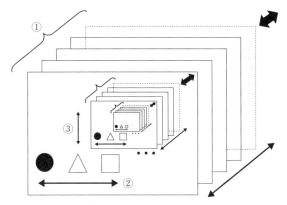

【①多重性】'パラダイムシフト'が求められる。つまり複数の視点・異なる方法論・多様な時間・空間スケールに拡がる'パラドックス'に満ちた'創発現象'を、同時にしかも先入観なく考慮することである。⇒　矛盾の活用
【②多様性】多様な視点からさまざまな創発現象を捉え、異質な学問間の'つながり'を探ろうとする'アナロジー'（「転移」transference）を駆使する。⇒　非連続性の探究
【③自己言及性】スケールの異なる部分と全体が、同じ創発原理に従う'スケール不変性'―つまり、枝分かれが続く樹形構造のように自己相似的な'フラクタル'（入れ子構造）の特性―を活用する。⇒　未来からの演繹的視点

図 4-20　パラドックス、アナロジー、フラクタルとしての「生命」

に自分が客観世界から変えられる。世界が矛盾を含み、動き、世界を創造していく」。
　ここに、西田の言う「一」と「多」という絶対に相反するものの自己同一、それが創造者であると考える。「一般」と「個物」は絶対無の「場所」で「一」である。その上で、「部分」と「全体」の関係によって「判断」が考えられる。そのために宗教的である。
　言葉にすると極めて難解である。そこで、図式化してみた。技術的・精神的には第3章コラム1のすべての図を構造化したものである。この図は、マンダラとして捉えることができる。西田哲学は、一言で表すならばマンダラと言える。

　ヴァルシナーは、『新しい文化心理学の構築 ―〈心と社会〉の中の文化 ―』（新曜社, 2013）の中で、文化は個人と環境の関係性に属すると考えた。その上で、「文化を実在として扱わず、生成のプロセスとして扱う」ことを提唱した。
　私たち筆者は、こうした構造は、客体としての存在であることを超えて、働き、認識することを著していると考えている。そのために、看護者が「在る」だけで癒しの効果がもたらされるのである。パラドックス、アナロジー、フラクタルとしての「生命」、それが「生命」を解明する方法論でもある。

【参考文献】

ジェームズ・コリンズ、ジェリー・ポラス『ビジョナリーカンパニー ── 時代を超える生存の原則』(山岡洋一訳) 日経 BP 社、1995

ジム・コリンズ『ビジョナリーカンパニー 2 飛躍の法則』(山岡洋一訳) 日経 BP 社、2001

ジム・コリンズ『ビジョナリーカンパニー 3 衰退の五段階』(山岡洋一訳) 日経 BP 社、2010

エドワード・フレンケル『数学の大統一に挑む』(青木薫訳) 2015

マシュー・サイド『失敗の科学 ── 失敗から学習する組織、学習できない組織』(有枝春訳) Discover、2016

ヘンリー・ペトロスキー『橋はなぜ落ちたのか ── 設計の失敗学』(中島秀人、綾野博之訳) 朝日選書、朝日新聞出版、2001

デイヴィッド・リンデン『触れることの科学』河出書房新社、2016

ナポレオン・ヒル『思考は現実化する』(田中孝顕　訳) きこ書房、1999

鈴木大拙『一禅者の思索』講談社学術文庫、1987

鶴見和子、頼富本宏『曼荼羅の思想』藤原書店、2005

寺田寅彦『物理学序説』(寺田寅彦全集　第十巻) 岩波書店、2010

西田幾多郎『西田幾多郎哲学論集 III (上田閑照編) 岩波文庫、1989

第5章

回復力（レジリエンス）への信頼に基づく寄り添い（プレゼンス）

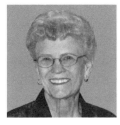

マーサ . E. ロジャーズ
1914-1944

　看護の歴史は、人類への奉仕をうたう壮大な叙事詩である。古代から現代に至る発展を通して考えてみても、養育（ナーシング）という人類の営みは常に存在していたし、中心的な関心事であった。その方法はしばしば貧弱で足どりもおぼつかなかったが、生きんがために苦闘している人を助けようとする努力は一貫して続けられてきた（1頁）。

　科学的事実が人間的あたたかみと一体になったとき、人類の生物学的・身体的・社会的・心理学的・精神的遺産は分かちがたく統一される。

（M. E. ロジャーズ『ロジャーズ看護論』5頁、1970年）

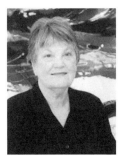

マーガレット・ニューマン
1933-2018

　看護とは、その瞬間に心をこめて寄り添うこと ― それは変容を生みだすナースの寄り添いである。

　寄り添い、それは相手を気遣って深く関心をそそぎ理解しようとすることを伝え響き合う意識であるナースの最高位の姿である。

（M. ニューマン『変容をうみだすナースの寄り添い　看護が創りだすちがい』冒頭の日本語版へのメッセージ、2009年）

1. 癒される人と癒す人の‘間’にある寄り添い（プレゼンス）

　創造とは何か。それは、宇宙の創生にはじまり、生命の起源やこころの進化から、文明の誕生など多岐にわたる。もちろん、人智のはたらきによる新理論の提唱や芸術作品の完成、あるいは運動選手による技なども創造と言える。そればかりではない。からだやこころの病の発症、新しい環境汚染病の発症、あるいは、それらの治療方法の開発から病の治癒そのものも、心身による創造の成果と言える。確かに、さまざまな世界に見られる創造の成果は、客観主義に基づく伝統科学によって詳しく分析されてきた。しかし、残念ながら、その成果をいくら熱心に学んでも、創造性を発揮することは至難の業である。主観的体験をも取り入れた新しい科学的な枠組みが、今こそ必要なのである。精神病理学者のアリエテイは、「創造の成果は目をみはるものがあるが、それらを生み出す過程は意外なほど単純である」（1980）と述べている。この見解に、一つのヒントがある。つまり、多種多様な創造過程には、普遍的な創発原理が隠されていると考えることができるからである。したがって、研究者相互の対話を通して、共通原理の探究に向けた創造的な問題発見が可能となるのである。

　看護ケアは、人間のみならず生物においては自然な営みであり、子を産み育て、怪我や病の苦しみを癒し続けてきた長い歴史が

ある。F. ナイチンゲールは、それらの営みをクリミア戦争における自らの看護ケアの経験を基に、看護の基盤として体系化した。「私は、他に良い言葉がないので、看護という言葉を使う。看護とは、患者の生命力の消耗を最小にするよう生活過程を整えることである」（『看護覚え書』、1859）、「看護はすばらしい芸術の一つである。いや、それは、最もすばらしい芸術活動である」（Jenner, 1997）というナイチンゲールの‘看護’に対する考えは、現在も看護実践の原点であ

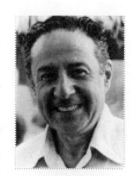

Silvano Arieti
1914-1981

り、揺らぐことはない。つまり、'看護'は、人間の生命力への信頼を前提としたアートとサイエンスが融合した活動なのである。

　しかし、現代の医療の現状は、医療技術が高度化・多様化する中で、エビデンス・ベイスド・メディスン（Evidence Based Medicine）が重要視されるあまり、医療は検査データの分析結果に依存し、診療科目の専門分化が加速された。加えて、情報システムの進歩によって、医療システムの電子化、マニュアル化が主流となった。看護においても同様の状況である。エビデンス・ベイスド・ナーシング（Evidence Based Nursing）を重要視し、看護の基準化の波の中で、症状をデータとして打ち込めば、自動的に看護計画が立案される看護診断システムが採用されている。本来ならば、ヘルスアセスメントをする際に最も重要なバイタルサイン測定の'技'も、機器を用いてセンサーで測定するようになり、看護師自らが手を触れ、五感を使って患者を看る機会が少なくなってきている。また、残念なことに、看護教育の方向性も、高度な看護実践家としてのスペシャリストの育成を目指している。つまり、看護が知の統合ではなく、知の分化に向かっているのである。このような現状の中で、看護・医療の基本とも言える個別性の尊重や、熟練看護師としての先人達が、長い間大切にしてきた癒しの'技'は軽視され、看護師自身が自らをツールとして看護ケアを考え、看護ケアを創造する力も失われてきていることが危惧される。

　看護学は人間科学であり、統合科学である。なぜなら人間は、部分に分けることができない部分の総和以上の統一体としての存在だからである（Rogers, 1970）。そして、そのような人を対象として看護ケアを行う看護者もまた、同じ統一体としての人間である。看護ケアは、このような人と人との関係の中で展開されるのである。看護のみならず、人の生活の場である文化を含む環境においては、多くの癒しの技が用いられている。それらの技は、直観的な捉え方や言語化しにくい経験知の中に在り、豊かな創造性によって創成され表出されたアートでもある。まさに看護ケアは、マニュアル化できない豊かな創造性が求められる看護の対象者と看護者の'共創の技'なのである。

　本章では、現代の変化する環境の中で、癒される人と癒す人という'自己'と'非自己'の'間'に何が在るのか、'自己'と'非自己'の循環過程において、

心身を超えて創成されるアートとしての看護ケアとは何かと問いながら、看護ケアにおける presence（プレゼンス：寄り添い）の意味の探究を試みる。

コラム 1	病気と健康の捉え方

　人類は過去 2000 年余りの間に目覚ましい発展を遂げた。とくにここ 2、3 世紀の進歩は驚異的だ。企業やスポーツチームのみならず、科学、技術、経済がさまざまな進化を遂げ、人々の生活があらゆる面で変わった。…人間が失敗から学んで進化を遂げるメカニズム、あるいは創造力を発揮して革命を起こすメカニズム…ビジネスや政治の世界でも、日常生活でも、基本的な仕組みは同じだ。我々が進化を遂げて成功するカギは、「失敗とどう向き合うか」にある。

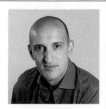

Matthew Syed
1970-

（マシュー・サイド『失敗の科学 ― 失敗から学習する組織、学習できない組織』17 頁、2016 年）

　「病気と健康」について、捉え直してみよう。これまでは、二元論的に健康と病気を捉えてきた（図 5-1a）。健康と病気は直線上の両極に対立的に位置しており、健康を病気がないことと考える。正常な生命現象すら理解することが困難である。ましてや、病気を理解することはさらに困難であると捉えるのである。その結果、医療は病気を排除して健康状態を取り戻すことが目標となる。しかし、病気を排除することは難しい。そこで、一元論的な捉え方が注目されるようになってきた。例えば、がん細胞は生物進化のメカニズムを駆使する。そのために、正常と異常、健康と病気という相違が簡単には成り立たない。そのため、健康と病気を二元論的に捉えるのではなく、健

	(a) 二元論	(b) 一元論	(c) 循環論
イメージ	病気 ←→ 健康	病気 健康 ←→ 健康 病気	健康 病気 健康 病気
健康の意味	健康は病気がないこと	病気は健康を含む 健康は病気を含む	健康と病気は共存する 健康と病気は常に一体
病気の意味	生命を維持するメカニズムと 病気を発症するメカニズムとは異なる	生命を維持するメカニズムに 病気を発症するメカニズムがある	時間的経過の中で病気と共存して生命を維持するメカニズムがある

図 5-1　病気と健康の捉え方　二元論、一元論、循環論
（村瀬＆村瀬、2020 より）

康は病気を含み（図5-1b 右）、病気は健康を含む（図5-1b 左）という一元論的に捉える観点が必要になってきた。生命を維持するメカニズムそれ自体が、病気を引き起こす原因になっているという捉え方である。ところが、この考え方では図5-1b の左と右に示したように、2つの観点が対立し、再び二元論に陥ってしまう。しかも、時間経過が含まれていない。このような理由から、著者らは「自己・非自己循環理論」を踏まえて循環論的な考え方を提唱するに至った。循環論的な考え方に立つと、健康と病気は共存し、健康と病気は常に一体であり、生命を維持するメカニズムそれ自体が健康と病気が共存する原因となると捉えることができる（図5-3c）。このような捉え方は、病気が健康の一形態と考えるナイチンゲールの考えと共通している（第1章冒頭の引用文を参照）。

　このような考え方を踏まえ、次に「失敗と成功とは何か」について捉え直してみたい。

　教育における失敗体験と成功体験について考えてみよう。病気と健康の関係性と同様に、伝統的な考え方においては、失敗させない教育が大切であるとされ、成功体験の積み重ねこそ教育の本質であると言われてきた。しかし、失敗体験と成功体験は表裏一体の関係にあることから、一元論的な考え方に立つ必要がある。すなわち、失敗を生じさせるメカニズムの中に成功を導く鍵が存在するという考え方である。この考え方に時間軸を入れて循環論的な考え方に立てば、成功と失敗は共存し、成功と失敗は常に一体であるということになる。失敗から学びレジリエンス（回復力）を発揮することが成功の秘訣であり、成功が学びの停止につながらないこともさらなる成功の秘訣となる（図5-2）。ここに、失敗から学ぶ教育方法を開発する必要性がある。

	(a) 二元論	(b) 一元論	(c) 循環論
イメージ	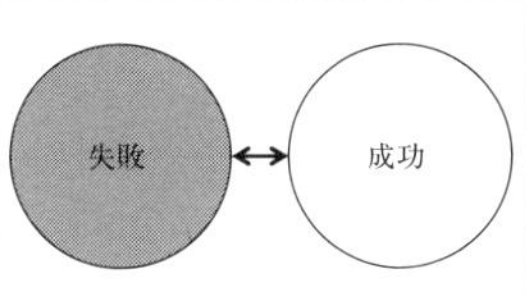 失敗 ←→ 成功	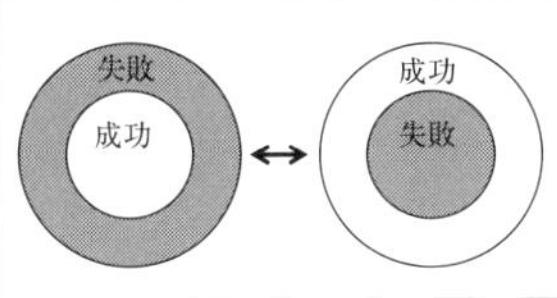 失敗/成功 ←→ 成功/失敗	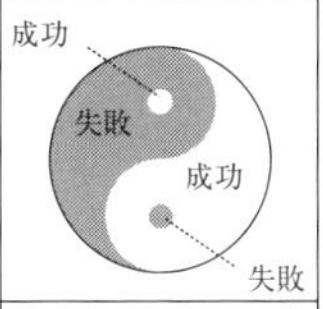 成功・失敗
成功の意味	成功は失敗がないこと	失敗を成功を含む 成功は失敗を含む	成功と失敗は共存する 成功と失敗は常に一体
失敗の意味	失敗は必要のないことと考え 失敗しない成功体験を重ねる	失敗が生じるメカニズムの中に 成功を導くメカニズムがある	時間的経過の中で 成功と失敗が循環

図5-2　成功と失敗の捉え方　二元論、一元論、循環論

　ここで、哲学者・ミルトン・メイヤロフの言葉が手がかりになる。メイヤロフは、『ケアの本質 — 生きることの意味』（ゆみる出版、1988、29頁）の中で、次のように述べている。

　　学ぶとは、知識や技術を単に増やすことではなく、根本的に新しい経験や考えを全人格的に受け止めていくことをとおして、その人格が再創造されることなのである（29頁）。

154

> "相手とともにいる" ことは、ケアのもつリズムのうちの一つの相であり、その当の相手とぴったりと、ともにいることなのである（97頁）。
>
> 　私と補充関係にある対象を見い出し、その成長をたすけていくことをとおして、私は自己の生の意味を発見し創造していく。そして補充関係にある対象をケアすることにおいて、"場の中にいる" ことにおいて、私は私の生の意味を十全に生きるのである（132頁）。
>
> こうして眺めてくると、学びと癒しは同型性があることに気づかされる。本章では、この考えのもとに看護ケアの意味や専門性について考えてみたい。

2. 自己・非自己循環過程による病気の発症と治癒

2.1　シンボルの意味

　禅の老師たちによって描かれてきた円相図がある。それは、「こころ」を表した 'シンボル' であった。円には、切れ目がなく、上下、左右もない。実際、互いに相手を大切にし、協力し合うという「和（なごみ）」は、円に通ずる。

　私たちの体験は、言語化によって正確に定義できない部分に満ちている。そうした部分を生き生きと描き出すために、シンボルが生み出されてきた（河合隼雄、1977）。シンボルは象徴と訳されるが、記号とは明確に区別する必要がある。なぜなら、それが明白で直接的な意味以上の何ものかを包含するために、より広い無意識の側面をもつからである（ユング、1987）。

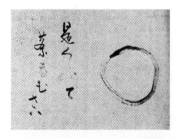

図 5-3　仙厓禅師（1750-1837）による円相図（河合隼雄、1977）
「是くうて茶呑むさい」（これでも食べてお茶でも呑まないか）と書かれている。一つの円相をめぐって多くのイメージが生まれ、とどまることなく、定まるところもない。そのような境地を表している。

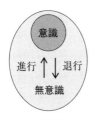

図 5-4　意識と無意識
意識と無意識を2つの円相であらわす。
エネルギーの進行と退行を矢印で示している。

人間の意識と無意識の問題を扱うために、フロイトとユングは心的エネルギーという概念を導入した。「進行」とは無意識から意識へのエネルギーの流れであり、「退行」とは意識から無意識へのエネルギーの流れである。図5-4では、こころを意識と無意識を2つの'円相'によって表現している。

「退行」に関して、フロイトは病的過程であると捉えたのに対して、ユングは病的過程であるばかりでなく創造的過程でもあると考えた。二人の考え方が異なるのは、治療していた疾患が異なっていたからである。そこで、まずフロイトの観点から意識と無意識の問題を考えてみたい。

2.2　病気の外面化 ── フロイトのヒステリー論 ──

耳が聞こえなくなった女性の話が、河合隼雄『無意識の構造』の中に登場する。

　　ある四十歳過ぎの家庭の主婦が、急に耳が聞こえなくなってしまい、驚いて耳鼻科の診療を受けにいった。耳鼻科の医者は慎重に検査をした結果、耳の器官にはなんらの異常がないので、精神科医の診療をうけるようにと言った。彼女はなんとも不安に感じたが、仕方なく精神科へとやってきた。

（河合隼雄『無意識の構造』3頁、1977）

彼女は確かに全然耳が聞こえないらしい。大きな音を後ろでたてても、表情も変わらなければ、振り向くこともない。治療者は筆談を始める。その際に、筆談をかわしながら、そこに書く質問を声に出していく。そのうちに、紙に書かずに質問すると、答えが返ってくる。彼女がリラックスしているときは治療者の声は聞こえているが、そうでないときには聞こえない。

こうして筆談を重ねるうちに、だんだんといろいろな音が聞こえるように

なった。ところが、どうしても彼女の夫の声が聞こえない。さらに筆談を続けていく。すると、彼女は耳が聞こえなくなる少し前に、夫の浮気を知人から聞いたという事実を思い出す。その途端、激しい怒りと悲しみがこみ上げてきた。不思議なことに、最初にその話を聞いたときには、そのような感情は湧かなかったという。治療者と面談をさらに続けていくうちに、ようやく夫の声も聞こえるようになったのである。

　身体症状の発症が、身体の器官の障害によるのではなく、問題解決不能という心理的な葛藤から起こる。これがヒステリーである。心理的な葛藤という問題が身体的な症状に転換することから、「転換ヒステリー」とも呼ばれている。図5-5にヒステリー症状が発症する過程を示す。

　ここでは、筆談によって'記憶の彼方に在る現実'に向き合うことで、症状が改善された。それは、過去の出来事によって生じた心的経験が、主体によってしっかりと受け止められ、改めて処理されたからである。病気の発症と回復の過程を、「自己・非自己循環過程」の観点から捉え直してみたい（図5-6）。意識と無意識をそれぞれ、「自己」と「非自己」と置き換えるならば、エネルギーの退行と進行が「自己・非自己循環過程」と言える。この「自己・非自己循環過程」によって、病気が発症した。そのきっかけは、他者（非自己）と当事者（自己）の循環過程であった。

　一方で、治療者（非自己）による巧みな共創作業―すなわち、治療者（非自己）と当事者（自己）との筆談を介した循環過程―によって、意識と無意

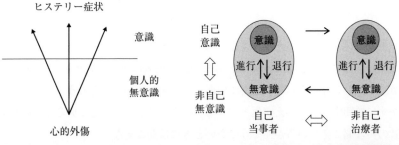

図5-5　フロイトのヒステリー論
（河合隼雄、1977）

図5-6　2つの「自己・非自己循環過程」
　　　　　による治癒

識の間で「自己・非自己循環過程」が促されたためにヒステリー症状を呈していた当事者は病気から回復するに至った。これが創造性の発揮とも言える。実際、ユングは「退行」を創造的過程と考えていた。ここで、観点を整理すると、病と癒しは同一過程―すなわち、「自己・非自己循環過程」の異なる展開と捉えることができるということである。このように、創造性も崩壊性も創発するのである。

2.3　病気の外面化 ― ユングの元型論 ―

　ユングは、無意識内に存在する創造性に注目し、退行現象が常に病的なものとは限らず、創造的側面をもつことに着目した。なぜなら、両立できないと思われていた対立物は心理的葛藤を呼び起こすが、その対立物が一つに統合されるときに創造につながるからである。もちろん、人は対立物の両方に関与しようとすると、一方に偏ることができないために一種の停滞状態になる。これが数学者・岡潔の言う「放心状態」である。このような時に、心的エネルギーは無意識へと退行する。そのために、外見的にはただぼんやりとしていたり、幼児的な馬鹿げた行動をとったりする（河合隼雄、1977）。

　この点に関して、次に引用する数学者・岡潔の創造的な問題解決過程は意義深い。

　　　全くわからない状態が続いたこと、そのあとに眠ってばかりいるような一種の放心状態があったこと、これが発見にとって大切だったに違いない。種子をまけば、生えるまでに時間が必要であるように、また結晶作用にも一定の条件で放置することが必要であるように、成熟の準備ができてからかなりの間をおかなければ立派に成熟することはできないのだと思う。だからもうやり方がなくなったからといってやめてはいけないので、意識の下層にかくれたものが、徐々に成熟して表層にあらわれるのを待たなければならない。そして表層に出てきたときはもう自然に問題は解決している。

　　　　　　　　　　　　　　（岡潔『岡潔　数学を志す人に』75-76頁、2015）

　新しい発見や発明が行われるとき、定立と反定立という対立を超えて統合的なシンボルが無意識の中で生まれる。心的エネルギーが意識へ進行することに

158

よって、シンボルが意識化される。これが、発見や発明の心理学的なダイナミズムである。意識と無意識をそれぞれ、「自己」と「非自己」と置き換えるならば、「自己・非自己循環過程」によって、創造性が発揮されたと捉えることができる。

コラム2　フロイトのヒステリー論とユングの元型論

　フロイトとユングは、ともに精神分析学の確立のために協力していた。ところが、彼らが後に決別したことはよく知られている。その理由として、フロイトがヒステリーに代表される神経症の治療を主としていたのに対して、ユングは統合失調症を対象としていたという違いがある（河合隼雄，1977）。

　フロイトはヒステリーの原因を探り、それを「心的外傷」と呼んだ。その過程で、心的外傷が存在する「個人的無意識」を発見した。一方、ユングは統合失調症をもつ人の幻覚や妄想の研究を進めるうちに、それらが世界中の神話や昔話などと共通の主題を持つことに気づいた。人類共通の主題は強烈なイメージを与え、人を魅了する。そのイメージの基になる型を「元型」と呼んだ。その過程で、元型が存在する「集合的無意識」を発見した。図5-7に、フロイトのヒステリー論とユングの元型論を対比的に示す。

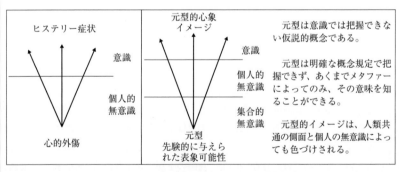

図5-7　フロイトのヒステリー論（左）とユングの元型論（右）（河合隼雄、1977）

　集団のなかで創造的な個人が何らかのシンボルを見いだすと、集団の構成員はそのシンボルによって新たなエネルギーを引き出すことができる。この時、自然に起こっているエネルギーの進行と退行の流れに、新たな心的エネルギーが加わることになる。その結果は、創造性と破壊性の両義性となる。その本質は、図5-1や図5-2で示したように、循環論として捉えられる。

シンボルの意味が明確に定義されて言語化され、意識によって把握されると、シンボルはもはや本来の'力'を失い、象徴的なシンボルではなく普通の'記号'になってしまう。確かに、私たちはシンボルによってむやみに動かされないためには、その意味を意識的に把握する必要があった。しかし、その結果として人間にとって重要な生命力の本質まで破壊してきたのではないだろうか（河合隼雄，1977）。私たちは明確な概念をうちたて、それを操作して科学技術を発展させてきた。物理学者の中谷宇吉郎が憂慮するように、物理学を創った物理学者が、物理学によってとらわれてしまう。いかにしてこころの均衡を回復するか。それは、シンボルやイメージをいかに再生するかにかかっている。

3.　プレゼンスにおける看護の専門性
― M. ニューマン看護理論を手掛かりに ―

　科学技術の進歩は医療技術にも大きな影響を与え、治療困難とされていた疾患からの回復が現実となった。一方で、2019年12月からは、新型コロナウイルス感染症の猛威が世界を揺るがし、全世界で医療崩壊を招く最悪の事態となった。こうしたパンデミックは、歴史を紐解くと、おおよそ100年毎に発生している。100年前にはスペイン・インフルエンザの世界的流行があった。確

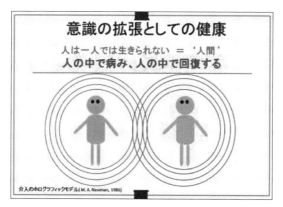

図5-8　意識の拡張としての健康（マーガレット・ニューマン看護論）1986/1994/1995

かに、感染症の治療を行う現場や、地球規模で発生する地震や津波、豪雨等の自然災害の被災者をケアする現場、国家間の紛争に巻き込まれた傷病者を治療する現場は、最先端の医療技術を使える状況ではない。それでも、医療機器やマンパワー等、さまざまな限界がある中で懸命な医療が行われている。事実、いかなる状況下においても看護ケアは可能である。

　なぜなら、冒頭に挙げたマーガレット・ニューマン（以下、M. ニューマン）の日本語版へのメッセージのように、看護は、「その瞬間に心をこめて寄り添うこと」だからである。「寄り添い」は、英語の presence（プレゼンス）の訳である。文字通り、「傍に在ること」ではあるが、その在り方に看護の専門性がある。

　M. ニューマンは、筋委縮性側索硬化症（ALS）の母に対するケアを通して看護の道に入ることを決意した。そして、その体験をもとに、人間は生の最期の瞬間まで意識が拡張すること、この意識が拡張することこそが"健康"であるという観点に立ち、新しい看護理論を提唱した。図5-8 は M. ニューマンのホログラフィックモデルである。池に2つの小石を投げてその小石の周囲にできる波の輪が、やがて溶け合って一つになる。目に見えないエネルギーの波が

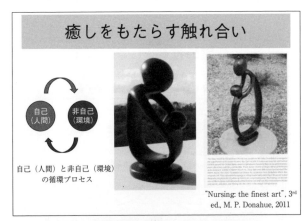

図 5-9　看護の原型としての癒しのタッチ
図左：自己と非自己の循環プロセス（図 5-6 の単純な模式化）
図の中央：母子の像　図右：Nursing: the finest art に掲載されている母子の像

重なるように、看護者の寄り添いによる援助が行われることで、看護の対象者と看護者の周囲にある2つのエネルギーの波が溶け合って1つになるのである。この寄り添いの過程で、看護の対象者も看護者も変容する。これが、M. ニューマンのホログラフィックモデルであり、看護者の「変容をもたらす寄り添い」の技（Transforming presence）である。看護の原型は、看護の対象者と看護者の1対1の共創的関係であり、慈しみ、愛を込めて寄り添う母子の関係である（図5-9参照）。

4. 他者に心を込めて寄り添うことができる理由

　ナイチンゲールは、看護師にとって重要な三重の関心を説いた。それは、看護に関する「知的関心」（理性的な関心）、看護実践に関する「技術的関心」（実践的関心）、それに、看護の対象者である病人に対する「（もっとも強い）心のこもった関心」である。この「心のこもった関心」をもつことこそが、看護師の能力として最も大切であると説いたのである（『ナイチンゲール著作集2』、病人の看護と健康を守る看護、1893、140頁）。

　なぜ、人は他者に心を込めて寄り添うことができるのだろうか。それは、自己－非自己循環の図5-6が示すように、自己の中に他者が在り、他者の中に自己が在るからである。人は、倒れた人を助け起こす他者の行動を目にすると、我が事のように心が温かくなる。悲しい映像を見ては涙を流し、新しい生命の誕生に感動し、喜びを共有する。自己の内部に他者が在るからこそ、他者と心を通わせ、喜びも悲しみも共感できるのである。

　他者の言動の中に自己を見るからこそ、震災後のボランティア活動において被災者のつらさに寄り添い、被災者のために何とか力になりたいという思いが募るのではないだろうか。ボランティアを経験した人々が活動後に話す言葉は共通している。「被災者を助けたいと思って活動したつもりであったが、活動する中で、自分自身が被災者に助けられていたことに気づいた」という話である。被災者の回復を支援することが、援助者である自分自身をも支援することにつながる。このことは看護ケアにおいても同様である。精神科看護の母であ

り、対人関係理論の提唱者であるヒルガード・ペプロウ（1952/1973）が述べているように、関わりの過程でケアする側とケアされる側の双方が成長するのである。このことは、看護ケアにおいて対象者のレジリエンスと看護者のプレゼンスとの共創的関係の重要性を示していると考えることができる。

　M. ニューマンに影響を与え、研究指導者で、共同研究者でもあったM. E. ロジャーズは、物理学を学んだ後に看護学に転向した。そのために、物理学におけるエネルギーの場の概念を看護理論に取り入れ、看護科学の提唱を試みた（ロジャーズ、1970）。ロジャーズは、人間をこれ以上分けることができない統一体（unitary human beings）と捉え、人間そのものがエネルギーの場であると主張した。また、看護は人間と環境との開放系としての相互作用において成り立っており、人間との相互作用に健康を促す立場で参加するという観点に立って理論化を試みた。そして、人間は環境との相互作用（統合性の原理）により変化し続けており（共鳴性の原理）、その変化は予測不能（らせん運動の原理）で、決して元に戻ることがないというホメオダイナミックスの原理を提唱したのである。人間との相互作用におけるエネルギーの場を特徴づける波は、直接見ることはできないが、パターンとして捉えることができると考えた。ロジャーズの提唱した看護理論は、F. ナイチンゲール以来のパラダイム転換をもたらすことになった。

5. M. ニューマン看護理論の前提となる一般理論

　M. ニューマンは、ナイチンゲールとM. E. ロジャーズという2人の理論家から多大な影響を受けている。例えば、ロジャーズとの対話の中で述べられたという「健康も病気もその人の人生における単なる表現に過ぎず、一方が他方よりも重要だということはない」（M. ニューマン、2009、序 xxii）。ロジャーズの主張は、その当時の健康の概念を超え、健康と病気が二極化した考えとは、相容れない考え方であった。このデカルトの二元論に基づく健康と病気の二極化は、現在でも多くの人に受け入れられており、健康は病気がないことと考え、病気を排除することが医療の目的とされている（本章コラム 1）。

　しかし、M. ニューマンは、病を抱える友人が、自らの生活や人生における
パターンを認識したことで体調が変化した事実を経験したことから、「疾患は、
その人のパターン全体の開示」であることを確信する。そして、拡張する意識
としての健康の理論（1995）を提唱するのである。M. ニューマンの理論を支
持する一般理論は、デヴィッド・ボームの隠された秩序の理論（1980/2005）、
イリヤ・プリゴジンの散逸構造理論（1984/1987）、アーサー・ヤングの意識
の進化の理論（1976/1988）等である。

　デヴィッド・ボーム（1980）は、目に見える秩序以外に、実は隠された秩
序が混沌の中に存在することを主張している。この世で形あるもののすべて
は、この隠された秩序が形あるものとして開示したものであると述べている。
そして、その隠された秩序が開示された全体性の表現の一つが病気であると捉
えているのである。そのために、これらの2つの秩序は、切り離すことができ
ず、2つの秩序によって全体が構成されていると言う。隠された秩序である病
気は、顕在している秩序である健康に内在していると捉えることができる。こ
のことから、M. ニューマンは、病気は健康の一つのパターンであると考える
に至った。

　イリヤ・プリゴジン（1976）は、普段は秩序正しく揺らいでいる生命システ
ムが、病気や障がい等、ひとたび無秩序で破滅的な状態に陥ると、それが引き
金となって、生命に本来備わった自己組織化に向かう機能が駆動され、次なる
高次の秩序が産出されると説明している。M. ニューマンは、この考えを自ら
の看護理論に導入し、以下のようなパターンを提示している（図5-10 参照）。

　図5-10 の上段で示している Kay（仮称）は、孤立無援の状態で生活して
いた（第1局面）。ところが、頼まれて世話をしていた赤ん坊の死をきっかけ
に、精神的な危機に陥る（第2局面）。Kay は赤ん坊を失った寂しさや、赤ん
坊を死に追いやった自責の念に囚われたのである。そのために、Kay の二人
の子どもたちは混乱し、家族全体が崩壊の危機に直面した。そこで、看護師が
Kay の家に訪問看護に入り援助を行うことになる。その結果、コミュニティ
とのつながりや、失った赤ん坊の両親との関係性の修復が起こり、Kay 自身
の生活を再構築することができ、Kay の意識が拡張したのである（第3局面）。

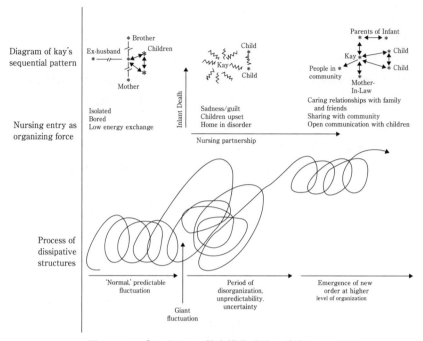

図5-10　プリゴジンの散逸構造理論と看護ケアの関係
（M. A. Newmen "Health as Expanding Consciousness", 2nd ed. 1994, p.102 より）

　このKayのような事例に対する援助過程は、日常の看護実践において経験することである。大切なことは、このような混乱や危機的状況が、逆に意識の拡張につながり、次なる生活の再構築をもたらすきっかけにもなるということである。すなわち、病気や障がい等のいわゆる無秩序状態は、生命全体にとっては、次なる秩序をもたらす進化の機会となるという観点である。この観点から考えてみると、病気や障がい等は生命全体にとってポジティブな意味もあることがわかる。

　アーサー・ヤング（1976）は、認識の発展過程においては、これまでのルールが役に立たないどん底になった時がターニングポイントであると述べている。いわゆる底つき体験である。このターニングポイントがあることで、新しいルールを見いだすことができ、個人としての自己を超越して万物と一体にな

ることで認識を発展させることができると主張している。M.ニューマンは、このヤングによる人間意識の進化に関する考え方についても、自身の理論に導入している。図5-11の上は、ヤングの考え方を示しており、図5-11の下は、M.ニューマンの理論である。

　意識は、環境と相互に作用するシステムの情報交換能力とされ、「時間」―「空間」―「動き」が転換点となる。この「動き」は、パターンの特性であり、動きを通して、人は「時間」―「空間」の世界を見いだし、自己の守備範囲を確立する。「動き」の選択肢はもはやないという選択点にたどりついた時、私たちはより高いレベルの意識へと「時間」―「空間」―「動き」の制約を超えることを学ぶのである。

　病気や障がいは、まさに、ヤングの述べている「これまでのルールが役に立たないどん底になった時」に該当する。つまり、認識を発展させるためには価

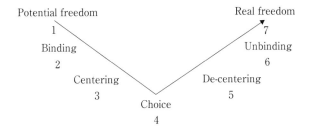

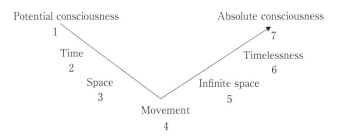

図5-11　ヤングの意識の進化を適用した意識の拡張

（M. A. Newmen "Health as Expanding Consciousness", The, C. V. Mosby Company, 1986, p44-45, 2nd, ed., Jones and Bartlet Publishers Canada, 1994, p.44-48 より）

値の転換を引き起こす「どん底」状態が必要になるということである。これは、病気の受容過程（上田、1983）とも類似性がある。

6. 熟練看護師の看護観の変遷に見るターニングポイント

著者の経験でも、熟練看護師に看護観の変化のきっかけを語ってもらったところ、各自に忘れられない患者との出会いや失敗経験を含む看護経験があることが見いだせた（村瀬智子、2012；2014）。

たとえば、精神科における臨床経験年数26年のA看護師には、長い臨床経験の中で、いちばんショッキングな体験だったと語る失敗体験があったと語った。

> A氏が病棟管理者になったばかりの時に、離院した患者を遠方まで迎えに行くことになった。本来ならば、このような状況においては、原則として複数で行動する。ところが、A氏は管理者として、その日の病棟行事やマンパワーを考慮し、結局、自分一人で行動するという判断を下してしまったのである。離院した患者には、遠方で無事会うことができた。そこまではよかったが、病院へ戻る帰路、電車の扉が開くたびに患者が飛び出して事故にならないかと、終始ハラハラしながら握った患者の手を放すことができず、トイレに行くことさえできなかったと言う。A氏にとって、患者の安全を守る看護の難しさを痛感し、管理者としてのマネジメントの在り方を考えさせられた苦い経験であった。
> さらに、A氏は「糖尿病の治療食を食べている人はおやつ禁止」という病棟ルールに対して、本当にそれでよいのかと悩んだ経験もあったと言う。自分なりの幅や許容範囲で援助したいと考えていたからである。「スタッフは、糖尿病の人は絶対におやつはダメって言うけれど、私は、たまにはいいんじゃないかって思う。月に1回位なら、ごはんを減らせば大好きなアンパンを食べてもいい。絶対にダメって言ってたら、この人は一生、おやつを食べられない。この人の人生なのに。これが看護の"幅"ということ」と語った。

A氏は、「看護師である自己」と「一人の人間としての自己」との葛藤の中で、現状の看護に疑問を持ちながら考える看護を実践し続けた。そして、これらの経験から、看護ケアの奥深さを学ぶことで看護に対する価値の転換が起こり、看護観が変遷した。A氏は、退職後も看護師としての人生を歩み続け、

素晴らしい実践家として成長し続けている。

　また、B氏は、認知症病棟における看護経験を次のように語っていた。

　　非常におとなしくて、一日中、会話なんてしない人がいて、私がドアを閉め
　ようと思った時に、私の不注意でその人の指をはさんでしまったんですよ。その
　時は『ごめんなさい、ごめんなさい』って何度も謝った。もちろん、その時、患
　者さんは何も言わなかったんですけれども。本当に悪いことをしたとは思いなが
　ら、次の日にはすっかり忘れてしまっていたんです。翌日、その患者さんの部
　屋に行った時にそのことを思い出して、『あら、昨日はごめんなさいね』って私
　が言おうとしたら、その患者さんが、自分で指をこうしてあげて『大丈夫、大丈
　夫』って言ったんですよね。感激しました。関わっていけば、いくらでも良い面
　が出てくるんじゃないかしらと本当に思いましたね。もともと患者さんが持って
　いるものが出てくるんだと思ったんです。患者さんというより、人として認めて
　いくことができるようになってきたんだと思う。

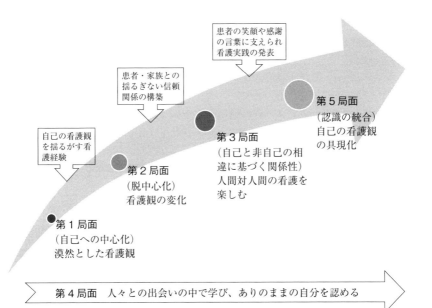

図5-12　A氏とB氏の看護観を変えた経験と看護観変遷の関係

　B氏は、この看護経験を通して、自分自身の内に在る認知症をもつ人への偏見に気づく。その気づきを得た後、患者の見方が変化し、いわゆる認知症の"問題行動"という見方から、患者の本来の持てる力を信じて，その力が発揮できるように「いろいろやってみよう」と前向きに看護に取り組むようになる。すると、本当に何もできないんじゃないかと思っていた人が、カルタをすると「いぬも歩けば棒に当たる…」と読まれると「はい！」と手を出すことに気づく。昔のことわざの意味を聞くと、意味なんて聞いて返事ができる人がいるのかしらと思っていても、それなりに答えてくれる人がいる。これまで見過ごしていた患者の強み（ストレングス）に気づくようになったのである。「患者さんというより、人として認めていくことができるようになってきたんだと思う」というB氏の言葉が何よりも、そのことを物語っている。A氏とB氏の看護観を変えた経験を整理してみると、図5-12のような5局面の過程として示すことができる（村瀬智子、2014）。

コラム3	苦悩がもたらす成長の可能性

　アン-マリー・バロン（精神リエゾンナース）は、「人生の意味とがんの体験」というテーマの研究において、がんサポートグループの患者とナース双方の視点から体験を説明するために、M. ニューマンの拡張する意識としての健康の理論を適用した。

　例えば、転移性皮膚がんのある若い男性は、厳しい予後を告げられた後、農夫を辞めて神父になることを決めた。彼は、カトリックの神学校を卒業し、死が訪れるまでの長い間、教会の神父として務め上げたと言う。また、急性白血病の若い女性は、教師を辞めてソーシャルワーカーになることを決めた。彼女はホスピスの長となり、その後、自ら開業した。彼女は、5年生存率が非常に低かった。それにもかかわらず、すでに25年以上が過ぎた現在、治癒したと考えられている。

　彼らは、自分の病気、人生、近い将来訪れる死の意味について考えるプロセスの中で、愛、受容、癒しを基本とする安定し、継続した人間関係の重要性を認識する。その結果、がんを'贈り物'として捉える境地に至ったのである。

　4年前の夫の自殺の記憶に苦悩していた60代の転移性進行がんの女性にインタビューをしたことが、ケアにつながった例もある。

　この女性は、死が近いことを感じていて、長く苦しむことをしたくないので、朝から飲食を止めている状態であった。そのような中で、「自分にとって重要なこと」を尋

ねてくれる人が現われることをずっと待っていたと言う。その「自分にとって重要なこと」とは、結婚生活において、いくつかの困難を共に乗り越えてきたと思っていた夫が、自分に何も告げることなく銃で頭を撃ち抜いて自殺したことであった。医療チームは、その女性に対して死と苦悩について思いやりのある態度で接し、家族や医療者が見守る中で、安らかな死を迎えることができるよう調整した。その結果、目に見えて穏やかになり、神父がベッドサイドで彼女が好きな讃美歌を歌う中で死に向かって滑るように逝ったと言う。

　つまり、ひとたび苦悩や恐怖に向き合うことができると、人生全体をとおして、その人らしさを再び呼び起こすことができ、その過程で医療者の認識も成長するのである。

（キャロル・ピカード＆ドロシー・ジョーンズ編／遠藤恵美子監訳『ケアリング　プラクシス』、すぴか書房、2013、63-68頁より）

7. 病や障がいからの回復過程と看護観変遷過程のアナロジーと回復力（レジリエンス）

　上述した M. ニューマンの看護理論を支持する一般理論では、これまでの生物学的医学モデルでは健康と対極に置かれていた病や障がいが、実は、隠された秩序のパターンの開示と捉えている。ここから、病や障がいによって無秩序になったからこそ次なる秩序が生まれ、ターニングポイントから復活して新しいルールを探求できるという可能性を秘めている。看護観の変遷についても同様である。失敗経験や、衝撃的な出来事、感動的な出来事から、看護の対象者の見方を捉え直すことができ、看護観が変化しているからである。このことは失敗や特異的な出来事（異常）から学ぶ看護実践と捉えることができないだろうか。失敗から学ぶことができる理由は、その失敗を乗り越える力である回復力（レジリエンス）が、人間に存在しているからである。

　ナイチンゲールは、病はその人自身の生活過程の中で、何年も前から気づかれずに始まっており、その人が本来有している自然治癒力、すなわち免疫力等のレジリエンス（回復力）とのバランスが崩れた結果、表面に現れた現象であると説明している。この意味でも、病気や障がいは、切り離すことができない自分自身の一部であることがわかる。

　しかし、これまでの病気と健康の捉え方では、価値の転換が起こる前の過程と、価値の転換が起こった後の過程とは異なる過程として捉えられていたのではないだろうか。しかし、「自己一非自己循環理論」（村瀬雅俊、2000）では、成長・発展過程と消滅・崩壊過程は、一見異なる現象と捉えられるが、実は、同じメカニズムが駆動しており、成長・発展過程そのものに消滅・崩壊過程の危険が常に孕んでおり、その逆も真であると捉えている。つまり、私たち人間は、生命体である以上、生きている限り、消滅・崩壊過程の危険を常に孕みながら成長・発展していく宿命を持つということである。

　看護ケアにおいても、病や障がいは、決して取り除くものではなく、病や障がいに至る生活過程と、病や障がいから回復する過程は同じメカニズムであるという考えに立つ必要がある。言い換えれば、病や障がいを乗り越える力はその人自身が有しており、病や障がいをもつに至る過程の中に、回復へのヒントが必ず存在するという観点に立つことが重要なのである。そして、その人自身の病や障がいを乗り越える力を信じ、その力を十分発揮できるように、その人を脅かす周囲の環境を整え、寄り添うプレゼンスこそが看護ケアとなるのである。この場合の周囲の環境とは、その人の生活過程に影響を与える身近な自然環境、物理・化学的環境、社会・文化的環境から、遠く宇宙までを包含している。

| コラム4 | 主体と客体の見方を統合するエスノグラフィー |

　自然科学では、客体を観察対象として記述する外面的観察によりデータ収集が行われる。この場合、観察者である主体は、観察対象からは除外される。しかし、観察内容は、主体が存在することそのものの影響や、観察する場の状況、あるいは主体の価値観や捉え方に左右される。そのため、人間関係の観察場面等での外面的観察を用いたデータ収集には限界があった。一方、質的研究の一方法であるエスノグラフィーでは、客体が所属する集団の独特の文化について、主体が内部者（emic）として体験的に観察し、外部者（etic）として記述する方法が用いられる。これは、軸足を主体に置くか、客体に置くかという相違を超えて、両者の見方を統合するデータ収集方法である。独特の文化の渦中にいては、その独特さはわからない。その文化の外に出ることで初めて独特さが際立つのである。

　卓越した芸術家は、自分の芸術をどのような技で生み出すのかということを言語化することができないと言う。そのために、弟子入りした者は、芸術家と共に生活しな

がら卓越した技を盗み取る。これが徒弟制度の特徴である。実は、熟練看護師においても同様の状況がある。熟練看護師は、患者を前にすると直観的に患者の全体像のアセスメントを行い、すぐに看護ケアを行う行動に出る。何の情報をどのように観察し、その情報をどのようにアセスメントし、看護診断を行い、実践したのかと問われても、すぐに答えることができないのである。なぜなら、看護の技は、その人自身の心身に融合しているからである。

　精神科訪問看護を行っている訪問看護ステーションがある。精神科訪問看護では、定期的に利用者の家を訪問し、利用者の地域生活を支えていく役割を担う。最近では、専門職者である看護師と非専門職者がペアを組み、訪問によるケアが行われている。ここで行われている看護ケアは、利用者の生活過程の支援である。医療的ケアとしての症状や服薬確認なども一部には行われているが、実際には、一緒に部屋の掃除をすること、庭の手入れをすること、買い物をすること、将棋をすることなどをとおして、日常的なケアの中に利用者の潜在的な力を見いだし、その力を開花させるような援助が行われている。しかし、これらの日常的ケアの詳細は、これまで訪問看護記録に記述されることがなかった。近年では、精神疾患の病経験がある非専門職者をピアの力として活用すること — あるいは他者が当事者の生活に入ること — で多面的な視点の導入による看護ケアの効果等を明らかにする研究が必要である。これらは、間接的な力を用いたケアであるとも考えられる。

　数学の難問を解く際のヒントは、数学を専門としない人々の何気ない「解けるかもしれない」という一言に在るという。「できない」と決めているのは、自分自身なのかもしれない。視点を拡張することの大切さがここにある。精神疾患をもつ人の潜在的な力を見いだすのは、看護を専門としない人々の気づきなのかもしれない。

コラム5　　**こころとは何か — 遺伝か、環境か、その両方か、あるいは？ —**

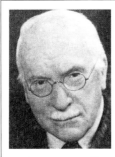

カール・ユング
1875-1961

　　患者は彼にも正常な人にも理解できない考えの洪水によって呑み込まれてしまう。それゆえにこそわれわれは彼を「気が狂った」と呼び、彼の考えを理解できないのである。われわれは理解のための必用な前提を持つときにのみ少し理解できるにすぎない。しかしここではその前提がわれわれの意識には欠けているが、同じように狂気になるまえの患者の精神にもそれが欠けていたのである。そうでなければ彼は精神病にはならなかったであろう。…精神障害はある意味では、隠れているがしかし誰もがもっているものが、はっきりと現れた例にすぎない。

（カール・グスタフ・ユング『個性化とマンダラ』
みすず書房、51頁、1991）

　心理学者のユング（1987）は、世界各地の神話を分析するとともに健常者や精神病者の夢分析を行い、「人類のこころが描く神話が、時代や民族の違いによらずに共通しているばかりでなく、現代人の夢の中にも同じように神話的要素が存在している」ことを明らかにした。この事実に基づいて、「遺伝する心的構造」が「本能」の要素（すなわち、「元型」）として、私たち人類のこころの中に普遍的に存在しているとユングは考え、それを「集合的無意識」と命名した。「人類固有のこころの構えが生得的に存在している」というわけである。

　つまり、新生児のこころは何も規定されていないという意味での‘白紙’の状態──すなわち、タブラ・ラサ（tabula rasa）──ではなく、生まれながらにバイアスが加わっているのである。そのために、私たちの知覚はいつも特定の前提条件の下で行われている。ところが、そのことに気づくことは難しい。また、動物行動学者のローレンツ（1989，237-301頁）は、動物行動を詳細に観察した結果、「野生動物種に特異的な本能行動が、特定の「刺激」によって選択的に解発される」ことを明らかにし、種固有に「遺伝する心的構造」が存在していると結論づけた。

　ここで「遺伝」とは世代を通して生得的に伝達するという意味であり、「遺伝子」を指しているのではない。したがって「遺伝する心的構造」とは、遺伝子が心的構造を規定するという意味ではない。より正確に表現するならば、世代を通して遺伝する‘心的構造’とは、「イメージの‘形式’や本能の‘可能性’が遺伝する」ということであって、「イメージの‘内容’や‘本能行動’がそのまま遺伝する」ということではない。例えば、野生動物を特定の条件下で飼育するとしよう。こうした「環境」の変化によって、本能行動は消失・肥大化・変容・形骸化してしまうのである（ローレンツ、1989：プランバーグ、2006）。

　ここで本能行動を解発する「刺激」が、動物種を構成する異なる個体同士の間で、発信者と受信者の関係として共有される場合を考えてみたい。そのような特殊な場合には、当該の「刺激」は信号伝達の「シンボル」として進化する。例えば、動物の「尾」は、その形態だけ見ていても、種間の差異は見えてこない。ところが、その動きに着目すると、「尾振り」は犬では「親しみ」であるが、猫では「敵意」となる。動物進化の歴史の中で、シンボルの意味が変化し分化したのである。

　こうした事実から、「内」なる「遺伝」と「外」なる「環境」とのダイナミックな相互作用を受けながら発達と進化を遂げていく動物の「個体発生」と「系統発生」の歴史によって、本能行動やシンボルが規定されていくことが理解できる。決して、「遺伝」か「環境」かのどちらか一方だけが、あるいは「遺伝」と「環境」の相互作用だけが、発達と進化の歴史と無関係に本能行動やシンボルを規定するわけではない。

　このように、本能行動やシンボルの内容がそのまま「遺伝」するのではなく、その‘可能性’が「遺伝」するからこそ、生得的な前提条件に制約されながらも、無限の変容性を示すことができるのである。ここに、「学習」の余地が残されると言える。神経

科学者ピエール・マジストレッテイと精神分析家フランソワ・アンセルメは『脳と無意識』（2006）の中で、遺伝プログラムが発現するにあたって「経験」が絶えず神経系に痕跡を残しながら情報伝達の特性を修正しつづけているという「可塑性」によって、生得的な特性を超えた独自性が産出されることを強調している。彼らは言う、「要するに、遺伝的に決定されないように遺伝的に決定されている」と。これが‘可能性’（すなわち可塑性）が「遺伝」するという意味である。

　パブロフは、犬が肉の匂いとベルの音を結びつける学習 ― いわゆる「連合学習」 ― を遂行できることを示した。それは、学習に必要な可塑性が「遺伝する心的構造」に残されていたからである。こうしたパブロフの条件付けは、広範な種類の動物で成功している。したがって、連合学習のメカニズムは進化の歴史を通して保存されてきたと考えられる（アルコン、1983：1989）。

　ローレンツが観察した一連の本能行動とパブロフが観察した条件付け行動とは、どちらも「刺激」に対する高い選択性を持つという点で共通している。このことから、本能行動と条件付け行動といった一見異なる行動様式も、実は同じ現象の異なる側面として捉えることができる（ローレンツ、1989、165頁）。すなわち、「遺伝する心的構造」が存在しているからこそ、それが共通起源となってシンボルの発生を含めたさまざまな行動様式が分化したと考えられるのである。

　ユングによると、対立する二者が結合するとは、両者の間にそのどちらとも異なり、かつどちらか一方ではなく両方を表すものとして、第三の新しいものが誕生することを意味する。インドでは、テトラレンマ（Tetralemma）と呼ばれる論理がある。テトラレンマでは、①Aである、②Bである、③AでもありBでもある、④AでもなくBでもない、という4つの形式論理を考える。確かに、二項対立では、①Aである、②Bであるのどちらかを想定している。これに対して、テトラレンマでは、より多くのオプションが用意されている。そのために、思考がより柔軟に展開される。

　こころについて、遺伝か、環境か、その両方か、あるいはそのどちらでもないのか、などと考えていくうちに、発生、老化、疾患などの人生のおけるすべての過程が、遺伝と環境の二者択一を超えたテトラレンマ的な展開を経ているのではないかという考えに至る。

　ところが、テトラレンマには、自己自身を「否定」して自己自身を「超える」という発想が明確に示されていない。つまり、テトラレンマ自身の生成・消滅をも含む、より大きな視点が欠けている。これに対して、本書・第1章で提唱した5段階で表現されるNECTE過程（ネクテレンマ）では、「否定」も「創発」も含まれている点に大きな特徴がある。本来の発展形態には、ユング（1987）が主張するシンボルのように、現実と非現実の二重性、あるいは否定と肯定の対立を併せ持つ必要がある。また、テトラレンマのように、AやBといった対象に対する論理を立てるのではなく、「否定」と「創発」に加えて「拡張」や「収斂」や「転移」といった「過程」を基本する

とこで、対象にとらわれない自由な発想過程が捉えられる。そればかりでなく、進化や発生や疾患といった多様な生命過程を統一的に捉えられるという利点がある。

　このことは、次のような状況に対応していると思われる。つまり、私たちが同時にいくつもの機能を使いこなすことができるときこそ、新しい創造が起こるということである。その新しいものとは、抽象的に頭で考え出せるものではなく、生きることを通してはじめて生み出すことができるものである。例えば、私たちが考えるだけではなく、考えながら感じ取り、また逆に感じ取りながら考えることができるとき、私たちの体験から一つのシンボルが生み出されるということである。そのシンボルこそ、'技'である。

　こうして生み出されたシンボルを理解するためには、そのシンボルの意味を見抜き、それを意識に取り込む直観が必要とされる。シンボルの本質とは、そのままでは全体の意味を理解できないことであり、直観によってのみ、その意味を暗示する点にある。つまり、シンボルは、生み出される時においても理解される時においても、対立する2つの機能である思考と感覚の①と②のどちらか一方でもなく、③どちらにも中庸であり、④どちらでもないことが必要とされる。シンボルを生み出す機能とそれを読み解く機能は、どちらもテトラレンマを駆使することが要求されている。ただし、砂マンダラは出来上がると消し去ってしまうように、テトラレンマに関しても、それにいつまでも固執するのではなくそこから離れることも必要なのかもしれない。ここに、「否定」を含む「5段階 NECTE 理論（ネクテレンマ）」を検討する意義があると思われる。

8. 芸術（アート）と科学（サイエンス）の共鳴

　「表現の世界」…というものは…芸術みたいなようなもの…これは客観的のものであるけれども…主観的…。「表現の世界」といえば、単にわれわれが理解するということでなしに、その「表現の世界」の内容というものはわれわれを動かす…われわれに対する道徳…あるいは宗教というものが現れてくる。…それで私と汝というものはそういう「表現の世界」というものに結びついてある…。

（西田幾多郎『現実世界の論理的構造』387-390 頁、1984 より）

　2013 年 11 月 28 日、京都市交響楽団常任指揮者の広上淳一氏とともに「芸術と科学の共鳴」というテーマの講演会に招かれた[1]。当初、このテーマはあ

1　この講演会は、長谷川和子氏が主宰する京都クオリア研究所と京都大学の共催プログラムとして開催された（http://www.goodkyoto.com/）。

まりに異質な内容に思われたが、この異質な内容を結び合わせることこそ、構造主義の挑戦課題であることに思い至り、多くの謎が解きほぐされていくプロセスを体験した。看護学は、まさに芸術と科学が共鳴した学問である。そこで、本節では芸術と科学の共鳴に関する新たな可能性について述べる。

8.1　西田哲学の「表現の世界」

　西田幾多郎の「表現の世界」とは、主観と客観を含んだ世界を指している。それは単に、客観的に眺められた世界でもなければ、主観的に捉えた世界でもない。主体はこの世界にただ客観的に存在するということだけではない。この世界に生まれ、働き、そして死ぬ。その意味では、「主体は '知的存在' ではなく、'行為的過程'」である。この過程に着目した西田の主張は、「心、社会、文化を '実在' と考えずに、時間の中の '過程' と捉える」というヤーン・ヴァルシナー（2013）、あるいは「われわれの反省が単に '経験についてのもの' ではなく、'経験そのものである'」というフランシスコ・ヴァレラ（2001）の主張と重なる。ここで重要なことは、現代科学に代表されるシステムの「外」からの視点だけでは、システムに問題がある状況を直観的に把握することも、問題がある状況の処理に行き詰まっている状態から脱して前進することもできないということである（メドウズ、2015）。

　1990年代初頭、南アフリカ共和国がアパルトヘイトを撤廃し、新政権への奇跡的な移行が実現した。その際、システムの「外」の視点ばかりではなく、システムの「内」の視点から、異質の人々が参集し、観察した上でシナリオを作成し、なすべきことやなすべきでないことを発見し、行動するというアダム・カヘン（2014）の「変容型シナリオ・プランニング理論」が実践された。

　私たちがこの世界に生きるということは、客観世界に働きかけて客観世界を変えるとともに、逆に、客観世界から動かされて私たちの「心」が変じられるということである。すなわち、主体と世界を共依存的に創発する過程として捉える。そのような世界を、西田幾多郎は「歴史的現実世界（actual world）」と呼んだ。西田は、この歴史的現実世界を「場」「場所」「無の論理」などとも呼んでいる。そして「表現の世界」の典型例として、「芸術」を考えた。また、

私たちの「心」が変じることから、「道徳・宗教」をも「表現の世界」の典型
例と考えたのである。未来を予想し、それに適応することだけではなく、未来
をよりよく変容できるように、現在を生きる私たちが自らの考えを変革し、そ
れに基づいて行動を変じていくことが望まれるということである。

　芸術と宗教の融合から生まれた「シンボル」には、次の3つの特性が満た
されている。それが、「存在」「認識」「生成」である（西田、1984；ユング、
1989）。つまり、「シンボル」（マンダラ、第6章、第5節）が存在するという
ことは、それが認識されることであり、それによって「心」が変じることであ
る。しかし、それだけでは受け身的な認識に過ぎず、「シンボル」が永続する
ことはない。世界に働きかけて、それを変容することを通して「シンボル」を
生成し続けることが必要なのである。それには、ある種の「感染」に似たダイ
ナミズムが有効となる。それに関して、次のヴィコツキーの引用が参考となる。

　　　ロシアの画家ブリューロフの芸術についての金言は…学校では何を教えること
　　ができ、何を教えられないかをもっともよく表現している。生徒たちの描いたも
　　のを手直ししながら、ブリューロフがいくつかの箇所で少しその画に触れると、
　　できの悪い死んでいた画が突然生き返った。「ちょっとふれられると、なにもか
　　もが変わったのです」と弟子の一人は言っている。「そのちょっとがはじまると
　　ころで芸術が始まる」とブリューロフは述べ、芸術の一番の特性を表現している。
　　この発言はすべての芸術にあてはまることだが、その正当性が特に顕著なのは音
　　楽の演奏だ。音程、時間の長さ、強弱という三つの主要な条件をとりあげてみよ
　　う。音楽演奏は、それが芸術であるときのみ '感染' する。それは、いとも簡単
　　に引き起こされているように思うが、演奏者が限りなく小さな契機を見つけるそ
　　のときにのみ生ずる。この小さな契機を、外的形象によって教えることはできな
　　い。それは人間が感覚に身をゆだねるときにのみ見いだされるからである。

　　　　　　　　　　　　　（ヴィコツキー『芸術心理学』198-199頁、2006より）

　ここで、「シンボル」が持ち合わせている「存在」「認識」「生成」の3つの
特性が、「感染」を引き起こしてしまうことに着目したい。ヴィコツキーによ
れば、音楽演奏が芸術であるときのみ「感染」するという。

　実は、この「感染」が芸術に限らず、科学においても働いており、さらには、

私たちの日常の生活（すなわち、西田の言う「歴史的現実世界」）においても働いている、という事実を忘れてはならない。しかし、そうした「感染」（転移、アブダクション）がまれにしか起こらないか、あるいは起こっていてもほとんど意識されることがないため、私たちに馴染みのある芸術論や社会学では取り上げられる機会はあまりなかったと言ってもよいだろう。

8.2　科学と教育におけるダブルバインド
― コペルニクス的転換に向けた芸術の可能性 ―

　現代人が創り上げてきた科学と教育学は、どちらも同じ問題に直面している。科学の一例として、生命科学を考えてみよう。確かに、生命科学では生命というシステムを構成している諸要素とは何かという問題は、"要素還元論"を駆使することによって比較的容易に解決されてきた。ところが、生命システムを構成している諸要素がどのように働くと、システム全体が生命として機能するのかという根源的な問題―すなわち、"生命システム構成原理"は、十分に解明されたとは言い難い。複雑系科学が明らかにしてきたように、部分の総和は全体ではない。そのために、諸要素の部分特性を知ることができても、生命システム全体を知ることにはならない。したがって、"要素還元論"と相補的な"構成的システム論"が必要になるのである。

　教育学においても、まったく同様の問題が指摘されている。これまでの学校教育では、個別の知識とは何かという問題は、"知識の暗記中心教育"によって達成されてきた。ところが、さまざまな知識をどのように獲得したらよいか、それらの知識をどのようにしたら意味のある形に統合することができるか、といった、いわゆる、"知識の活用方法"は十分には教えられてこなかった。複雑世界を認識し、生きていくためには、断片的な諸知識を再構成しながら、統一された理解に達することが要求される。しかしながら、そのために私たちが必要とする"知識システム構成原理"が、現状では十分に理解されていないのである。

　本節では、そうした問題解決に向けて、諸要素が生きて働く"生命システム構成原理"と複雑世界の認識を可能とする"知識システム構成原理"が相同で

あるという仮説を考えてみたい。それによって、両者に共通する根本問題として、創造性の欠如が浮かび上がる。そこで、まず、創造性の発現が結果的に抑圧されてきたダブルバインド（ベイトソン、2001）について述べ、その回避に向けたコペルニクス的転換について触れた上で、創造性を豊かにする芸術の可能性について論考を加えていきたい。

8.3 ダブルバインド

　精神分析学者の松木邦裕は、『無意識の思考』（2004）に序文を寄せている。その中で、ダブルバインドという言葉こそ使ってはいないが、以下のような問題を明確に指摘している。

　精神分析とは何か。それは、一人の人間がその人らしく生きていくことを援助する方法である、と定義できる。それでは「その人らしく生きていく」とは、どういうことであろうか。それは、無意識のうちにとらわれていた思考・感情・空想からできるかぎり自由になることによって、本来の自分の姿を取りもどし、世界を現実的・創造的に生きることである、と答えることができる。これが「患者本人の自主性を重んじる」という精神分析学の学問的態度である。そこで精神分析的な治療者であろうとするならば、当の治療者がそのように生きていることが求められるはずである。ところが、必ずしもそうとは限らない。治療者は、大まかに2つのタイプに分けられると言う。

　第1のタイプの治療者は、師の教えをなぞり、それを忠実にまもり続けるタイプである。その結果、同じ教えを信奉するする人たちが集団をなし、その教えをますます固持していく。ここで奇妙な緊張が生じる。確かに、治療者本人が身を置いている精神分析学の主義・主張として、「患者本人の自主性を重んじる」という学問的態度がある。ところが、治療者自身が師の教えを模範とすることで結果的には、「治療者本人の自主性を重んじない」という学問的態度に陥っている。そのため、同一個人が、治療者としての立場と学問集団の中での研究者としての立場とで、異なる基準に立脚している状況となる。これがダブルバインド（ベイトソン、2001）である。このダブルバインドが、新たな歪みを生み出していくことは容易に想像できる。そこでダブルバインドが存在

しない状況こそが、治療者に望まれる。

　それが、第2のタイプである本来の治療者である。このタイプの治療者は、自らの経験を踏まえて、自らの考えを創りだす生き方を実践している。しかし、新しい理論構築に向けて、新しい領域を開拓するという営みは、既存の常識を多少なりとも逸脱することを意味している。つまり、ダブルバインドを回避するために、自らが創造性を発揮するということは、はからずも現状に対しては破壊性を発揮するというジレンマに直面することになる。まさに、シュンペーターの有名な言葉である"創造的破壊"である（ゾッリ、2013、365頁）。しかし、この痛みを伴う過程こそ、創造の本質にほかならない（湯川、1989；川喜田、1967）。

8.4　創造的認識としての芸術と科学

　ユング（1987）によると、「学問は心理的構えの一つに過ぎず、それは人間の思考の一形式に過ぎない」という。ところが、思考によって捉えられるのは、複雑な世界のほんの一部に過ぎず、その世界の全体ではない。そこで、感情や感覚、さらには直観が必要なのである。『暗黙知の次元』を著したマイケル・ポラニー（2003）は、「科学は認識の一変種」と述べた。その上で、厳密に明示的な記述を尽くしても、生命や知の本質を正しく説明することは不可能であると指摘する。そこで、私たちが言葉によって意味することを伝えたいと思うとき、結局はしかるべき物を指し示すほかない。それが、実物定義、あるいは直示定義（Ostensive Definition）と呼ばれる定義の様式である（ポラニー、2003；ベイトソン、2001）。それは、科学者が認識の飛躍的展開を生み出す原動力でもある、異なる物を同一視する際に有効となる類推（アナロジー）やアブダクションに相当する。さらに、実物を指し示すという観点から考えると、ここに芸術の価値や意義があると思われる。

　すでに指摘したよう、ロシアの心理学者ヴィコツキーは、芸術についてのものの見方として「認識としての芸術」と表現している。このように捉えると、芸術と科学は、どちらも認識という一つの全体の異なる過程と捉えることができるのではないだろうか。そこで、本節では、まず、アイン・ランドの芸術論

について述べた上で、中村英樹の芸術論を紹介したい。さらに、クライン派精神分析学の「対象関係論」の特徴を述べたい。

8.5 アイン・ランドの芸術論

　アイン・ランドの芸術論は、数学者の竹内外史の『数学的世界観』（138-141頁，1982）の中で紹介されている。一言で述べれば、「芸術とは高度な抽象概念の具体物」という考え方である。つまり、芸術では高度な概念体系がまずあって、その中で統合されたアイデアをもとに、新たな対象を具体的に創り出す。その具体的に創作され、実在するに至った芸術作品を、私たちが鑑賞するとき、作者のメッセージや芸術的意図を汲み取って理解することになる。

　数学は、極めて抽象的な世界についての学問である。数学者の頭の中に抽象的な概念体系がまずあって、その概念との対応物を数学として構成している。例えば、集合は数学的直観によって知覚される実在である（H. ワイル、1959）。
　ここで数学的直観によって対象が存在してい

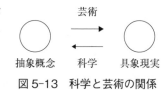

図5-13　科学と芸術の関係

るとする認識の問題は、「外」の世界に実在する対象に対する私たち人間の認識の問題と同一とも言える。竹内外史（1982）は次のように主張する。「概念体系を構成するということは、人間の認識や自覚のために必要である。そればかりでなく、われわれの文化やわれわれの行動のすべてにおいても、基本的な役割ではないか」と。このように考えると、芸術と数学との類似の関係が見えてくる。

8.6 クライン派精神分析学の「対象関係論」

　これまでの論考で、芸術と科学が共に人間の「心」の働きを拠り所としていることが明らかになってきた。そこで、「心」を本格的に扱う精神分析学について簡単にまとめておきたい。ここでは、クライン派精神分析学の「対象関係論」を扱う。対象関係論とは、「人の心の中に自己と対象の交流する内的世界（図5-14）があり、その内的世界の自己と対象の関係が投影されて、その人の

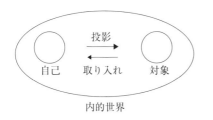

図 5-14　内的世界における自己と対象の関係

外界（図 5-15）での対人関係を支配する」と考える理論である（松木、1996）。

　図 5-14 は、内的世界の誕生期の概念図である。図には明示していないが、自らの身体と精神の発達とともに、内的世界にある自己の中で良い自己と悪い自己が「分割」（splitting）して断片化してしまう、いわゆる「解体への不安」がはじまる。もちろん、それらの逆過程、すなわち統合化による創造への躍動もはじまる。ここで「投影」（projection）とは、生涯を通して行われるメカニズムで、その起源は「排泄」・「異化」にある。そして、この「投影」の逆の心の働きとして「取り入れ」（introjection）がある。その起源は「飲み込み」・「同化」にある。

　解体への不安の解消として、自己の良い部分から悪い部分を分割して対象に投影することで、自分を悪い部分による解体から守ろうとする。その結果、悪い自己が悪い対象群の中にますます投影されていく。悪い対象群はその破壊性を高めていき、本来、「排泄」されたものが、「取り入れ」のメカニズムによって強引に具体物として戻ってきてしまう。これが、「迫害不安」である。さらに、良い自己と悪い自己が内的対象に投影される結果、その対応物である内的対象の中での良い対象と悪い対象との間の「分割」の危機とともに、それらが同一対象であるという気づきから「抑うつ不安」が生じる。

　松木（1996）は、心の病の発生の源は「投影」にあることを強調する（コペルニクス的転換で、知識の源は「演繹」と相同）。その上で、「分割」「投影」「取り入れ」の組み合わせによって、多様な心の病理が生じると指摘する。

　内的世界の発達とともに、外界の認識が可能となる。図 5-15 は、その概念図を示している。この発達段階では、空想である内的世界における「自己の感情と内的対象の関係性」が、現実にある外的世界における「患者本人とその治療者の対人関係」に転移（transference）する。内的世界が転移された治療関係から、転移対象となった治療者との交流を通して、患者は実感をもって自分

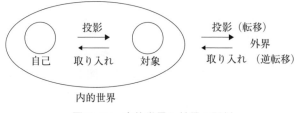

図 5-15　内的世界と外界の関係

　の内的世界をみつめることになるのである。

　それが、図 5-16 に示す発達段階と言える。つまり、患者本人が内的世界を深く見つめるのを援助することが精神分析的な心の治療の目的なのである。しかし、同じメカニズムである転移でも、発達段階が図 5-15 に留まっていると患者は治療者を「口うるさい上司」と見なす。そうなると、治療者の心にも迫害的な構えが現れてくる。治療者はこうした迫害的な構えを無視するのではなく、その事実をまず認めることが肝要となる。治療者は、その原因が自分本人にあるのか、患者との関係にあるのかを探ることが必要である。したがって、図 5-16 のようにメタ視点を構築できることが治療の目的になる。その際、思いやりをもった慈悲の心というのが最も成熟した心的態勢ではないか、と松木（1996）は指摘している。

　芸術と科学の共鳴というテーマの中で、精神分析学の対象関係論を取り扱うには理由がある。それは「投影」と「取り入れ」のバランスによっては創造も

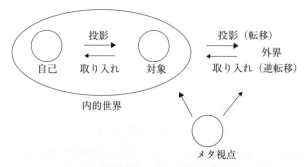

図 5-16　内的世界と外界の識別を促すメタ視点

生じるが、また病も発生するからである。「投影」と「取り入れ」は、相互に影響を及ぼし合い、投影したものを取り入れることもある。その結果、内的世界と外界は深く関わり合う。そのために心の病を通して、内的世界が極めて鮮明に見えてくるのである（松木、1996）。

　私たちは普段はほとんど意識することはないが、内的世界での体験・感覚などを、そのまま現実の世界に持ち込んでしまっている。つまり、内的世界での体験・感覚などをあたかも外界での現実の知覚・認識であるかのように混同してしまっているのである。その結果、歪んだ認識や病的な判断や挙動が生じてしまう。そこで、内的世界を意識的に捉えられるようなメタ視点を持つことができれば、内的世界と現実世界とを識別できるようになる（図5-16）。なぜなら、内的世界と外界との混同がなくなれば、外界を歪みなく知覚・認識することができるからである。

8.7　自己・非自己循環理論に基づく芸術・科学・精神病理論

　アイン・ランドの芸術論は、芸術と科学の相違に焦点を当てていた。その相違は、演繹と帰納という思考形式の相違として単純化して捉えることができる。そして、クライン派精神分析学の「対象関係論」では、「投影」と「取り入れ」のバランスによって、創造も生じるが、病も発生する可能性を論じた。

　図5-17は、「自己・非自己循環理論」に基づいて、メタ視点、それは同時にメタ対象（それは、ピアジェの言う「超対象」）が創発する過程を示している。アイン・ランドの芸術論（図5-13）は、図5-17の平面内で示した抽象化と具象化の過程として捉えることができる。さらに、図5-16と図5-17は、実は互いに同型であることがわかる。図5-17での演繹（および、外に向かうアブダクション）と帰納（および外から入るアブダクション）は、図5-16での投影（および、転移）と取り入れ（および、逆転移）にそれぞれ対応する。つまり、図5-17はこれまでに述べた3つの理論関係を模式的に示しているのである。ユングとアイン・ランドの芸術論の関係では、一方の芸術が正しくて、他方の科学が間違っているわけではない。両者は一つの全体のそれぞれの別々の過程に過ぎないのである。いずれの理論も、まったく他と関係することなく

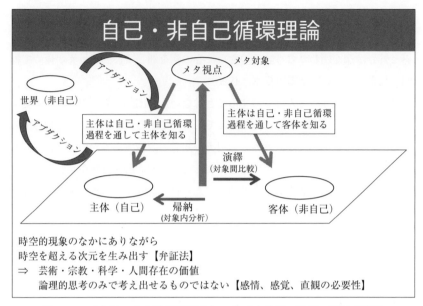

自己・非自己循環理論

メタ視点　メタ対象

アブダクション

世界（非自己）

アブダクション

主体は自己・非自己循環
過程を通して主体を知る

主体は自己・非自己循環
過程を通して客体を知る

演繹
（対象間比較）

主体（自己）　　帰納　　　　　　　　客体（非自己）
　　　　　　（対象内分析）

時空的現象のなかにありながら
時空を超える次元を生み出す【弁証法】
⇒　芸術・宗教・科学・人間存在の価値
　　論理的思考のみで考え出せるものではない【感情、感覚、直観の必要性】

図 5-17　「自己・非自己循環理論」に基づく芸術・科学・精神病理論

構成されている。それにもかかわらず、同じ構造であるがゆえに、どこまでも
発展し、展開する可能性を秘めているのである。

　その上で、構造主義の観点に立つと（村瀬雅俊＆村瀬智子、2013a；2014）、
芸術と科学、それに精神病理は、それぞれの学問領域は異なるにもかかわら
ず、いずれもが同じようにメタ視点の構築を伴って、新たな体験をそのつど繰
り返し、そこに持続的価値を見いだしている（村瀬智子＆村瀬雅俊、2013；
村瀬智子、2014；T. Murase、2013）。その根本には、対立する二者から第三
者があらわれる弁証法がある。科学や芸術においては演繹の働きが、未知なる
対象の発見に繋がるが、精神の病理では投影の働きが、心の病の発現に繋がる
という相関が見えてくる。また、精神病理では、投影、取り入れ、分割、転移
の組み合わせによって、多様な心的働きが創発する。このことと、哲学や科学
で演繹、帰納、分析、類推（アナロジーやアブダクション）の組み合わせに
よって、さまざまな哲学や科学の学問形態が発展したこととは、相同の関係に
ある。

　本章・後半では、芸術、科学、精神病理に焦点を当てながら、それぞれの
テーマの核心となる論理が驚くほど共通しており、そのために、多くの問題は
驚くほど共通のメカニズムで発生しているということを述べた。成長・発達し
ているシステムは、その影響を受けている環境とともに、共進化し続けてダイ
ナミックなシステムを形作る。精神病理から得られた洞察からは、「成長その
ものが、限界を強めたり、弱めたりする」という事実がわかる。このことは、
私たちを取り囲む巨大なシステムにも応用できる洞察でもある。ただし、問題
を引き起こすシステム構造の本質を理解するだけでは不十分である。なぜな
ら、そのシステム構造が変わらなければ、問題を創り続けるからである。私た
ちは単に、失敗を回避するのではなく、失敗から学ぶことを必要としている。
異なる学問領域において、共通したシステムモデルを構築することができれ
ば、異なる研究者が似たような問題にどう対処するかを比較できる。そして、
普遍的な枠組みができれば、ある分野で成功した方法を別の分野に応用するこ
とが可能となる。

　その時、看護者も芸術としての看護の技と科学としての知識を統合的に共鳴
させ、看護哲学として発展させることができるに違いない。

【参考文献】

A. M. ヤング（1976）『われに還る宇宙　意識進化のプロセス概論』スワミ・プレム、ブラグッ
　ダ訳、日本教文社

C. ピカード ＆ D. ジョーンズ編／遠藤恵美子監訳『ケアリング　プラクシス』、すぴか書房、
　2013, 63-68 頁

F. ナイチンゲール（1893）「病人の看護と健康を守る看護」ナイチンゲール著作集第 2 巻、現
　代社、140 頁

G. ベイトソン（1979）『精神と自然 ── 生きた世界の認識論 ──』（佐藤良明　訳）新思索社、
　2001

H. ワイル『数学と自然科学の哲学』（菅原 正夫、下村 寅太郎、森 繁雄　訳）岩波書店、1959

I. マテーブランコ『無意識の思考』（松木邦裕　訳）新曜社、2004

K. ローレンツ『鏡の背面 ── 人間的認識の自然史的考察』（谷口 茂　訳）思索社 1974

M. S. ブランバーグ『本能はどこまで本能か ── ヒトと動物の行動の起源』（塩原道緒　訳）早川
　書房、2006

M. ポラニー（1966）『暗黙知の次元』（高橋勇夫　訳）ちくま学芸文庫、2003

C. G. ユング『個性化とマンダラ』みすず書房、1991

K. ローレンツ（1954）「心理学と系統発生学」『動物行動学Ⅱ』丘直道・日高敏隆訳、思索社、1989（本書は現在、筑摩書房からちくま学芸文庫として刊行）

キャロル・ピカード、ドロシー・ジョーンズ『ケアリングプラクシス』（遠藤恵美子　訳）すぴか書房、2013

シルヴァーノ・アリエティ『創造力 — 原初からの統合』（加藤正明　訳）新曜社、1995

フランシスコ・ヴァレラ『身体化された心 — 仏教思想からのエナクティブ・アプローチ』（田中靖夫　訳）工作舎、2001

マーガレット・ニューマン『マーガレット・ニューマン看護論 — 拡張する意識としての健康』（手島恵　訳））医学書院、1995

マーガレット・ニューマン『変容を生みだすナースの寄り添い — 看護が創りだすちがい』（遠藤恵美子　訳）医学書院、2009

マーサ. E. ロジャーズ『ロジャーズ看護論』（樋口康子、中西睦子　訳）医学書院、1970

レフ・セミューノヴィッチ・ヴィゴツキー（1984）「芸術心理学」『記号としての文化 — 発達心理学と芸術心理学』（柳町裕子、高柳聡子　訳）水声社、2006

河合隼雄『無意識の構造』中公新書、1977

松木邦裕『対象関係論を学ぶ — クライン派精神分析入門』岩崎学術出版社、1996

西田幾多郎（1932）「論理と生命」『西田幾多郎哲学論集Ⅱ（上田閑照　編）岩波文庫、1988

西田幾多郎「現実の世界の論理構造」日本の名著 47『西田幾多郎』329-403, 1984

川喜田二郎『発想法 — 創造性開発のために』中公新書、1967

村瀬智子「自己・非自己循環理論」を基盤としたうつ病をもつ人に対する看護援助モデルの構築（第一報）— うつ病をもつ人の認識の特徴 —、近大姫路大学紀要第 4 号、1-11, 2012

村瀬智子「自己・非自己循環理論」を基盤としたうつ病をもつ人に対する看護援助モデルの構築（第二報）— うつ病をもつ人に対する看護援助の性質 —、近大姫路大学紀要第 4 号、13-21, 2012

村瀬智子「自己・非自己循環理論」を基盤とした看護学における新理論の構築に向けて（第一報）、千葉看護学会会誌、12（1）, 94-99, 2006

村瀬智子、村瀬雅俊「熟練看護師のライフヒストリーにおける学習意欲を保持する過程 — 自己・非自己循環理論の視点から —」、Journal of Quality Education Vol.5, 53-69, 2013

村瀬智子「熟練看護師の看護観を変えた経験 — 2 人の熟練看護師のライフヒストリーの比較 —」、日本赤十字豊田看護大学紀要 9（1）, 35-54, 2014

村瀬智子、村瀬雅俊「教育過程におけるメタ認識的学習の意義 — 教育過程と病気の回復過程の同型性 —」、Journal of Quality Education Vol.6, 51-68, 2014

第 6 章
マンダラと構造主義

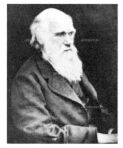

チャールズ・ダーウィン
1809-1882

　最近に至るまで博物学者の大多数は、すべて種というものは一定不変なものであって、各々個々に創造せられたものであると信じていた。この見解は多くの著述家によりたくみに維持されてきた。しかしある少数の博物学者だけは、種は変容を受けるものであること、現在の生命形態は先行形態の真実の世代継承による子孫であることを信じてきたのである。

（チャールズ・ダーウィン『種の起源』（堀伸夫訳）槙書店）

1. 正解は一つとは限らない ― なぜ、「創造力」が求められるのか ―

　何人かの盲人が一頭のゾウに触り、「ヘビのようだ」「扇子のようだ」「丸太のようだ」などと、それぞれが自分勝手に自己主張を繰り返している状況を想像してみて欲しい（図6-1）。いずれの主張も、完璧に「正しい」わけではない。だからといって、すべて「誤り」と決めつけることもできない。それぞれの主張すべてを統合して、はじめてゾウという全体の姿が捉えられるのである。正解は一つとは限らない。この例は、古代インドより同じモチーフの物語が存在しており、いずれも習慣化した「ものの見方」が自然・生命・人間現象の本質を理解する際に、いかに妨げになっているかを物語っている。複雑な自然・生命・人間現象を本質的に理解するためには、やみくもに目新しさを追求

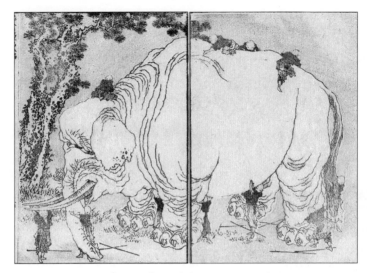

図6-1　ゾウと盲人（葛飾北斎　作）

して新たな知識の獲得に奔走することが、正しい道ではない。知識の獲得・体得ではなく、習慣化している「ものの見方」からの解放、すなわち固定観念の脱体得・脱学習も必要なのではないだろうか。

コラム 1	がん研究の歴史 ― 正解は一つとは限らない ―

ここで述べることは、個人の問題であるばかりでなく、個人が創造する科学や政治の根源的問題でもある。がん研究の歴史を簡単に振り返りたい。

1980 年代以降、脳卒中を抜いて我が国の死亡率トップとなったがんは、実は、人類にとっても生物にとっても古くから存在する病気である。たとえば、古代エジプトのパピルスに象形文字による乳がんの記載がある（図6-2）。また肉食恐竜のゴルゴサウルスにも脳腫瘍の痕跡がある（図6-3）。

これまで、がんをはじめとする多くの病気は、体の内部から生じると考えられてきた。がんの「遺伝説」である。しかし、100 年ほど前に、ニワトリの肉腫からがんウイルスが発見され、ウイルスによる発がんという考えが生まれた。がんの「感染説」である。続いてウサギの耳にコールタールを繰り返し塗ることによって、がんを実験的に初めてつくりだすことに成功し、化学物質による発がんという考えが生まれた

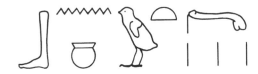

図6-2　紀元前1600年以前のパピルス象形文字に
記載された乳腺の悪性腫瘍を表す絵文字
（Henry C. Pitot "Fundamentals of Oncology"
Marcell Dekker, 1986 より）

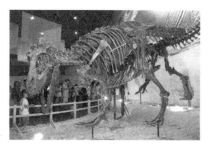

図6-3　モンタナ州で発掘されたゴルゴザウ
ルス、頭部に骨化したがんがある
（黒木登志夫『健康・老化・寿命』中公新書、169
頁より）

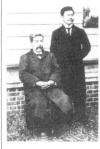 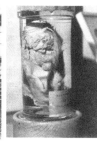

図6-4　山極勝三郎（左）と藤浪鑑（右）
図6-5　ウサギの耳にできたがん
（黒木登志夫『健康・老化・寿命』
中公新書、175頁より）

（図6-4、図6-5）。がんの「化学刺激説」である。空気中に飛散したアスベストによる中皮腫は、記憶に新しい。これは、がんの「環境説」である。このように、病気の原因として、環境の重要性が少しずつ理解されてきた。大切なことは、古代インドの「盲人と像」のたとえのように、これらのすべての説を統合してはじめて、発がん過程が正しく理解できるということである。

コラム2　西洋科学の本質と限界 ― 新たな「ものの見方」の必要性 ―

（1） 前提の正しさは証明不能

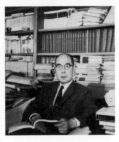

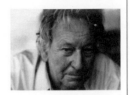

グレゴリー・ベイトソン
1904-1980

湯川秀樹
1907-1981

　数学は…前提を認めれば結論は出て来るかも知れないが、その前提自身が正しいかどうか数学は保証してくれないのである（湯川秀樹）。

　科学では前提を認めれば結論は導かれるが、前提が正しいかどうかは科学では証明できない。

　つまり、思考の拠って立つ前提自体が誤っているかもしれないという理解が必要である。それは、科学の前提のみならず、日常の暮らしを支えている前提についても言える（ベイトソン）。

（2） 無矛盾性の探求の問題点

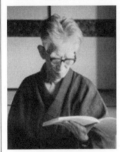

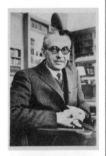

岡　潔
1901-1978

クルト・ゲーデル
1906-1978

　自然科学は自然の存在を立証しようとするのではなく、自然と同じ性質をもつモデル・法則・定数などを仮定して、矛盾がないことを主張しようとする。数学がすでに明らかにしているように（ゲーデルの不完全性定理）、矛盾がない論理体系は、不完全である。真とも偽とも決定できない命題が作られてしまうから（岡 潔）。

　無矛盾な方向に理論を仕上げるには、前提の分析だけでは不十分で、新たな理論を作ることが必要である（ピアジェ）。

⬇

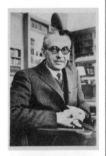

ダンカン・ワッツ
1971-

　コロンビア大学の複雑系科学者であるワッツは、次のように主張する。

　現在の科学で、何が説明することができ、何が説明できないのかを明らかにすることによってこそ、科学は発展する。

（3）　学問における視点の転換の必要性

（3.1）　なぜ、新しい「ものの見方」が求められるのか

人間の精神・身体が病むというというロジックと、生命・人間の本質的理解がはかどらないというロジックとは、相同ではないか。

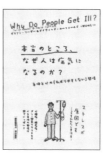

『本当のところ、なぜ人は病気になるのか？』D. リーダー& D. コーンフィールドによると、「多くの人々にとって、世界をそれ以外の方法で見ることができないという事実こそが、病気になることに関連があるのではないか」。

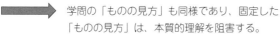　学問の「ものの見方」も同様であり、固定した「ものの見方」は、本質的理解を阻害する。

<u>心の病を通して内的世界が鮮明に見えてくる</u>

「私たちは心の真実を知りたいのであって、ただ新しいことを求めているのではない。私たちは普段はほとんど意識することもなく、内的世界での体験や感覚をそのまま現実の世界に持ち込んで、それらがあたかも外界での現実の知覚や認識であるかのように混同してしまっている」。

→　歪んだ認知や病的な判断・行動へ

（松木邦裕『対象関係論を学ぶ』より）

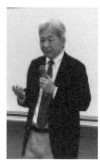

松木邦裕
1950-

（3.2）　構造主義と弁証法

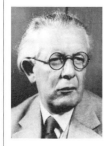

ジャン・ピアジェ
1896-1980

体系 A が体系 B を生じるのか（A → B）、その逆に体系 B が体系 A を生じるのか（A ← B）を決定する場合、線形的な優先関係や系譜ののちに、結局は必ず相互作用あるいは弁証法的円環プロセスとなり（A ⇔ B）。その本質は、らせん形に落ち着く（図2-11、図3-12-3 参照）。

主体の脱中心化（中心化していた主体の転換）と対象の再構成は、同一の全体活動の２つの側面に過ぎない。対象は再構成されるときのみ発見される。

客観的知識は、状態ではない。先行する段階の影響を受けた過程である。それは、活動の特性から構成を続ける構造と同型であり、したがって、生命と比較できる。

（3.3） 弁証法とは何か

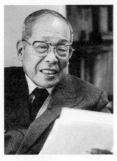

中村　元
1912-1999

インド哲学者の中村元は、『合理主義 ― 東と西のロジック』の中で、次のように述べている。

「Ａでもなく非Ａでもない」という。命題は、西洋の形式論理学では誤謬となる。そうした非合理的な状況は、はじめから想定されていないからである。

ところが、同じ命題が東洋の仏教論理学 '因明（いんみょう）' では誤謬とはならない。それは真とも偽とも言えないという意味で、「不定」と考えるからである。

西洋の論理学は、ある時空間では成立するが、別の時空間は考えていない。限られた時空間だけを考えるからこそ、「Ａである」あるいは「Ａでない」と二元論が矛盾なく使える。矛盾した事実に出会えば、どちらか一方が正しく、他方が誤りだと二元論的に考えてしまう。それ以外に、第三の可能性があるかもしれないなどとは考えも及ばない。

仏教の論理学は多領域や多次元を考慮している。異なる領域や次元を考えるために、多くの矛盾対立した状況が逆説として一つに表現されてしまう。例えば、「Ａである」という領域の中に「Ａでない」という領域が含まれている場合や、今は「Ａである」ことが、時を経ればいずれは「Ａでない」ことへと変わる場合もあろう。

第５章、コラム５で述べたテトラレンマ、8.3 節のダブルバインドを思い出して欲しい。複雑世界では、正解は一つとは限らない。こうした状況に耐える力を、詩人のジョン・キーツ（1795-1821）は、今から 200 年以上も前に弟に宛てた手紙の中でネガティブ・ケイパビリティー（負の能力）と呼び、真理に挑む創造力の源と捉えていた（Conish, 2011）。

1　Cornish S（2011）Negative Capability and Social Work: Insights from Keats, Bion and Business, Journal of Social Work Practice, Vol.25, no.2, pp.135-148

西洋型弁証法と東洋型弁証法を比較すると以下のようになる。

西洋型弁証法（ヘーゲル）

　定位（テーゼ）、反定位（アンチテーゼ）、統合（ジン
　テーゼ）による矛盾の解決。

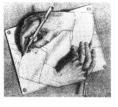

東洋型弁証法（タオ、陰陽原理）

　A の中に 非 A であること（あるいは、近いうちに非
　A となること）が含まれている。
　矛盾を利用して事態を把握する。

エッシャー作

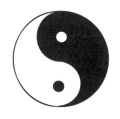

　自己・非自己循環理論（村瀬雅俊、2000：村瀬雅俊＆
村瀬智子、2020）では、直線的西洋思考と円還的東洋思
考を統合する。

　解決方法：探求すべき研究「対象」あるいは「客体」
としての生命・人間が、探求のための「方法」として利
用されねばならないという矛盾、その対立的矛盾の統合
による「変容」、その変容が「対象」そのものでもあり、かつ探求する「主体」でもあ
る。このような「ものの見方」に基づく新しい科学が必要であることを主張している
理論である。

　　生命・人間という「存在」＝「認識」＝「変容」

（3.4）　禅修業の五位

禅修業の五位とは、以下のような段階であると言う。

① 正中偏：一即多、多の中の一、つまり、一が多の中にあるから、多を多として
　語れる。（正と偏は易学の陰と陽のごとく両極）。

② 偏中正：多即一、一が多の中にあれば、多もまた一の中にある。多は一を一た
　らしめるもの。

③ 正中来：'正中'は、それ以前の位の'正'とは異なる。抽象的な言葉が、肉
　体を帯びるようになる。抽象的な教理が一人の人間へと転じ、ありとあらゆる
　仕事に従事するようになる。「私」という矛盾的自己同一が、一体として出現す
　る。一すなわち神は、多すなわち差別の世界の「外」に存在せず、両者は区別
　できずに一つであって、しかもそれぞれの個性を失っていない。ここで、動か
　ずして動く真の「自己」が出現。それは、「外」に見える'おのれ'ではなく、
　「内」に輝く'いのち'。そこには、なんらの不安（すべてを知っていないとい
　う不安）もない。転移の場である。

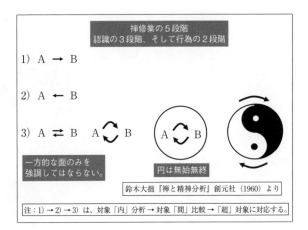

④ 兼中至：兼とは二つながらの意味である。上記に続いて、プロセスが見えてく
　る。この混沌の世界に入るのが「私」なのだ。この「私」は、有限であって無限、
　移ろい行くものであって永遠、限定されていて自在、相対であって絶対。禅者
　は自己の所証を実地の現実のまっただなかにその力を最高度に発揮する。

⑤ 兼中到：到は行為の完結。禅者は目的地に達する。しかし、目的地といっても、
　実は陰もない無目的の地である。禅者の 外面 については言うべきこともなく、
　また意味もない。 内面 の生活に没頭し去っている。

> 禅の教えとは、自己は自己の自覚を、他者を助けその人の自覚を促す。
> 　　　正：絶対、無限、一、神、暗（未分化）、平等、理
> 　　　偏：相対、有限、多、世界、明（分化）、差別、個物

2. 心理学的な矛盾・葛藤

　群盲と像の比喩では、複数の盲人のおのおのが、ヘビ、扇子、丸太などそれ
ぞれに矛盾対立する事実を主張していたが、心理学的には一人の人間が次々と
矛盾対立する事実に直面している、と解釈することもできる。集団的な認識で
あれ個人的な認識であれ、どちらにしても重要な点は、矛盾対立する事実が乱
立していた‘過去の状態’に続いて、それまでに主張された過去の事実が一頭
のゾウという新しい全体として統合される‘現在の状態’へと認識が飛躍的に

発展する過程にある。この「過去が現在に統合される」という歴史的過程が、人間精神の創造性の本質であり、またその創造的精神によって生み出された科学発展の本質でもあり、そもそもの生命の起源と進化の本質とも言える。

　哲学者ベルグソン（1979）は、「過去が現在に保存される」ということが生命過程であり、また意識活動でもあり、創造的進化に他ならないと指摘した。その上で、「一般に、ある科学がとげうるもっとも徹底した進歩とは、それまでに得られた成果が新しい全体に組みいれられることを意味する」として、科学史においても人類の精神活動による創造的進化を跡づけられると述べている（『創造的進化』、岩波文庫）。

3.　東洋哲学の神秘

3.1　中国の「科挙」

　マイケル・ピュエットは『ハーバードの人生が変わる東洋哲学』の中で、中国の「科挙」（598-1905年に行われた官僚登用試験）について、次のように語っている。

　　　試験では、道徳上のジレンマや葛藤、相容れない利害に関する問いが出される。その際に、評価されるのは、正解が導かれるかどうかでない。なぜなら、正解はないからである。
　　　全体像を捉え、複雑な状況を切り抜ける潜在能力が評価される。

　重要な点は、知識を問うのではなく、知識の活用方法を問うていたことである。例えば、『詩経』については、ただ受け身の態度で暗記するのではない。詩の知識と現実の状況についての自分の解釈を能動的に活用して、革新的なやり方で両方を創り変える。つまり、詩の一部分を文脈から取り出して引用し、意表を突く形でそれとなく言及することで、自分と聴衆の感情的な反応を引き出し、人々の気分を変えて状況を異なる方向へ向かわせることができる。気づかれずに相手を変化させること、ここに看護・医療が目指す目標がある。

3.2　伝統的西洋科学での「想定外」問題は、東洋哲学では「自明」問題！

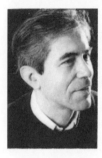

ジュリアン
François Jullien
1951-

　フランソワ・ジュリアンの『勢　効力の歴史』は、西洋科学に親しんできた私たちにとって驚愕する内容に満ちている。西洋の哲学では、戦争は予見できず偶然に支配されると考える。ところが、中国の思想では、戦争の展開は純粋に内的な必然による。中国思想の独自性は、現実をそれ自身から―つまり、推移するプロセスに内在する論理という視点から―解釈しようとしたのである。軍師にとっての勝利とは、自分にとって有利になるよう生じさせた不均衡から導かれた必然の結果なのである。そのために、あらかじめ予見できる結果であるに過ぎない。本当によい戦略は、誰にも気づかれない。そのために、普通の人にはその行為はもはや目には見えない。その結果、気づかれずに相手を変化させることでができる。

　しかも、次に来る出来事の推移を効果的に支配できるため、誰も戦おうとは思わなくなる。たとえ、敵軍の数がどれだけ多かろうが、敵はもはや抵抗できない。数の多さは、より決定的な上位の条件には劣る。赤壁の戦いの例では、5万の兵士が80万の大群を駆逐した。このことは、病の治療や看護実践のヒントになるのではないだろうか。 東洋思想は文字通り、命がけの哲学であり、その考え方は、今日の複雑系科学・医療看護の哲学と一致する。

> 勝利する軍隊は、すでに勝利してから戦う
> 敗北する軍隊は、開戦の後に勝とうとする

3.3　伝統的西洋科学の論理の枠組みでは、決して捉えられない複雑系世界

　西洋科学は、主体と客体、構造と運動、内面と外面など二項対立を基盤とする。このことは、現実世界を明らかにするが、単純化し過ぎてしまうという難点がある。なぜなら、西洋科学の論理の枠組みでは決して捉えられない世界があるからだ。その世界は、対立する二項の間にあって、論理的矛盾に陥るが故に、ほとんど思考される機会さえ閉ざされている。

　中国では、静と動の間を揺れ動く両義性をもつ勢の哲学が生まれた。この勢

の哲学から、あらゆる状況を同時に事態の推移として感知し、さらに、西洋が
実践と理論とに切り離した間に入り込み、二項対立の解消を目指した。

　戦場での軍隊の配置、書の文字や描かれた風景が示す配置、文学の諸記号が
作り上げる配置、さらに歴史を作り出す諸事実の配置までもが、「形状の中に
働く潜勢力」という主題としてすべてが同じように捉えられる。

奇跡の本質：abduction、水平思考、類推、実物（直示）定義

各自の持っている能力を超える力を引き出すには、どうしたらよいか？
偉人の作品に触れることから、「閃き」を得る

西田哲学で精神病理学を理解する（木村敏）
システムでシステムを学ぶ（システム思考）
生命で生命を学ぶ（生命還元論）
心理学で学習を学ぶ
ダーウィン『種の起源』で「がん理論」を学ぶ

コラム３	経験論的実在論（外向タイプ）と先験的観念論（内向タイプ）

　2000年以上におよぶ世界を二分した認識論に関わる哲学論争がある（図6-6）。
　第一が、客観主義[2]（経験論的実在論[3]、経験主義）である。客体こそ真の実在と考
える。客体という鋳型どおりに、現実世界が私たち主体によって受動的にイメージさ
れている。客体によって与えられる'内容'を重視する。
　第二が、主観主義（先験的観念論、先見主義）である。理念こそが本質であると考
える。主体は自分たちの理念という鋳型に従って、現実世界を能動的にイメージして
いる。主体が要求する'形式'を重視する。
　どちらの主張も、実は客体あるいは主体の理念を「認識」することが前提になっ
ている。つまり、認識を説明するために、認識を前提とするという点で問題があった
（リードル、1980）。認識を説明するためには、生命の代謝や運動や進化を前提とする
必要があった（ピアジェ、1960：1972：村瀬＆村瀬、2020）。

2　この場合、「連合」は、対象間の類似性を求める。主客間の関係性は考えていない。
3　時間発展しないケースが素朴実在論（非構成説）、時間発展するケースが経験論（構成
　説）である。

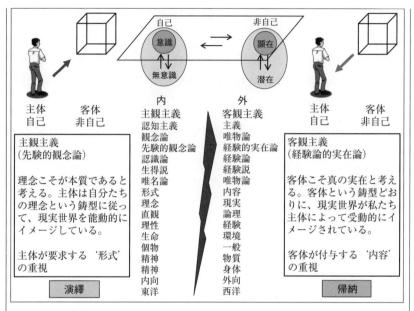

図6-6　世界を二分してきた主観主義と客観主義の論争

　生態学者のベイトソンは『精神と自然』の中で、次のように指摘する。

　人間というものは、利口なようでもバカなところがあり、自分のつくったロボットをどうやって 'かじとり' するかには心をくだくが、自分自身の 'かじとり' については、あまり考えたがらぬ」。「精神について語るには、物質について語るのと著しく異なった方法が必要である」。

　進化論的認識論を提唱するリードルは『認識の生物学』の中で、2000年以上続いてきた哲学的認識論の限界について「哲学は哲学の中では語れない」ことを指摘している。なぜなら、哲学的認識論争の最大の問題とは、「主体による認識」と「現実にある実態」との関係をどのように捉えるかであった。ところが、主観主義にしても客観主義にしても、そのどちらも「認識できる」ことが前提とされていた。つまり、「認識とは何か」を説明するのに「認識する」ことが暗黙のうちに前提されていた。ここに限界があった。

　「認識とは何か」という根元的問題に答えるためには、私たち人類の認識論だけに頼るではなく、その総体としての学問一般の体系を基盤にしながら、生命現象の基本原理の中に問題解決の鍵を求めなければならない。その先駆的な仕事がフランシスコ・ヴァレラによって成された。

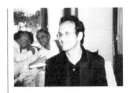

フランシスコ・ヴァレラ
1946-2001

『身体化された心 ― 仏教思想からのエナクティブ・アプローチ』を著したヴァレラは、「認知の理解には、知覚や言語、進化や生命全般にわたる研究が不可欠」と強調する。「意味があるのは、従来理論における記号ではなく、ネットワークの構成要素間の活動パターン」である。「知識はどこか1つの場所や形態の中に前もって存在するのではなく、行為から産出」される。すなわち、「心も世界も行為から生じ、その現れ方に一貫性がある」ことを主張する。

　『暗黙知の次元』の著者である M. ポラニーによれば、「明示的な機能を並べ立てて、知の本質を説明することは不可能」である。「実在とは思いもよらない結果を伴って、将来出現するなにものかのこと」と述べている。

　私たち著者の主張は、次のとおりである。認識を説明するために、生命の代謝や運動や進化を前提とする（ピアジェ、1960：1972：村瀬 & 村瀬、2020）。すなわち、認識を分析して得られる要素に還元して理解するのではなく、過程（プロセス）として捉える。その過程（プロセス）を説明するために、「生命の代謝や運動や進化」という過程（プロセス）を前提とするのである（本書、第1章、第2章参照）。

4.　西洋の医学と東洋の医学

　がんが両肺いっぱいにひろがり、病院から「打つ手がない」といわれた男が自宅で死を迎えるために退院した。半年後、その男が担当医の診察室に顔をだした。がんは消えていた。…わたしが知っているかぎり、ほとんどの医師は一度ならずそうした経験をしているものだ。…医師たちは健康の維持にはなんらかの外部からの介入が必要だとかたくなに信じこみ、一方、自然回帰派の代弁者たちは自然の法則に調和した生き方からこそ健康が得られると主張してやまない。

　　　　　　　　（アンドリュー・ワイル、『癒す心、治る力』11-12頁、1995）

　この症例は、がんをもつ当事者に大きな望みを与えてくれるが、担当する医師たちにとっては自身の権威に関わる深刻な問題を提起している。なぜなら、がんという疾患の複雑性が、医師たちのがんに関する知識をはるかに凌駕して

いるからである。がんについて知るためには、がん以外のことをもっと知らなければならない。

　この症例の当事者こそ、大学で物性物理学を専攻したという寺山心一翁である。彼自身は、西洋医学の対処療法に見切りをつけて、東洋医学の奇跡を体験した一人でもあった。1984年2月にはじめての血尿があり、その後、月に一回くらいの頻度で血尿が続いた。西洋医学ではよくあることであるが、患者に自覚症状があるにもかかわらず、精密検査のデータが異常値を示さなければ病気の可能性など疑うこともない。ところが、夏になって疲労感のあまり受診をすると、いつもと違う内科医が右の腎臓肥大に気づいた。腎臓についての新たな検査の結果、右腎腫瘍と診断が下る。いったん、検査で異常値が出ると、検査前とはまったく逆の状況となるのも西洋医学ではよくあることで、手術による異常臓器の摘出や合成された化学物質である強力な西洋薬の使用をはばからない状況になったのである。

　1984年12月、49歳の若さで、右腎腫瘍の摘出手術を受けた。その後の抗がん剤治療と放射線治療で健康を回復するどころか、薬や放射線による副作用による脱毛や脱力感を伴う体力消耗を経験する。その後、がんが肺など他の臓器へと転移する、いわゆるがん末期の状態となり、死を覚悟して自宅に戻ることになった。それは同時に、西洋医学に見切りをつけて東洋医学の扉を叩くことになった時期でもある。この頃から、25年ぶりにチェロの練習を再開する。そして、1988年10月には、がんはまだ完治していなかったが、フィンドホーン財団に招聘されてスコットランドで講演とチェロの演奏を披露した。

　がんは自分自らが作り出した自分自身である。病気も然り。当事者自らが作り出した自分の状態なのである。自然治癒力が回復すれば、病気も自ずと治っていく。そのため、食事の質や運動に気を配り、ストレスを避けるために生活環境を整えるといった基本的には病気の予防に有効な生活習慣が病気の治療に役立つことになった。

　【コラム4】で紹介している'奇跡'的な展開こそ、がんの発生や治癒の過程が、「遺伝」でもなく、「環境」でもないこと、あるいはその両方、さらには新たな可能性が含まれていることを示している。その秘密を探る鍵が、次節以

降で述べるように、マンダラと構造主義に隠されている。

コラム4	がんの自然治癒

　がんを宣告された寺山心一翁は、自身の「自然治癒力」に頼る回復を目指した。これが東洋医学の治療方針である。寺山の次の言葉に思わず引き込まれてしまう。

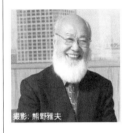

撮影：熊野雅夫

　　　　　　　　ガンは自分自らが作り出したものであり、自分自身なのである。自分の生き方が違っていたという警告であり、神の啓示に等しいと考えている。ガンをこよなく愛し、自分の生き方が間違っていたことを素直にわび、がんと友達付き合いをしてこそその有り難さがわかり、やがては自然と正直な状態へと治癒していくのである。
　　　　　　　　寺山心一翁「医学の気づきと患者の気づき」
　　　　　　　　　　　　日本ホリスティック研究会　編
　　　　　　（『ホリスティック医学入門 ― 全体的に医学を観る新しい視座 ― 』
　　　　　　　　　　　　　　　　　　　　91-107頁、1989）

　1990年4月、寺山はアンドリュー・ワイル博士から招聘されてアリゾナ大学医学部で講演した。がんの宣告を受けてから30年以上を経て、寺山はますます元気に活動している。
　2017年時点のホームページには、次のような言葉が語られている。

　意識が高くなることは、私たちが成長するために大切なことです。
　感じていることを、的確に言葉で表現することが、私には難しいですが、愛に気がつくと意識が高くなる…するとすべてが上手くいく…ということが、私の仕事の源泉です。皆さんと、さらに先に、進みたいと思います。

　　　　　　　　　　　　　　　　　　　　　　　（寺山 心一翁　2017年春）

コラム5　ホスピタルアートが拓く「小さな扉」

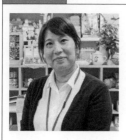

　　森　合音氏は、四国こどもとおとなの医療センター・アートディレクターである。2003 年に、学生時代も含めて 12 年間ともに人生を歩んできた夫を心筋梗塞で亡くした。夫の遺品であるカメラで2人の娘の日常を撮った「太陽とかべとかげ」で 2005 年富士フォトサロン新人賞を受賞。2005 年に「Edge ― 境界」でエプソンカラーイメージングアワード・エプソン賞受賞。2008 年より香川小児病院（2013 年の統合により現在は四国こどもとおとなの医療センター）に勤務。

（写真：https://arthours.jp/article/2019-04-shikoku-mc-hosp より）

　2019 年7月 28 日、私たち著者は「四国こどもとおとなの医療センター」に勤務する森合音・ホスピタルアートディレクターの講演に聞き入っていた。その理由は、彼女からあふれ出るエネルギーに圧倒されるばかりでなかった。医療現場にアート作品、アート感覚を導入していることに深い共感を覚えたからである。実際に、医療現場にアート感覚を導入することで医療スタッフに意識変化が起こり、そのことが病をもつ人々の心理的なケアや癒しにつながるという実践を紹介していたのである。医療現場にアート作品を導入することが目的ではなく、その作品が導入されるまでのプロセスを重要視している点も深く共鳴できた。プロセスこそが目的であると言えるからである。

　ここに、実在を〝もの〟としてとらえるのではなく〝プロセス〟（〝過程〟や〝こと〟）として捉える主張がある。そうしたパラダイムシフトを医療という現場で日々実践していることに、私たち著者は深く共感した。

　2020 年 10 月 18 日、彼女から「小さな扉」というエッセイが届いた。そこには、私たち著者がはじめて知る 17 年前の出来事が語られていた。最愛の夫の死という突然の不幸な出来事。このようなことが起こることは、誰にも予見することはできない。そのために、そうした事態を避けることも不可能に近い。それがこの世界と言える。しかしながら、その出来事を負の連鎖のきっかけとするか、奇跡の連鎖のはじまりとするか、その岐路に立たされたとき、当事者の人間力が試される。エッセイには、その人間力が、静かな口調ではあるが凄まじいエネルギーに満ちた語りで綴られていた。

　この人間力を、私たち人類が再発見し活用することができるとき、多くの試練が希望の光へと転換するに違いない。その秘密に迫ることはできないだろうか。

　次節で展開するマンダラは、その一つのヒントになるかもしれない。

5. 認識を統合する生命シンボルとしての「自己・非自己循環原理」―マンダラの秘密―

　この研究はマンダラの内的な経過を理解しようとする手探りの試みである。…人間というのはじっさい自分では本当の内容に気づいていなくても複雑な絵を描くことがあるものだ…私はこの方法の結果を 30 年ものあいだ秘密にしてきた。…というのは…マンダラがほんとうに自然発生的に生まれてくるのだということを、確かめたかったからである。こうして私は私自身の研究によって、マンダラが、私の患者がそれを発見するはるか以前にあらゆる時代のあらゆる地域で図形化され、描かれ、石に刻まれ、建築されてきたことを確信することができた。

（C. G. ユング『個性化とマンダラ』みすず書房、145-146 頁、1991）

　2000 年 12 月 19 日、筆者のひとりは、細胞の分裂パターンをひたすら紙に描き続けていた。「外」での対立が「内」での対立的共存となる過程を、何とかして捉えようとしていたのである。その時に描いていたものが図 6-7 である。

　中心に位置する「円」は、始原状態にある細胞を示している。細胞は、それ自体で「内」と「外」の対立があるために分裂し、「対立」した 2 つの細胞となる。それらを「統合」するためには、どのように表現したらよいのだろうか。この「外」なる対立が、「内」なる共存となるように、新たな統合として表現できればよい。そこで、1 つの四角形の「内」に対立する 2 つの細胞を入れ込んでみる。こうして、「内」なる「対立的共存」を表現することができた。この新たな単位は、再び「対立」した二者へと分裂する。その「外」での対立を、さらに「内」なる共存として統合する。このようにして、この図は、右巻きらせんを描きながら、大きな「円」の中におさまる形で落ち着いた。

　この大きな「円」は最終状態を示すと同時に、始原状態の「円」と同形である。そのために、ここから次の発展過程がはじまる。このように、この発展過程は、とどまることなく続いていく。ここに、自ら生み出したものを飲み込む

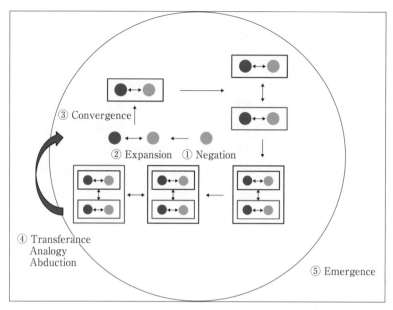

図 6-7　生命シンボルとしての「自己・非自己循環原理」
（図の中心からの動きは、第 2 章、6 節の図 6-21 ⇒ 6-22 ⇒ 6-23 ⇒ 6-24 に対応）

ウロボロス（図 6-8）のイメージが隠されている。そして、大きな「円」の外側は、「生命」の「外」なる宇宙を表現している。この図には、どこにおいても「内」があり、「外」がある。そして、それらがまた「全体」でもある。

　この図をひたすら描きながら、著者のひとりは、自分自身のこころが静かに落ち着いていく過程を体験した。そして、描き終えた時、こうした図こそ、C. G. ユング（1991）の言うマンダラではないかと思い至ったのである。マンダラとは、サンスクリット語で「閉じた円」を意味する。あるラマ僧が語ったところによると、マンダラとは、内的な像で、心の平衡が失われている時や、ある思想がどうしても浮かばず、自らそれを探し出さねばならない場合等に、創造力によって徐々に心の内に形作られるものなのである（ユング、1976）。すなわち、マンダラは混乱した精神状態を癒す古来の妙薬と言える。

　ここで、図 6-7 の全体を四角で囲んだ意図について、述べておきたい。実は、この「四角」には完全性を示すという意味がある。この図がマンダラであるこ

とに気づいた後に、完全性を示す意図から付け加え、この段階で図としての完成をみた。生命の構成分子種は、'核酸' や 'タンパク質' といった線状分子の他、「閉じた構造」をとることのできる '脂質'、分岐した構造を作ることができる '糖質' が、主要な「四」分子種である。しかも、それぞれの分子は、構造・機能・情報・エネルギーという「四」形態を取ることができる。核酸には、アデニン、グアニン、チミン、シトシンという「四」塩基がある。

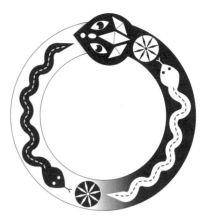

図 6-8　ウロボロス（村瀬偉紀　作）

　このように、「四」という数字は、マンダラや錬金術（ユング、1991）に見られる完全性を示すとされる「四」方向、「四」分割、あるいは「四」元素と対比されるように、特別な意味がある。

コラム 6	意識と無意識

　工学者の鈴木良次（1993）は「生物的自律性」という論考の中で、拘束条件を創出する仕掛けがあれば、従来の機械とは異なる '自律的' な機械が可能であると述べている。その創出の仕掛けとして、鈴木は階層化された上位の拘束条件の必要性を指摘している。著者が特に注目するのは、工学者の鈴木が心理学者であるユングの集合的無意識に言及している最後のくだりである。

　　つまり、われわれの行動は未熟なうちは意識的に行われている。ところが、習熟の度合いが高まるにつれて無意識的に行われるようになる。こうした個人レベルでよく体験されることが、集団レベルでも起こるとすれば、上位の拘束条件が無意識レベルに組み込まれた、と考えられるのではないだろうか。この集合的無意識に相当する仕組みが組み込まれれば、機械は生物的自律性を獲得するであろう、という主張である。

　　　　鈴木良次「生物的自律性」『岩波講座　宗教と科学 6　生命と科学』
　　（編集委員：河合隼雄、清水博、谷 泰、中村雄二郎）242-267 頁、1993）
哲学者の市川浩（1993）は、「自律性」ではなく「自由」という言葉を用いて論考

している。市川は次のように指摘する。

　例えば、しゃべるときにはしゃべろうとする内容を考えるだけで十分で、舌の動き
まで細かくコントロールしているわけではない。このコントロール不要によって、意
識レベルは「自由」を獲得していることになる。しかし、その反面、完全にコント
ロールできないということに、心身分離の危機が潜んでいることになる。

　　　　　　（市川 浩『〈身〉の構造 ― 身体論を超えて ―』講談社学術文庫、1993）

　意識がこうした自由を獲得する過程について、心理学の立場から論考したのがユン
グ（1939）である。ユングが主張するのは、意識の一面性である。この特性は、意識
それ自体の特性による。したがって、どんな意識も、同時に起こっている多くの表象
の中から、ほんのわずかなものしか心に留めることはできない。それ以外のすべての
表象は陰に退くことになる。これが、心の分裂の危機となるというのである。

6. 構造主義

　ロラン・バルトは、『物語の構造分析』において「物語の語り手は何か」と
自問した。その上で、以下の3つの可能性を列挙した。

　①　作者：物語は「外部」にいる‘作者であるわたし’の表現
　②　神：登場人物の「内部」にいる（彼らの内面で起こることをすべて知っ
　　　ている）
　　　同時に、登場人物の「外部」にいる（特に一人の人物と同一化し
　　　ていない）
　③　ジェームズやサルトルの考え：登場人物が交互に物語を語る

　ところが、これら3つの考えはどれも同等に具合が悪いとバルトは指摘す
る。その理由は、語り手と登場人物を現実の‘生きた’人間とみなしているか
らである。実際、神話や民話には作者が不明確なことが多いのも事実である。
こうしてバルトは、語り手の記号は、物語に内在していると捉えた。

　ここで筆者は、読み手の立場を考慮したいと思う。心理学者のユングによ
ると、感性と理性が同時に働くと、両者を規定する力が相殺され、この対置に
よって、ある否定がもたらされる。対立がなくなるために、意識は「空」とな
り無意識へ心的エネルギーが退行する。その結果、シンボルが生まれる。これ
が物語の語り手の記号と考えることができるのではないだろうか。もしそうで

あるならば、語り手の記号は読み手に内在しているとも言える。シンボルという存在は、それが理解される必要があるばかりでなく、それを生み出す必要がある。図6-7に示した生命マンダラは「構造」である。なぜなら、マクロとミクロとこころの相同性を表しており、西田幾多郎の言う「発展、存在、認識」の相同性を表しているからである。

　物語の語り手が物語に内在しているとともに、読み手にも内在しているからこそ物語が理解できるという見方は、自然が奏でる物語を読み解く際にも、自分自身を活用することで同様に達成できるのではないだろうか。

　バルトによると、物語を理解することは、単に物語の展開を追うことではない（図6-9左）。それは、物語の階層を認めることであり、物語の筋の横の連鎖（階層内の同一レベル）を暗黙の縦の軸（階層間の異なるレベル）に投影することである（図6-9右）。物語の現実性とは、再現ではなく、物語によって生成や構成される「論理」にある。その論理は物語にあり、また、読み手にも必要なのである。2つの異なるモデル ― 系列連鎖モデルと階層モデル ― は、物語の理解が発展する異なる段階として捉えることができる。そのためには、創造性が試される。これが構造主義の第一歩である。

　それでは、「創造性とは何か」という問題について考えてみたい。どのような答えが考えられるだろうか。これまでの科学者・哲学者が述べてきた考えを、表6-1にまとめてみた。

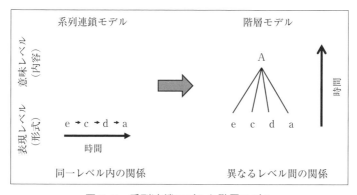

図 6-9　系列連鎖モデルと階層モデル

208

表6-1　創造性とは何か

創造性とは何か		
「共通」	ボアンレカレ	数学
「連合」	ローレンツ	動物行動学
「同定」	湯川秀樹	物理学
「同一」	市川　浩	身体哲学
「不定」	中村　元	東洋哲学
「結合」	ユング	心理学
「共生」	マーグリス	細胞進化学
「相補」	ボーア	物理学

　これらの特性を一言で述べるならば、「転移」（アブダクション）として統一することができる。ただし、「創造性とは何か」という問いに答えるには、さらに強調すべき本質がある。第2章で展開した5段階 NECTE 理論における「否定」である。実は、「否定」には、大きな意味があった。そこで、「創造」を否定してみる。すると、「崩壊」に行き当たる。巨大なシステムでは創造と崩壊は、同じシステムの異なる領域で起こっている。このことから、「創造」と「崩壊」は対立する異なるプロセスではなく、同一プロセスの異なる発展段階の相違として捉えられるのではないだろうか。こうして、構造主義のさらなる歩みがはじまる。

7. 身近な現象と構造主義

　生態学者のベイトソンは、「学生は、データ（観察）から仮説へと帰納的（特殊から一般）に思考できるが、科学と哲学の基本原理から演繹的（一般から特殊）に導き出した知識を仮説と照合することはできない」ことを指摘する。その上で、「科学研究の進行プロセスが圧倒的に帰納的である」ことに、次のように警鐘を鳴らしている（第3章、コラム4参照）。

　　研究者にしても、「研究が進んだことの結果として、はじめて何を研究していたのかがわかる。今日の科学が帰納偏重のため、基底的な知から浮き上がってい

る。いくらデータを集めても、まっとうな科学にならない。おそらく、目的の地点がどこなのか、探究する問題が何なのかを意識するずっと以前に、<u>何らかの深層レベルのプロセスが働いて、適切な経験と思考へと探究者を導くのであろう</u>」。

　この下線部分については、心理学者のユングの論考にヒントが隠されていた。先にも述べたように、人間が2つの能力を同時に使って生きることができるとき――すなわち、「考え」ながら「感じ取り」、また「感じ」ながら「考える」ことができるとき――体験するものから一つのシンボルが生まれる。現実的であり非現実的、一方の内に他方を含む、こうして肯定（A）と否定（非A）が結合される道が表現される。私たちは、知らず知らずのうちに、外の世界での連合や結合に注意を向けてしまっていた。実は、私たち自身の「ものの見方」に「異質性」（内の世界での連合や結合）を取り入れる必要があったのだ。

　ここで、テトラレンマである①Aである、②Bである、③AでもありBでもある、④AでもなくBでもない、という考えに及ぶ（第5章、コラム5）。対立する二者（思考であももあり、感覚でもある）のどちらでもあるという③の場合に対して、この二者とは異なる④の状態が意識でないと、次の2つのケースが起こりうるとユングは警鐘を鳴らす。

　・個人は対立する二者と同一化　⇒　個人は2つに分裂
　・2つのどちらか一者に一面化　⇒　普遍妥当な集合的存在

　後者の場合、集団に適応する。つまり、私たちは同じ程度に分化し適応している世間の人々の期待どおりに考え、発言し、行動することになる。個人が自身において分裂を避ける結果、どちらかに一面化した集団が形成されてしまう。このような状況は、私たちの日常の世界で繰り返されているばかりでなく、歴史的にも繰り返されてきた。その解決策について、次の【コラム7】で説明したい。

コラム7	問題解決の切り札 ─ 水平思考 ─

　ここで述べる物語は、エドワード・デボノによる『水平思考の世界 ─ 固定観念がはずれる創造的思考法』（きこ書房）に書かれている。

　昔、借金のある人間が投獄されることもあったという時代のことである。ずる賢い金貸しから、善良な商人が多額の借金をしていた。商人には、美しい娘がいた。その娘を気に入った金貸しは、娘を嫁にすることで借金を棒引きにしようと提案した。それを神様に決めてもらおうと言うのである。

　金貸しは空の巾着袋に黒と白の小石を1つずつ入れる。娘はその巾着袋から1つだけ小石を取り出す。それが黒であれば、娘は金貸しの妻となる。白であれば、借金は帳消しになり娘は商人のもとに留まる。もし、娘が小石を取り出すことを拒めば、商人は投獄される。

　3人は商人の自宅の小石を敷いた庭に立っていた。金貸しは、敷地にかがみ込んで小石を2つ拾った。娘はそのとき、金貸しが黒の小石を2つ拾うところを見てしまった。その状況で、金貸しは巾着袋から小石を1つ取り出すように、娘に迫ってきた。小石を一つとりだせば、金貸しの言うとおりに嫁にならねばならない。小石を1つとりださなければ、娘の父親は投獄される。

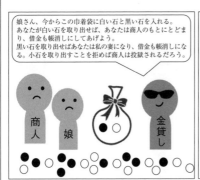

娘さん、今からこの巾着袋に白い石と黒い石を入れる。あなたが白い石を取り出せば、あなたは商人のもとにとどまり、借金も帳消しにしてあげよう。
黒い石を取り出せばあなたは私の妻になり、借金も帳消しになる。小石を取り出すことを拒めば商人は投獄されるだろう。

商人　娘　　金貸し

娘の葛藤
A：「巾着袋から小石を1つ取り出す」という金貸しである「相手の提案」を受け入れる
B：「小石を巾着袋に入れる際に不正行為があった」という「自分の意見」を主張する
C：テトラレンマを超える発想
　　自ら取り出した小石をうっかり落とすことで、相手の自尊心を傷つけない。その上で、巾着袋に残された小石の色を調べることで、落とした小石の色を確定する。ここに、「すでに勝利してから戦いに挑む」東洋思想の神秘がある。

図6-10　金貸しから多額の借金をしていた商人の物語（図版、村瀬偉紀　作）

　ここで娘の取った秘策は、相手の策略を逆手に取る方法であった。一つの小石を巾着袋から取り出すが、おもわず地面に落としてしまう。地面には、白と黒の石が敷き詰められていたために、どの石が落ちた石かが判別できない。それで、娘は巾着袋に残った石を調べることを提案した。もちろん、残っていた石は黒である。それで、落ちた石は特定できないが、それは白だったと結論づけられた。こうして、娘は相手の不正を逆に利用することで、確実に勝利したのである。

　我が国は、東洋思想と西洋科学が交錯・相克・統合する世界的にも稀有な場である。そのため、世界から注目される日本伝統思想（西田哲学・今西進論・和辻風土論など）が醸成されてきた。その伝統を活かして、未来共創に向けた問題の解消を目指したい。

コラム8	創造性と現実世界 ― ユングの「タイプ論」に学ぶ ―

人は自らのこころの中に前もって存在しないものを、イメージすることはできない。

C. G. ユングの『タイプ論』

- ・客観的に捉える対象によって外面から影響を受ける。
- ・主観的な考えによって内面から影響を受ける。

人間のタイプ ― 外向タイプと内向タイプ ―

　　人間はみな、内向と外向のメカニズムを備えている。

　　相対的に優位な方が、その人のタイプ

　　　　　　　　↓

- ・幼児が環境に適応する際、両親・境遇・感情移入によって、一定の構えが自然と成立し、その構えがタイプを生み出す。
- ・構えが一面的になっていると、心理的な適応障害が生じる。その適応障害が主体を無意識に「補償」へと駆り立て、それまでの一面的な構えが切り捨てられる。

教会の分裂や異端の歴史の中に存在する「タイプ間の対立」

二千年前の時代について語ることと、現代について語ることは同然

- ・さまざまな学問領域、人間同士の個人的な関係においての誤解や争い、人間個人の適応障害の原因を探る手がかりを与える。
- ⇒　歴史理解、人間理解に光を投げかける。

人は自分の位置から一番良く見えるものを見る。客観的に見ることは無理。

　外向：関心の向きが客体へ　主体の客体への同化、感情移入、投影

　　　　　　　　　　　　　主体は異化（自分の外化）、個物の差異を照らし出す

　　　　主体の性質を客体との同一化によって変えてしまう。

　　　　主観性は客観性を妨害する余計なものと考える。

　　　　有機体による「排除」と「異化」（第2章、第2節、【コラム2】参照）

　内向：関心の向きが主体へ、さらに主体自身の心理的過程へ

　　　　　　　　　　　　　理念が主体を同化、抽象、主体は理念の側に異化

　　　　　　　　　　　　　個物の差異を無視、理念を基礎づける一般性が優先

　　　　理念が大切であり、客体は理念が具象化されたものとして存在

　　　　有機体による「摂取」と「同化」（第2章、第2節、【コラム2】参照）

初期の人類：個人という概念は存在せず、集合的な構え

集合的な構えをとっている精神は、投影による以外に、考えたり感じたりできない。

自分とは違う心理を認識し評価できない。

　我々は死者のことを「考える」だけであるが、初期の人類は「考える」ときにはそれなりの視覚像をもち、その実在性があまりにも強烈なために、心的なものと実在的なものを混同する。それが記憶像として再現される場合に、幻覚の性質を帯びる。

　初期の哲学による世界の説明は、全能の「集合的な構え」が個々人の差異を客観的・心理学的に評価することを妨げてきた。

現実：一人ひとりの人間の魂のうちに働いているもの（第3章、図3-10「甲の薬は乙の毒」）
　　↓
学問：心理的構えの一つに過ぎず、人間の思考の一形式にすぎない。
　思考によって捉えられるのは、世界のほんの一部、感情や感覚、直観が必要。
　　生の「全体」ではない

　生きた現実（西田の actuality）：こころは日ごとに現実を創造している。
　　　　　　　　　　　　　　　無意識の産物、創造的活動
ユングはこの活動を夢想と呼ぶ。
　それは思考内容でもあり、感情内容でもあり、感覚的であり、直感的でもある。発明家のエジソンは、意図的にうたた寝をしてアイデアが浮かぶのを楽しんでいた。

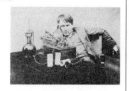

トーマス・エジソン
1847-1931

　科学的現実：意識中心の科学的思考（A）に対する別の
　　　　　　　見解（非A）が必須。
　本来、心理的な基本機能には、思考・感情・感覚・直感（直観）が存在。
　ところが、あらゆる科学が感情や夢想の立場を排除。
　無意識を抑圧し意識を発達させた。
　　　　↓
　科学は、すべての素材を抽象的に定式化し表現しようとする。
　その時点で、脚光をあびる機能が専門分化する。
　しかし、その機能は「生」から遠ざかり、個々の領域の関係は失われる。
　こうして人間のこころにも、個々の領域にも、貧困化と荒廃がはじまる。
　時代の課題は、それぞれ異なっており、しかもいつも後になってはじめて、何をなすべきで何をなすべきでなかったかがわかる。

| コラム 9 | 「客観的」破局と「主観的」破局 ―「外」と「内」の現実性の解体― |

　歴史学者のアーノルド・トインビーは、ほぼ 5,000 年に渡る 30 以上の文明の盛衰を調べ、文明の「客観的」破局に 2 つの型があることを示した。その一つの型は、彼が「受動型」と呼ぶもので、どんなに新しい挑戦に対しても、その文明の指導者が前に成功したのと同じ手法で対応することである。この場合、環境が一定であれば、かろうじて停滞の姿勢を貫くことができるが、環境が変化すれば、たちまち災いとなってしまう。これは、ユングのいう「内向型」の人間タイプが陥りやすい「客観的」破局である。ポートランド郊外に墜落したユナイテッド航空 173 便の機長のケースが、この場合に対応するように思われる（第 7 章【コラム 4】参照）。

　もう一つの型は、トインビーが「能動型」と呼ぶもので、その文明の指導者が不可能なことを試みることによって、自ら死を招いてしまうことである。これは、ユングのいう「外向型」の人間タイプが陥りやすい「客観的」破局である。トインビーが指摘した 2 つの破局のタイプは、いわゆる「正常」な人間の陥りやすい過ちと言えるのではないだろうか。

　次に、「主観的」破局について考察してみよう。人間の「内向型」と「外向型」のそれぞれのタイプについて「主観的」破局の例として精神疾患の提示を試みる。「内向型」では、内的な活動に集中するあまり、迫害妄想、神経衰弱となる。「外向型」では、あらゆることに首をつっこんだあげくに、ヒステリー、虚脱状態となる。細胞が多細胞個体を構成した途端にジレンマに見舞われたように、人間も人間社会を構成すると、その人間が個人的な目標を追いつつ、集団にも適応しようとし、それができないジレンマに陥る。いわゆる私的な「私」と公的な「私」との差異がでてしまうのである。

　ユングの言う「自分の特性を意識する個人となる」ことが、「個性化過程」の目標である。ところが、現実には、社会の一員であることによって、個人が従属的に分化しているに過ぎないのである。こうしたジレンマは、「内」からも「外」からも個人を圧迫し、神経症の引き金を引きかねない状況と言える。したがって、どちらにも一面的にならずに、その対立から新たな創造が可能となる時、こころは成長し、生きることができるのである。それが、東洋思想の目指す「道」ではないだろうか。

　本章の【コラム 4】と【コラム 5】で紹介した寺山心一翁と森 合音は、主観的にも客観的にも崩壊の危機を見事に創造の光へと体現している。その秘密が、マンダラの醸成にあったのではないだろうか。

8. 動的過程の自己相似性
―ダーウィンによる自然選択説の提唱と再発見―

　マンダラに見られるように「部分に全体と同じ構造を見いだす入れ子構造」と述べると、静的な入れ子構造をイメージしがちである。しかし、フラクタルは動的な過程としても、健康な人の心拍変動のように働き続けている（第2章【コラム3】カオスと秩序 参照）。しかも、以下に示すように、実際にダーウィンの「自然選択説」が場所を変え、時間を変えて繰り返し再発見されてきたのである。

　博物学者・チャールズ・ダーウィンは、さまざまな飼育動植物を観察し、人類による品種改良の過程を調べた。その結果、次のような「人為選択」の過程を見いだした。まず、人間は各個体間に表現されている特徴に着目する。次に、その着目した特徴が遺伝的な変異に基づいていることを確認する。その上で、人間は、継代的にその特徴を「人為選択」する。こうした「人為選択」を繰り返すことによって、著しく品種改良が進められることを見いだしたのである。

　ここで「転移」（アブダクション）が用いられる。自然界に生息する野生生物種における新種の起源も、飼育動植物の場合と同じように、生物個体の遺伝的変異に基づく「自然選択」によって新種の起源を論理的に説明できるという洞察である。これが、1859年に抜粋という形で出版された『種の起源』として結実する。

　この「自然選択説」は、以下の3段階から説明される（図6-11）。
　①　遺伝的変異によって多様な個体が存在する（Preexisting variability）。
　②　それぞれの個体が特定の環境に遭遇する（Encounter with environment）。
　③　特定の環境に適応した個体が子孫を増やす（Proliferation）。

　ダーウィンの『種の起源』（1859）出版からちょうど100年後、免疫学者のバーネットは『獲得免疫に関するクローン選択説』（1959年）を出版した。この当時、免疫学における挑戦的問題とは、私たち人間の免疫系がどのようにし

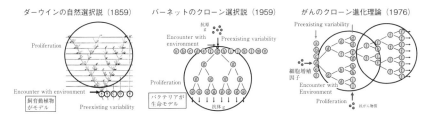

図 6-11　**ダーウィンによる自然選択説**：系統樹の横軸は多様な個体、縦軸は時間を示す（下から上へ時間発展する）。遺伝的変異によって多様な個体が生じている（○で示す）。特定の個体が適切な環境に遭遇する（矢印で示す）。その個体が子孫を残し、新種の起源になる（大きな○で囲んで示す）。この説明は、図 6-12、図 6-13 でも‘個体’を‘細胞’に読み替えることによって、そのまま成り立つ。

図 6-12　**バーネットのクローン選択説**：細胞系譜の横軸は多様な細胞、縦軸は時間を示す（上から下へ時間発展する）。

図 6-13　**がん細胞のクローン進化理論**：細胞系譜の縦軸は多様な細胞、横軸は時間を示す（左から右へ時間発展する）。

て、これまでに遭遇したこともない病原体を‘認識’して、免疫応答を引き起こすことができるのかを説明することであった。クローンとは、一つの‘親’細胞の分裂によって増殖したすべての‘子孫’細胞である。バーネットは、免疫の分野に入る前、単細胞生物である細菌（バクテリア）を研究していた。細菌は分裂を繰り返し、子孫細胞を増やす。ところが、この過程で突然変異が生じる。そのために、同一‘親’細菌のクローンとはいえ、多様な‘子孫’細菌が集団（コロニー）として存在することになる。

　こうした細菌のコロニーに潜む多様性を観察していたバーネットは、ちょうど飼育動食物の多様性を観察していたダーウィンと同じような状況にあった。そして、ダーウィンが生物種のレベルで提唱した「自然選択説」とまったく同じ理論を、細胞種のレベルで再発見・再提唱することになったのである。この業績で、バーネットはノーベル賞に輝くことになった。

　バーネットによる「免疫応答理論」の核心は、「クローン選択説」――換言するならば、細胞レベルのダーウィニズム――である。その本質は、次の 3 段階で要約することができる（図 6-12）。

①　遺伝的変異によって多様な細胞が存在する（Preexisting variability）。

②　それぞれの細胞が特定の病原体に遭遇する（Encounter with environment）。

③　特定病原体に適応した細胞が分裂増殖する（Proliferation）。

私たち人間の「外」の生態系から「内」の免疫系へと対象は変わっているが、その根底に働いているのは、同一の「自然選択」という原理なのである。この免疫系の「クローン選択説」が提唱されてから、さらに四半世紀を経た1970年代半ばに、同じ細胞レベルのダーウィニズムが'がん'の「クローン進化理論」として再び提唱された（Cairns, 1975：Nowell, 1976）。正常細胞が分裂を繰り返すうちに、突然変異を蓄積し生体内環境での制御を逸脱し、分裂能、転移能、そして薬剤耐性能を次々と獲得する。このがん化のプロセスを「クローン進化理論」として捉えたのである（図6-13）。

図6-11～6-13をメタ視点から捉えてみると、免疫とがんという逆説、生態系の進化と人間個人における免疫やがんという部分と全体、対立するシステムの相同性（アナロジー）が表現されていることがわかる。

9.　新発見から超発見に向けて ― 理論がもつ自己超越性 ―

ダーウィンによる「自然選択説」が場所を超え、時間を超えて繰り返し再発見されてきた歴史はさらに続く。興味深いことは、再発見される領域の異質性・意外性である。

本庶佑（1894）は、免疫系と並んで外界認識系として重要な役割を担う神経系、さらには発生系も、ダーウィン的な変異と選択に基づく「選択説」が働いているのではないか、という魅力的な仮説を提唱した。その根拠の一つとして、発生過程に見られる'細胞死'をあげている。実際に、細胞死は、神経、肺、心臓、四肢や軟骨と広範囲にわたって観察されており、「選択説」を考える上での有力な証拠のように思われる。

さらに、G. エーデルマン（1995）は、「神経細胞群選択説」を提唱した。その理論では、神経細胞集団からなる神経系の発生過程に着目し、神経細胞の'細胞死'に伴う'負の選択'に加えて、経験や学習による神経細胞同士のシ

ナプス結合と呼ばれる連絡強度の増幅を伴う‘正の選択’との総体を想定していた。ここでも、神経系に対してそれぞれ独立に「選択説」が提唱されたこと、しかも、本庶もエーデルマンも免疫学の研究者として「クローン選択説」を十分に踏まえて、同じような形式の理論を再び提唱したことは興味深い。

　著者の一人は、アルツハイマー病やプリオン病に代表される神経変性疾患の理論として、「細胞内分子選択説」を提唱した（Murase, 1996）。それまでの免疫系、発生系、神経系における細胞レベルの「選択説」とは異なり、神経細胞という長寿命細胞の内部における分子代謝反応系に対する拮抗阻害性を新たに獲得していく分子沈着過程に着目している点が、この理論の大きな特徴である。

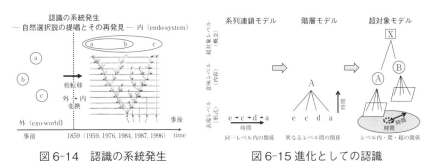

図6-14　認識の系統発生　　　　　図6-15 進化としての認識
（村瀬＆村瀬, 2020 より）

　図6-14に、認識の系統発生の様子を示している。図の点線で示された‘非連続’的な認識の発展は、進化論（1859年）、免疫系（1959年）、がん疾患（1976年）、発生系（1984年）、神経系（1987年）、脳疾患（1996年）に対応する。その特徴は、「外」の世界における多様な現象（a、b、c）が、「内」なる世界の樹状構造的な関係性へと相転移する図式として捉えることができる。その本質は、『構造主義言語学』（レネバーグ、1967）や『物語の構造分析』（バルト、1979）でも論じられてきたように、時間経過に伴って現れる系列変化の表層的次元から奥行きのある意味的次元を樹状構造として捉える過程として、一般的に構造化できるということである。

　「選択説」が個体レベル、細胞レベル、そして分子レベルでそれぞれ独立に

提唱されてきた科学史を眺めると、認識の系統発生について統一理論を構築できることがわかる。なぜなら、対象が生物種、細胞種、あるいは分子種を問わず、さらには言語や物語においてさえも、外的には一見、バラバラに点在しているかに思われる部分的な存在が、内的には相互の関連性によって一つの全体として捉えられるからである。つまり、新理論提唱に伴って認識が深まっていくプロセスをメタ認識という観点から捉えてみると、「外」に開いた構造から「内」に閉じた構造への相転移として一貫して表現できるのである（図6-14）。

図6-15には、系列連鎖モデル（左）、階層モデル（中）、超対象モデル（右）が図式化されている。系列連鎖モデル（左）から階層モデル（中）への変化は、図6-13と相同である。さらに、これらの変化が一般化できることを示すという意味で、超対象モデル（右）を描いている。実はこれらの系列連鎖モデルから、階層モデル、超対象モデルへの発展過程は、認識の発展過程であると共に、質的研究における理論生成過程と同一である。注目したいのは、図6-14（右）の樹状構造と図6-15（右）の樹状構造の類似性と相違性である。進化論の場合では、樹状構造の起源を遡及することで種の起源と進化を探究することができた。これに対して、超対象モデルでは未来の目標を明確に捉えることによって、現在進行している不可解な事象の連鎖に対する意味づけが可能になる。ここに精神分析による'翻訳'作業によって、症状が緩和・治癒する本質がある。そして、図6-14と図6-15は5段階NECTE過程との統合図と同型である（第2章 図2-25参照）。

10. 構成的認識の理論と実践
— 発生的認識論・進化論的認識論・原型論の統合 —

10.1 理論の概説

発達心理学者のピアジェは、子どもの発達過程に着目して、いわゆる「発生的認識論」を提唱した。それによると、子どもは、ある種の臨界期を越えると、不完全な対象から、完全な理論を構築することができるようになる、という結論に到達した。

　動物行動学者のローレンツは、人間の「認識」という特殊な機能を解明するためには、人間の他の器官と同じように、系統発生（すなわち進化）に基づいた理解が欠かせないことを主張した。こうした主張は、のちにリードルらによって「進化論的認識論」として提唱されるようになった。

　精神病理学者のユングは、神話の分析や精神疾患の治療を通して、人類には、人種や時代に左右されない共通な無意識構造、いわゆる集合的無意識が存在するという「元型論」を提唱した。この集合的無意識というのは、心の生得的な形式を規定しており、時代背景や断片的な知識に応じてその内容は規定されると考えた。

　ここでは、この 3 つの理論を統合した、「構成的認識論」を構想しようと思う。

　図 6-16 は、ピアジェ＆ガルシアの理論構築図である。この図では、時間の発展（図では、左から右へと移行する）とともに、経験領域は拡大されていき、それに伴って理論も発展する。図 6-16 の下に描かれているベン図は、図 6-14 と同型である。

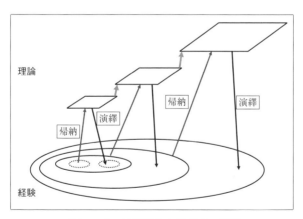

図 6-16　精神発生と科学史の構造
（ジャン・ピアジェ、ロランド・ガルシア、1996 改変）

10.2　ピアジェによる「内」→「間」→「超」の発展原理

　ピアジェは、個人による認識の発達過程においても、科学史に見られる人類による認識の発達過程においても、同一の発展原理—すなわち、対象「内」分析 → 対象「間」比較 → 「超」対象へ向う発展の一般原理—が存在することを指摘した。ここで、「超」対象とは、メタ対象と同義である。実際に、図6-16のベン図が発展していく図式からもわかるとおり、経験領域が大きくなるにつれて理論はますます高次化する。この図を90度左回りに回転すると、らせん構造図が得られる。ここで、理論—経験　は、客体—主体、環境—生体などと置き換えることが可能である。その意味は、こうした循環がより原始的な状態から発展するとした進化論的認識論の骨子となっている。

　不完全な一次情報から、完全な理論が構成されるプロセスが、対象「内」分析 → 対象「間」比較 → 「超」対象へ向う発展過程である。このとき、与えられた対象「内」の情報を超えた、新しい情報の生成が必要となる。その新たな情報の起源を対象（環境）に求めるのではなく、主体の脳や心（主体）に求めたのがユングであり、言語に関して同様の議論を展開したのが、生成文法で知られるノーム・チョムスキー（1963, 2003, 2004）である[4]。

10.3　概念の構築

　一方、視点を認識の個体発生に移してみよう。発達心理学者ジャン・ピアジェ（1952）によると、数概念ができあがるには平均7〜8歳の臨界期を超える必要があるという。それ以前の子どもは、1歳から6歳までの間に毎年1つずつ新しい数を習得する。ところが、7〜8歳の臨界期を過ぎると、新しい数そのものを習得するのではなく、数を作り上げる操作が習得される。数概念を構成するのに必要な操作とは、①等価性、すなわち1対1の対応づけ（見かけの相違にかかわらずに保存される関係）、および②差異性、すなわち単位の単純な反復（$1 + 1 = 2$, $2 + 1 = 3$, …）に基づく入れ子構造化による包含

4　このように指摘すると、遺伝に基づく生得説に力点を置いているような印象を与えるかもしれない。しかし、そうではなく遺伝も環境もどちらも重要である、という後成説（ブランバーグ、2006）の立場に近い。

関係である。

　この等価性と差異性からなる有限の操作によって、無限の自然数が構成できるという点は、ダーウィンが自然選択説を提唱する際に、有限の操作として遺伝的変異——すなわち、遺伝による保存性と突然変異による差異性——に着目することによって、無限とも思える生物種の多様性を再構成できることに気づいた点と相同の関係にある。

　実際に、7〜8歳の臨界期以前には、外的世界にバラバラに存在していた数が、臨界期以後に、包含関係によって一つの全体として内的構造化が起こると考えることができる。そのメタ認識は、先に指摘したように「外」に開いた構造から「内」に閉じた構造への相転移として捉えられる。

11.　構造主義再考

11.1　外の世界の構造

　言語学に関して、チョムスキー以前の言語学に代表される構造主義言語学とチョムスキーの立場をそれぞれ概観しておきたい。従来までの言語観は、人間の「外」に存在する客体とっての言語（Externalized 言語）を信じて疑わなかった。この「直接観察可能」な言語現象に対象を絞った構造主義言語学は、音韻現象を中心とする分類学的記述に終始し、その結果、一種の閉塞状態に陥って学問的命運がつきてしまった（福井、辻子、2003）。

　生成文法では、「言語」（Internalized 言語）という概念を、一貫して人間が心や脳の「内」にもっている言語能力という意味で捉えている。つまり、「言語」とは人間を離れては存在せず、「言語の本質」とは、あくまでも人間の心や脳の「内」にこそ存在する。その意味では、言語の研究は人間の脳の研究に他ならないといえる。この考えのもとに、チョムスキーは数概念の構築にも言及している。チョムスキーによると、数概念の構築機能は、言語機能の副産物ではないかという。実際に、文の長さは無限に長くできるし、言語の方が数よりも古くかつ普遍的に使用されているようである。したがって、数概念の構築にも、言語の習得と同様に、生得的機能が働いていると考えたのである。

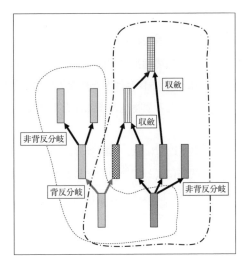

図 6-17　構造主義と進化
（池田清彦『構造主義と進化論』1989 より）

　構造主義では、主体を離れて外的に存在する客体の実在性を前提とし、その対象に対する構造分析を進めていた。図 6-17 に示しているように、この場合は 2 つの最基底構造から、対立的な背反分岐、非対立的な非背反分岐、および収斂の操作を繰り返すことによって、構造の構築が可能となる。

　確かに、主体を離れて、客体として独立した構造を分析する限り、客観主義の限界を超えることはできない。客観主義とは、一方から他方を再構成できるという立場である。しかし、最基底構造として、まったく異質な 2 つを前提とするとどうであろうか。一方は主体的なもの、他方は客体的なものを考えてみる。すると、構造主義の立場をさらに有効に発展することが可能である。つまり、理論生物学者の郡司幸夫（2002, 2003）が指摘しているように、2 つの離齬から何かが発生する。それを用いて生命にアプローチ可能となるのではないか。筆者が提唱している「自己・非自己循環理論」（村瀬、2000）も、こうした主張と同型である。

11.2　「構造」とは何か ― 存在、認識、発展する過程としての「構造」[5] ―

　　真の弁証法とは、従来の論理の形式を深め広め行くことではなくして、実在の論理化でなければならない（西田幾多郎、1988、180 頁）。

　　数学の定理の証明においてはほとんど常にそれの直接の内容をはるかに越えねばならぬということだけは真である（ワイル、1959、72-73 頁）。

　　子どもの思考の発展はすべて、一般的な自己中心性から、知的脱中心化への移行という点に、特徴がある（ピアジェ、1960、145 頁）。

　　えてして人間は自分が期待するものだけをみ、自分にとって重要にみられるものだけを記録する。…部分ではなく全体の見地で考えねばならず、物語の各章を、社会の成員ではなくて、社会そのものの生における出来事とみなさなければならない。…うまくこういう視点から歴史研究を行うかぎり、わたしたちの精神の中に混沌から秩序が生じ、以前には理解不可能だったことがはじめて理解できるようになるのである（トインビー、1975、p.16、44 頁）。

　　システムの理解を検討する一つの方法は、自分自身で理論を構築してみることだということは変わりようのない真実である（ミラー、1997、268 頁）。

　　この問題の核心は、これまではネットワークとは、純粋な構造を持った対象であり、その特性は遅かれ早かれ一定になると見られていたことにある。これらの仮説は、真実からほど遠い。…つまり、進化を繰り返しみずからを再構成し続けるシステムの統合体という見方こそが、ネットワークの科学の真に新しい点なのだ（ワッツ、2004、26 頁）。

　本章で再考を試みる、'構造主義'の「構造」とは何だろうか。その答えは、冒頭に引用した哲学者の西田幾多郎、数学者のヘルマン・ワイル、心理学者のジャン・ピアジェ、歴史学者のアーノルド・トインビー、言語学者のジョージ・ミラー、そして複雑系科学者のダンカン・ワッツの文章から読み解くことができる。学問領域のまったく異なるそれぞれの研究者が、論理数学的構造、心理学的構造、社会学的構造、言語学的構造、そして複雑科学的構造

5　生体は「構造」の原型である。というのも、生体は物理的客体として環境世界に「存在」し、活動の源泉である主体として環境世界に働きかけてそれを変容することで「認識」し、環境世界に適応して自らを調整することで「発展」する。したがって、「存在」＝「認識」＝「発展」という三重性を同時に満たす過程として、「構造」を考えなければならない。

について言及している。表現は異なるものの、彼らは同じように一つの「構造」について主張している。ここに普遍性が認められる。この普遍性にこそ、'構造主義'が探求する「構造」が、単なる学説でもなければ、一時的な学問的流行でもなく、むしろ学問の本質、その学問を創造する人間の本質、さらにはその人間が行う思考の本質と考えられる根拠である。逆に、もし「構造」が単なる学説や流行であるならば、その魅力はとうの昔に失われ、忘れ去られていたに違いない。

　ここに挙げた6名の研究者の中で、'構造主義'について言及しているのは、心理学者のジャン・ピアジェただ一人に過ぎない。要するに、ジャン・ピアジェとロランド・ガルシア（1996、44頁）が主張しているように「歴史の全体を通して、学者たちは意識もせずに、思考の諸構造を使用した」のである。つまり、「構造」とは、体系化を続ける学問としての'客体'だけではない。学問の新たな体系化が達成される度に、思考の水準を高次化する学者、すなわち'主体'、さらには、学者たちが使用する思考の'道具'、そのどれもが広義の「構造」である。そして、これらすべての総体もまた「構造」なのである。

　ということは、思考の道具としての「構造」や体系化を続ける学問である客体としての「構造」とは、'死んだ'論理体系や'不変の'概念体系なのではない。そうではなく、「構造」とは主体である人間と同様に現実世界に'存在'しながらも、現実世界のみならず、内なる観念の可能世界をも'認識'するとともに、その起源以来、歴史的に進化を続け、さらに高次の「構造」の構成に向けた'生きた'活動の体系として'発展'する過程に他ならない。

11.3 '構造の認識'と'認識の構造' ─弁証法的「無」の論理─

　ピアジェ（1976）は、次のように述べている。現代人の現時点での認識は、人類の長い歴史や進化、あるいは個人の発達の結果を経て獲得されたものである。したがって、この人類進化の歴史や人間発達の歴史に対する認識がなければ、現代人の現時点における認識を正しく理解することはできないと。歴史学者のトインビー（1972）も、次のように指摘している。異なる文明を理解するためには、その文明の歴史にも同時に親密にならなければならないと。彼ら

が異口同音に主張しているのは、次の事柄である。つまり、ある「構造」を理解するための最も有効かつ唯一の方法とは、その「構造」の発達の歴史を把握することである。そのためには、その「構造」の発生過程や形成様式を理解しなければならない。

　ここで、「構造」の起源となる情報が、対象である客体に存在するという客観主義科学的な先入観にとらわれてはならない。なぜなら、主体が対象にどのように働きかけるかによっても、‘客観性’は著しく異なってしまうからである。何事も、それを理解しようとする場合、私たちが用いることができる枠組みが豊かであればあるほど、結果として得られる‘理解’は、ますます‘客観性’を増す。その際、純粋に論理的な枠組みは、もちろん重要であることは言うまでもない。しかし、偶然の‘いたずら’や思いがけない‘失敗’、あるいは非論理的世界を演出する‘夢’や突然に思い至る‘直観’も、時には予想外に大きな飛躍的発展の原因となる（ユング、1987）。

　このように考えると、論理的思考と直観的把握のどちらも許容できることが、第一に重要である（岡、1968；ユング、パウリ、1976；福井、1984；セリエ、1988；小平、2000）。その上で、決定論と確率論 の中間に位置することができるような「構造」こそ、複雑な世界を生きなければならない私たちにとっては、最も融通のきく道具なのである（ピアジェ、1972）。思考においても、生物進化においても、新しいものを生み出すことができる、いわゆる‘創造的システム’は、変化しにくい特性（類似性・規則性・予測可能性に相当する特性）とともに、変化しやすい特性（相異性・不規則性・ランダム性に相当する特性）をも持ち合わせていなければならない。グレゴリー・ベイトソン（2001）は、こうした特性を持ったシステムを複合確率論的システムと呼び、その有効性を強調している。

　こうした観点を総合すると、「構造」の存在とは静的状態ではなく、動的過程による絶えざる再構成であることは明らかであろう。西田幾多郎（1984）は、『現実世界の論理的構造』という著書の中で、私たちがその中で生きて死ぬ歴史的現実世界を、絶対に相反するものの自己同一という不動の基礎の上において、永遠に動き行く世界と捉えた。その上で、この作られるものから作る

ものへと動き行く世界の、いわゆる弁証法的論理[6]、すなわち西田の言う無の論理 の「構造」こそ、生命の本質、心の本質、さらには心を変じうる宗教の本質と考えたのである。

11.4　構造の本質 ― 全体性・変換性・自己制御的閉鎖性[7] ―

　こうした「構造」の本質は、3つの特性から説明されている（ピアジェ、1970)。第1の特性が、圧倒的な'存在感'を印象づける全体性である。全体性とは、一つのまとまりとして理解可能な単位に他ならない。この全体性が存続するためには、一方では構造化されるが、他方では構造化するという、いわゆる'両極的'メカニズムが必要となる。それが、第2の特性である変換性である。変換性とは、一つの「構造」の中で、変換に従って生成される要素とその変換を支配する不動の規則によって成立している。この「構造」に固有な変換によって、新しい要素が無限につくられる。それにもかかわらず、変換によって支配される要素が「構造」の境界の外側へ出てしまうことはない。常に「構造」の内側に留まり続ける。これが自己制御的閉鎖性という、第3の特性である。

　ピアジェ（1972, 109頁）は、次のように指摘する。「構造」に固有な変換が、常に同じ「構造」に属する要素だけを生じさせる自己制御的閉鎖性を備えている。そのおかげで、「構造」の必然性が保証されていると。ただし、この閉鎖性は、当該の「構造」がより高次の（広い）「構造」の中に、低次の（下

6　秋月龍珉（1988）によると、鈴木大拙は「即非弁証法」という言葉を用いている。というのも、弁証法は元来、「否定」を媒介にして真実を「肯定」する。禅の修行では、自我の否定、すなわち、心を「空」にすることを心がける。それによって、「真の実在」を露わにしようと試みる。つまり、私たちは自我を「空」にしたときに、「絶対者」である「真の実在」、すなわち「真理」と「逆対応的」に接することができる。この「逆対応」が、西田哲学の「場所の論理」、すなわち「無の論理」の中心概念なのである。

7　ウイルス粒子の「構造」は、変化する要素と不変の規則から構成されている。さらに、ランダムに起こる突然変異が積極的に用いられている。つまり、規則に従う過程と確率に従うランダムな過程の両方が働き、いわゆる複合確率論的過程が、ウイルス粒子の「構造」の構成に寄与している。

部の）「構造」として組み込まれることを制限しているわけではない。「それ自体が閉じた体系に達したと同時に、限りなく広がることができる体系にも達した」ということである（ピアジェ、1960、265頁）。この構成過程の様相を、ピアジェとガルシア（1996、339頁）は「ある構造からつぎの構造への移行は、飛躍という非連続性を構成する」と述べ、また、西田幾多郎（1988、185頁）は、そのような構造化の過程を「非連続の連続」と表現した。

11.5 構造の具体例 — 非連続の連続としての構造化の過程 —

　ここに述べた3つの特性を満足する「構造」の具体例として、正の整数、すなわち、自然数について考えてみたい。任意の2つの自然数を加え合わせると、自然数の要素を無限に構成することができる。しかし、その結果は、常に自然数であり続ける。ここで全体性とは、加法則に従う自然数を指し、変換性とは、加法則であり、自己制御的閉鎖性とは、「自然数＋自然数＝自然数」という閉じた関係を指している。この加法則に加えて、減法則を導入することによって、'自然数'から自然数と0と負の整数を含めた'整数'へと「構造」が拡張される。そして、乗法則と除法則の導入によって、'整数'から分数を用いて表すことのできる'有理数'へと「構造」が拡張される。ここで、分数の分母を1とおけば、有理数は整数を含むことに注意したい。さらに、べき乗則とその逆演算の導入によって'有理数'と分数では表すことのできない'無理数'を含む'実数'へと「構造」が拡張される。

　この事実から明らかなように、当該の「構造」はその閉鎖性に到達する。同時に、より高次の「構造」の中にどこまでも組み込まれていく。もちろん、一つの「構造」が生成するためには、不動の変換規則の導入が必要となる。それ

表6-2　新たな演算の導入によって次々と新しい数の「構造」が構成される。

自然数	1, 2, 3, ……
整数	…… − 3, − 2, − 1, 0, 1, 2, 3, ……
有理数	… − 3, − 2, − 1, 0, …1/5, … 2/5, … 1, 2, 3, ……
実数	… − 3, − 2, − 1, 0, … 1/5, … 2/5, ・…1, …$\sqrt{2}$ …2, 3, ……

には、時間がかかる [8]。

　子どもが言語や数概念を習得するには、数年を要し、科学者がパラダイム転換を引き起こすのに数百年を要する（ピアジェ、1976）。すなわち「構造」の生成過程は、非連続的な変化である（ベイトソン、2001）。もちろん「構造」がより高次の「構造」の中に組み込まれる際、新たな変換規則の導入が必要である。そのために、その過程は非連続的にしか起こらない。このように「構造」の高次化というのは、非連続的変化が次々と連続して起こることに他ならない。これが、西田の言う「非連続の連続」という意味である。

　東洋思想では、「全体の把握」は、直観によって可能であることが経験的に知られていた。しかし、その方法を論理化することは断念されていた。数学者のゲーデルによって、「すべての構造を一度に論理形式化できない」ことが結論づけられて、東洋思想における全体の把握の論理化が断念されていた理由が明らかとなった。

　そこで、「全体の把握」を探求する新たなアプローチとして、「構造」が構成されていく方向から捉え直す方法が検討された（ピアジェ、1970；村瀬雅俊、2000；村瀬雅俊＆村瀬智子、2013）。これは、既成の「構造」の分析にとどまらず、新たな「構造」の構成を目指すアプローチと言える。そして、ゲーデルの「不完全性定理」を克服するには、新たな理論を構成する以外に方法はないことからも明らかなように、この方法は、私たちに残された唯一の可能性と言える。

　こうした点からも、「構造」とは、すでに存在している静的な状態として捉えることはできず、どこまでも再構成を続ける動的な過程として捉えるべきこ

8　ジョージ・ミラー（1997、p.5）が述べているように、「知るということには2種類の知り方が存在する」ということは明らかである。言語に関して言えば、「文法的に話せること」と「文法的な発話の特性を知ること」との違いに相当する。興味深いことには、2種類の知り方がそれぞれ必要とする時間の長さはまったく違う。というのは、子どもが「文法的に話せる」までに、数年の歳月が必要であるにもかかわらず、大人が「文法的な発話の特性を知る」、つまり「人間の言語獲得過程を知る」までには、驚くほど短い時間で可能となるからである。

とが明白となった。もちろん、「構造」の構成は‘創造’の側面とは限らず、‘崩壊’の側面もあることは忘れてはならない。しかも、身体の側面ばかりでなく、精神の側面も存在する。こうした観点を統合することで、未知なる問題の発見が可能となり、新たな「構造」の構成をとおして、それらの問題解決への道筋が示されていくに違いない。

コラム 10　構造の全体性・変換性・自己制御

　構造とは、1つの変換体系（形式）であり、（1）全体性、（2）変換性、（3）自己制御により既定される。

（1）全体性

　構造は要素からなるが、要素は体系そのものを特徴づけている法則に従っている。そこで、次の問いが立てられる。全体性の由来はどこにあるか。

① 全体性から出発

② 要素から出発

この二者択一に帰せられると考えるのは実は誤りである。第三の立場がある。

③ 要素間の関係（全体でもなく、要素でもない）、つまり構成の仕方

　　⇒　過程　に注目、全体はこの構成過程から由来する。

次の問い：全体性の終結（‘完成’に至るのか、至らないのか）

① 無発生的形態　⇒　先天的形態

② 無構造的発生　⇒　後天的形態

この二者の観点では、‘静的形態’と捉えられている。第三の立場がある。

③ 構造は‘静的形態’ではなく、‘変換系’である。

（2）変換性

構造化されると同時に構造化する‘両極的特性’

　　⇒　構造化された全体の特性が、その構成法則に関わるならば、この全体は構造化する性質をもつ。

問い：変換の起源

　1つの構造の中で、変換に従う要素と、変換を支配する普遍法則とを区別する。

　チョムスキーの生成文法では、この‘不動’の法則を先天的な統辞法則においた。

　　⇒　精神発達の問題は考えていないようだ。

（3）自己制御：閉鎖性と保存

　構造固有の変換が、その境界の外側に導くのではなく、常に構造に属しかつその法則を保存する要素だけを生じさせる。

　例）加法群の法則：任意の２つの整数を加減することで常に整数が得られる。

　サイバネティックス（制御科学）の視点：操作は行為の結果の観点から、誤りを修正するだけではない。行為の'あらかじめの修正'をなす。

コラム11	構造主義の俯瞰的描像

構成説（発生説）

　生き生きとした現実の本質は、単にその初期段階や最終段階からではなく、その変換の過程そのものから明らかにされる。

　⇒　反復と発達の二重性（弁証法的構造化）

　認知の発達は、同じメカニズム ― 新しい内容の追加と新しい形式（構造）の生成 ― の反復に起因。弁証法を思わせるらせん状の発達。永続的生成状態。

　⇒　高次と低次の相関性（歴史的文脈依存性）

　　　　　最も高度な構成が、最も原初的な構成と関連し続ける。

　　　　　　　　　科学史　　　⇔　　　精神発生

【非構成説】	生物	認識	知性	言語学
外因	創造説	実在論	創造 フーコーの考古学	共時的構造主義 ソシュール
内因	前成説	先験説 カントのカテゴリー	レヴィ・ストロース 人間精神構造	
外因・内因	全体説	ゲシュタルト心理学 全体の場		

【構成説】	生物	認識	知性	言語学
外因	環境説 ラマルク	経験論	超越説 自然	
内因	変異・選択 ダーウィン	生得説 ローレンツ	生得説 人間	変換的構造主義 チョムスキー
外因・内因	後成説 ウォディントン	構成説 ピアジェ	構成説 自然と人間	人間・言語共進化 ディーコン

　知能を発達の方向で定義するということは、生物学の見地から見ると、知能は生体の活動の一つで、知能が適応するということは生体が環境に適応することの一部と言える。

⇒　生体と認知の相同性（思想潮流の同型性）

二重性：知能が生物学的なものであると同時に、論理学的なものである。

→　"自然論理"は自然か、人間か、その双方にかかわるか。

生物学の解釈と認識論の解釈の驚くべき同型性がある。

【参考文献】

Cairns, J. "Mutation selection and the natural history of cancer" *Nature* 255, 197-200, 1975

Nowell, P.C. "The clonal evolution of tumor cell populations: acquired genetic ability permits stepwise selection of variant sublines and underlies tumor progression. *Science* 194, 23-28, 1976

Murase, M. "Alzheimer's Disease as Subcellular 'Cancer' — The Scale Invariant Principles Underlying the Mechanisms of Aging" *Prog. Theor. Phys*. 95, 1-36 (1996). http://repository.kulib.kyoto-u.ac.jp/dspace/handle/2433/48880

Murase, M. (1992): The Dynamics of Cellular Motility. John Wiley&Sons.

Eigen, M. (1992): Steps Towards Life — A Perspective on Evolution. Oxford University Press.

ダーウィン、チャールズ（1859年）『種の起原』（八杉龍一訳、岩波文庫、1990年）

バーネット、M.（1959年）『免疫理論 ― 獲得免疫に関するクローン選択説 ―』（山本正、大谷杉士、小高健訳、岩波書店、1981年）

エーデルマン、G. M.『脳から心へ ― 心の進化の生物学 ―』（金子隆芳訳、新曜社 1995年）

レネバーグ、E. H.（1967）『言語の生物学的基礎』（佐藤方哉監訳、大修館書店、1974年）

バルト、ロラン『物語の構造分析』（花輪光訳、みすず書房、1979年）

ヴァリアント、レスリー（2013）『生命を進化させる究極のアルゴリズム』（松浦俊輔　訳、青土社、2014年）

C. G. ユング（1936）「元型 ― とくにアニマ概念をめぐって」『元型論』林道義訳、紀伊國屋書店、1999年、77-98頁

K. ローレンツ（1954）「心理学と系統発生学」『動物行動学II』丘直道・日高敏隆訳、思索社、1989年、237-301頁（本書は現在、筑摩書房ちくま学芸文庫として刊行）

『バラモン教典　原始仏教』長尾雅人・服部正明訳、世界の名著、中央公論社、1969年、129頁

C. G. ユング、W. パウリ（1955）『自然現象と心の構造』河合隼雄・村上陽一郎訳、海鳴社、1976年、163-164頁

C. G. ユング（1961）『ユング自伝2 ― 思いで・夢・思想 ―』林道義訳、紀伊國屋書店、1973年、202頁

C. G. ユング（1921）『タイプ論』河合隼雄・藤縄昭・出井淑子訳、みすず書房、1987

A. トインビー（1972）「文明の解体」『図説　歴史の研究』桑原武夫・樋口謹一・橋本峰雄・多田道太朗訳、学習研究社、1975年 253-303頁

A. アインシュタイン、（1936）「物理学と実在」『現代の科学Ⅱ』井上健訳、世界の名著、中央公論社、1970年、250-251頁

H. R. マトゥラーナ、F. J. ヴァレラ（1980）『オートポイエーシス ― 生命システムとはなにか』河本英夫訳、国文社、1991年

朝永振一郎（1961）『科学者の自由な楽園』江沢洋編、岩波文庫、2000年、97-98頁

木村敏『心の病理を考える』（岩波新書）1994年；木村敏『偶然性の精神病理』（岩波書店）、2000年；I. I. ゴッテスマン（1991）『分裂病の起源』内沼幸雄・南光進一郎訳、日本評論社、1992年

多田富雄『免疫の意味論』青土社、1993年；大野乾『生命の誕生と進化』東京大学出版会、1988年

本庶佑『生体の多様性発現における選択説 1』科学　54、324-331（1894）

本庶佑『生体の多様性発現における選択説Ⅱ』科学　54、495-502（1894）

村瀬雅俊『歴史としての生命 ― 自己・非自己循環理論の構築 ―』京都大学学術出版会、2000

湯川秀樹（1943）「物質と精神」『目に見えないもの』1976年、54-71頁

注　マンダラに関する西洋と東洋の観点

ユング自伝2、185頁

「マンダラは自己の全体性の概念を示す最も単純なモデルであろうし、対立するものの戦いと調和を示すものとして心の中に自然に生じるもの」。

「最初は全く個人的な性質のものであるが、やがて、その主観的な葛藤が普遍的な対立するものの葛藤のひとつの例にすぎないのだという洞察へと続く」。

「われわれの心は宇宙の構造と一致して作られている」。

西田（中央公論社、369、381）

「私が成り立つには、必ず汝と対立したもの、それには両者が互いに相関係する「場所」というようなものがなくてはならぬ」。

「この世界というものは、『いつでも一つであるとともに多である』そういう性質をもっていなければなれない」。

第 7 章
マンダラ看護理論とメタ認識的学習

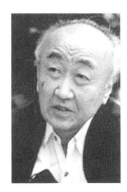

木村　敏
1931-

　気分や活動性の「正常値」は、その人なりに差があるだけでなく、周囲の状況によっても変化する、つまりそれは状況の関数でもあるということだ。判断のみちしるべは、全体としての患者のたちいふるまいの自然さや不自然さ、つまり患者の行動がどの程度まで周囲の状況とフィットしているかということであり、その測定器具は、「常識的な感覚」である。又、ここでいう「常識」は、一般的知識のことではなく、実生活の中で周囲の人や事物とつきあっていく際に、状況の変化に円滑に対応するために必要な「共通感覚」のことであり、その根底にあるのは一種の「構想力」である。（木村　敏『心の病理を考える』、岩波新書、2004）

1.　心身と環境の循環を支える看護

　人間は、「これ以上、分けることができない統一体（Unitary human beings）」（M. Rogers, 1970）であり、心身が有機的なつながりを持ちつつ環境の中で生活者として生きる生命体である。この心身の有機的なつながりと人間を取り巻く環境との関係は、身体内の環境から、遠く宇宙までに及ぶ広大な身体外の環境まで相互に影響し合って循環しており、その相互の影響のバランスが崩れた結果として、さまざまな健康障がいが発現する。しかし、残念ながら、私たち人間がその影響に気づくのは、自らに‘病気’という現象が現れ、

そのために生活上の困難を覚えてからである。

　第1章で述べたように、F. ナイチンゲールは、「あらゆる病気は回復過程」であることを強調し（『看護覚え書』, 1859）、私たちの日々の生活の中で、心身が衰えたり毒されたりする過程が気づかずして進行しており、その過程と、人間が有する回復力である自然治癒力との力関係の結果として、'病気' という現象が現れてくることを見抜いていた。

　では、病気と健康との境はどこにあるのだろうか。正常と異常の相違は何なのだろうか。精神病理学者の木村（2004）は、本章の冒頭に挙げたように、その人の立ち居振る舞いとしての言動が、周囲の状況にどの程度フィットしているかという「常識的な感覚」が、正常と異常を区別する道しるべになると述べている。ここで言う周囲の状況には、自然環境、物理・化学的環境、社会・文化的環境、人的環境などが含まれる。例えば、文化の異なる環境では障がいの捉え方や生きづらさが異なる。このように、病気と健康の境界は説明することが難しい。

　本章では、心身と環境の循環、すなわち、自己と非自己の循環という観点から 2000 年に村瀬雅俊によって提唱された「自己・非自己循環理論」を基盤として、全体論的（holistic）な視点に立った看護学における理論として、「マンダラ看護理論」（村瀬智子、2020）とメタ認識的学習について述べたいと思う。

2. マンダラ看護理論

2.1 看護理論の系譜

　マンダラとは、第6章で述べたようにサンスクリット語で閉じた円を意味し、心の平衡が失われている時や、ある思想がどうしても思い浮かばず、自らそれを探し出さねばならない場合に、創造力によって徐々にこころの内に形づくられる内的な像である（第6章）。マンダラ看護理論では、'生命マンダラ'（第6章、図6-7）を理論的前提のシンボルとする。'生命マンダラ' とは、存在の側面、発展の側面、認識の側面を兼ね備えた「自己・非自己循環原理」のシンボルであり、'空間的構造' と '時間的過程' という対立物の統合と永遠の均衡への揺るぎない永続の状態を表現している。

　看護理論は、1859 年のナイチンゲールの著作（邦訳『看護覚え書』、2001）が萌芽であり、原点である。その後の理論開発はアメリカが中心となって進められた。1950 年代には、生物 - 医学モデル中心で、機械論的指向性が強い理論が開発され、1960 年代には、患者 - 看護師関係に注目し、看護過程を重視した理論が開発された。1970 年代には多くの理論が発表され、これらは 1980 年代に研究成果をもとに改訂された。さらに、1990 年代には理論の検証や、理論を継承・発展させる方向で多くの研究が行われた。現在、看護理論は、哲学、大理論、中範囲理論などに分類され、多くの理論が提唱されている。

　しかし、生命体の一つである人間を理解し、人間を生命体の活動としての生活の側面からケアする看護の領域においては、生命の歴史性を踏まえ、生命の本質を基盤とした看護理論が必要である。

　そこで、生命の本質を基盤とした統合的看護理論として、以下の観点から新理論構築を試みた。すなわち、方法論として構造主義を活用し、既存の知識の組み合わせを変えて新たな知識として構築すること、生活過程・看護過程・病気の回復過程・教育過程などについて、歴史的（進化的）過程から捉え直しを行い、無意識や暗黙知をも視野に入れた知識・情報を再構成すること、多視点の共存を前提として多視点を統合し、アブダクションを意識化して物の見方を変革し、普遍的原理を探求することである。

2.2　マンダラ看護理論の基盤となる一般理論と主要機会

　マンダラ看護理論では、基礎となる一般理論として本書の第 2 章で紹介した「自己・非自己循環理論」（村瀬雅俊、2000）を用いる。その理由は、「自己・非自己循環理論」が、歴史的視点に立った生命理論であり、「自己」と「非自己」をたゆまなく更新しながら対立的共存関係に在るという生命の本質が、人間にも適用できるという前提に立って論を展開しているからである。

　マンダラ看護理論における主要な概念は以下のとおりである。

　①　「自己」と「非自己」

　「自己」とは、自ら境界を構成することによって、'内' と '外' を隔てることができる閉じた構造であり、「非自己」とは、「自己」以外である。看護にお

いては、患者−看護師関係、患者−家族関係、患者−環境関係などが「自己」と「非自己」の関係となる。これらの「自己」と「非自己」は、「非自己」を「自己」と置き換えれば、双方向からの視点を提供できるということになる。これは第8章（図8-1）で示す、アブダクションに対応する。

②　「自己」と「非自己」の対立的共存

「非自己」が自己化することなく、「自己」と「非自己」がどこまでも対立しながら、どこまでも共存していくものであるという関係を言う。これにはさまざまなレベルがある。遺伝子、細胞、組織、個体、認識、人間関係、社会現象等のあらゆるレベル、あらゆる階層において対立的関係が同定され、それらの対立的関係が高次で弁証法的に統合されることで共存することが可能になる。生命は、このような宿命を背負うがゆえに発展と崩壊の危機的矛盾が常に存在することになるのである。第8章（図8-1）のパラドックスに対応する。

③　「自己・非自己循環原理」

「自己」と「非自己」が対立的共存関係を保ちながら循環するという生命の基本原理である。生命体の構造は、'入れ子構造'であるために、生命はどこまでも不完全・不安定であり続けることになる。第8章（図8-1）のフラクタルに対応する。

④　生命マンダラ

'生命マンダラ'とは、存在の側面、発展の側面、認識の側面を兼ね備えた「自己・非自己循環原理」のシンボルであり、'空間的構造'と'時間的過程'という対立物の統合と永遠の均衡との揺るぎない永続の状態の表象、すなわち、対立的共存のシンボルである。前述した西田の言う「絶対矛盾的自己同一」や鈴木の「Aは非Aである。それ故にAである」という表現によって示された内容に時間軸を加えると、'生命マンダラ'と同型となる。

2.3　マンダラ看護理論におけるメタパラダイム

①　人間

人間は、本来的に自然治癒力や回復力（レジリエンス）を有しており、これ以上分けることができない全体論的で一元論的な存在としての生命体の一つで

ある。そして、その受精の瞬間から‘自己’と‘非自己’の対立的共存が始まり、「自己・非自己循環過程」を生きるという歴史性をもつ存在である。そして、対立した概念を高次で統合することで、常に自己の‘生命マンダラ’を構築し続けることが人生の営みである。これは、単に同一次元上の環境との相互作用とは異なり、進化の方向に次元を超えてダイナミックに循環し、階層構造を構築する（第 2 章、図 2-11、図 2-15、図 3-12）。

　②　健康

　「自己・非自己循環」が乱れや滞りなく行われ、自己の‘生命マンダラ’を構築し続けている状態である。健康と病気は、同一の生体反応機構である「自己・非自己循環過程」によって駆動される程度の差にすぎない。なぜなら、‘外’にある「非自己」を「自己」の‘内’に取り込み統合する過程に成長・発達のみならず、消滅・崩壊という解体の危機が常に伴うからである。環境変化によるストレスなどの内的要因や外的要因により、「自己・非自己循環」において、同一階層内の分断や異なる階層間の分断が生じると、階層構造に歪みが生じ、循環の乱れや滞りが発生する。そのため、生体は、その滞りや乱れを不調として自覚して自然治癒力を用いて整えようとする。そのプロセスにおいて、‘病気’という状態が発現することになる。したがって、病気は健康の一形態であり、健康と病気の関係は、健康の中に病気を、病気の中に健康を含み、それらが陰陽のシンボルのように循環する関係として捉えることができる（図 2-26、第 3 章のコラム 1 参照）。これが、健康と病気の循環論である。循環論の考え方に立つと、病による心身の苦痛や苦悩、自傷行為や喪失体験等も、心身や人生にとって意味があると捉えることが可能となる。その結果、「崩壊する自己」から「再生する自己」への変容を促すことになり、新たな人生を再構成できる可能性が拓かれる。

　③　環境

　体内環境と体外環境から構成され、体内環境は遺伝子レベルまで、体外環境は自然環境、物理・化学的環境、文化・社会環境、人的環境から宇宙までを包含する。人間は、「非自己」である環境に対して「閉じる ― 開く」という状態を繰り返す。病をもつ人にとって「自己」を閉じることは〈内向的関係形成〉

であり、「自己」を開くことは〈外向的関係形成〉である。どちらの関係形成も、人間にとって必要な環境との関係である。人間と環境の境界はどこまでも曖昧であり、人間は、常に環境を学習によって認識する。これが環境認識である。確かに、環境認識である学習過程は、認識の発展や進化の原動力となる。しかし、このような環境を認識する学習過程があるがゆえに、環境の影響が体内に現れてしまう。いわゆる現代病と言われるうつ病やアレルギー等の過敏症、生活習慣病は、その代表例である。したがって、現代の病は、人間の環境認識という学習過程を通して発現した疾患と捉えることができる。

④　看護

看護は、対象となる人間の「自己（人間）」に対して「非自己（環境）」として関わり、自己・非自己循環の滞りや乱れを発見・調整し、各人のストレングス（強み）を活かしながら固有の '生命マンダラ' の構築を促すように生活支援をする包括的な活動（ケア）である。したがって、看護ケアは、心身と環境の循環過程に関するすべてを包含する。看護ケアには2つのパターンがある。1つは、「同」の援助である。この援助は、看護の対象者である「自己」のエネルギーが病のために枯渇し、「非自己」である環境との関係性を閉じている状態で行われる看護ケアである。看護の対象者が「自己」を閉じることを妨げず、認識に共感的に寄り添い、傍らに存在しながら対象者の回復力（レジリエンス）を信じてエネルギーの湧きあがりを待つ。

他の1つは、「異」の援助である。この援助は、看護の対象者である「自己」のエネルギーが満ち、「非自己」である環境との関係性が開かれている状態で行われる看護ケアである。看護の対象者の一面化した認識に対立しながらも共に在ることで、一面化した認識から多面的認識へと認識の幅を広げる支援を行う。この際に、看護の対象者の認識の揺れを理解しつつ、対象者の回復力（レジリエンス）を信じて、対象者自身で認識の揺れを乗り越え、変容できるよう支援する。これら2つの看護ケアのパターンを切り替えるタイミングを測る判断においては、看護の経験知を蓄積し、直観的な観察力を十分働かせることが必要不可欠である。タイミングを外すと看護ケアが逆効果となり、看護の対象者の持てる力を奪ってしまう可能性があるためである。また、看護の対象者

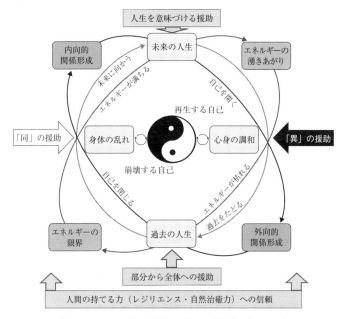

図7-1　マンダラ看護モデル（村瀬智子、2020）

の生活過程という歴史を重視しながら、「今、ここで」の微細な表現を手掛かりにして小さな援助を積み重ねるという部分から全体存在を揺り動かす援助につなげることもある。これらの過程は、まさに「自己・非自己循環」であるため、援助者である看護師自身も変容することになるのである。

　これらの関係性を整理し、構造化した図（図7-1）が、マンダラ看護モデル（村瀬智子、2020）である。このモデルは、「崩壊する自己」と「再生する自己」の狭間で揺れる自己への看護ケアモデルである。すなわち、「同」の援助と「異」の援助という2つのパターンの看護ケアを行うことで、「自己」の過去の人生から未来の人生への援助を行うのである。このモデルの基盤には、「人間が持てる力（自然治癒力、回復力）への信頼」がある。

3. マンダラ看護理論の教育への適用 ― メタ認識的重要の意義 ―

　古来より、「失敗は成功の始まり」と言われている。このことは、失敗体験と成功体験は表裏一体の関係にあるということである[1]。なぜなら、失敗の原因を追求し、失敗の法則性を学習することで、新たな知の獲得につながり、致命的な失敗の回避と人間的な成長への期待が高まるからである。前節で述べたマンダラ看護理論を教育に適用すると、失敗から学ぶ教育方法として活用することができる。すなわち、教育においては "正解は一つ" というドグマからの離脱を意味し、失敗させない教育から、失敗を前提とした失敗から学ぶ教育への転換が可能になるのである（本章、コラム 2 参照）。

　教育における失敗体験と成功体験について考えてみよう。病気と健康の関係性と同様に、伝統的な考え方においては、失敗させない教育が大切であるとされ、成功体験の積み重ねこそ教育の本質であると言われてきた。しかし、本節の冒頭で述べたように失敗体験と成功体験は表裏一体の関係にあるため、一元論的な考え方に立つ必要がある。すなわち、失敗を生じさせるメカニズムの中に、成功を導く鍵となるメカニズムが存在するという考え方である。この考え方に時間軸を入れて循環論的な考え方に立てば、成功と失敗は共存し、常に一体であるということになる。すなわち、失敗から学び、回復力（レジリエンス）を発揮することが成功の秘訣であり、さらに、成功が学びの停止につながらないことも成功の秘訣となるのである。すなわち、これが失敗から学ぶ教育方法の基本的な考え方である。

　そこで、著者らは、看護学において、学習上の失敗体験をメタ認識的学習過程という観点から捉え直す新たな教育方法の開発を試みた（詳細は拙著『未来共創の哲学』、2020 参照）。

1　安全マネジメント分野のエリック・ホルナゲルは、「目に見える失敗」にばかりでなく、「気づかれずに進行している成功」にも着目する必要性を強調する（本書の第 1 章、1.2 節）。
　Erik Hollnagel, *Synesis*, London & New York: Routledge（2021）

（講座「生命」河合出版 2001 を一部改訂）

| コラム 1 | マンダラの秘密 ― 木村敏氏のコメントに答えて ― |

マンダラの秘密は、次の 3 点に要約できると思われる。

（Ⅰ）西田幾多郎（1988）の「在ることは、働くことであり、知ることである」という主張は、マンダラとして表現可能である。⇒　アブダクションに対応する。

（Ⅱ）「マクロの世界で起こることは、ミクロの世界でも起こり、こころの世界でも起こる」という一般法則が成立する。⇒　フラクタルに対応する。

（Ⅲ）人間発達によるマンダラの「創造」は、「身体や精神の症状の創発」― すなわち、マンダラの「解体」― の危険性を秘めている　⇒　パラドックスに対応する。

ここで、述べたアブダクション、フラクタル、パラドックスの意義は第 8 章で述べる。禅者である鈴木大拙（『自由・空・只今』1997、71 頁）の言葉を引用したい。

　　「無」とか「不」とかの否定句を使うので、消極性をもっているかのように想像せられるかも知れない。ここに仏教や東洋思想の誤解せられる難点がある。真実は消極が積極で、否定が肯定である。これを「絶対矛盾的自己同一」というのである。否定そのものを肯定するはたらき、ここに東洋的なるものの神髄に触れることが可能になる。西田君の論理は実にこれを道破して遺憾なしである。「A は非A だから、それ故に A である」というところまで徹底しなくては、仏教および他の東洋的なるものの深所に手を著けるわけには行かないのである。

　ここで、特に注目したいのは、「A は非 A だから、それ故に A である」という「絶対矛盾的な形式論理」である。ここで、「A」を「自己」と置き換えてみると、木村敏氏の言う「自己が自己であるためには、自己は非自己に出会わなくてはならない」という「存在論的差異」に基づく「個別化の原理」に一致することがわかる。また、木村氏は、統合失調症をこの「個別化の原理」の障がいとして、早くから捉えていた（木村、1975）。このことから、禅に現れているような東洋の「哲理」の中に、問題解決の核心が隠されていることがわかる。

　次に、「絶対矛盾的な形式論理」の意味を探ってみよう。形式論理が矛盾をきたしてしまうのは、対立するものを一つにまとめて表現しているからである。それが、根源的には「内」と「外」の対立である。これが「観測のジレンマ」の起源となる。なぜなら、西田幾多郎の言う「在ることは、働くことで、知ることである」という主張からもわかるように、「在ること」という「存在」と、「知ること」という「認識」の間に相同性が存在するからである。

　実は、この「A は非 A だから、それ故に A である」という絶対矛盾の形式は、その中に隠されていた「時間」を意識化することによって「発展の原理」となる。ここにおいて、西田幾多郎の言う「働くこと」との相同性が明らかになる。こうした相同性

を基に、もう一度「A」を「自己」と置き換えてみよう。すると、生命シンボルとして提唱した「自己・非自己循環原理」と一致することがわかる。それは、マンダラ ― すなわち、あらゆる対立物の統合、永遠の均衡と揺るぎない永続の状態 ― として表現できる。ここにおいて、マンダラの「創造」がマンダラの「崩壊」可能性を秘めでることが理解できるのである。

このように、「自己・非自己循環原理」に立脚した「自己・非自己循環理論」が検証されるためには、理論を構築した「自己」と相同な「他者」の出現が不可欠である。「自己・非自己循環理論」の構築者である村瀬雅俊にとっては、木村敏氏が、まさに、そのような存在なのであった。

もちろん、別の検証のあり方もある。それは、「理論構築者自らが構築した理論の検証を行う」という可能性である。そのためには、「時間」の次元を意識的に導入する必要がある。具体的には、理論構築「以後」の「私」から、理論構築「以前」の「私」を眺めるという作業 ― すなわち、「自己」の「非自己」化 ― を行うことである。この作業を行うことにより、理論が構築できず、何の理解も進展していなかった状況 ― その時点では、表面的に捉え得る「分裂」状態は ― 切存在しない ― が、理論構築「以後」の「私」という立場から眺めた時に、はじめて「概念の統合障害」というかたちで理解できることになるのである。

つまり、「事後」的に、はじめて「分裂」の形態が浮き彫りになるということである。私の「内」に「他者」を見いだすことも、私の「外」に「他者」を見いだすことも、同一事象の異なる側面に過ぎない。それは、木村敏氏の言う「水平的なあいだ」と「垂直的なあいだ」という同じ一つの「あいだ」の２つの視点に他ならない。このことは、例えば、細胞では、細胞膜が陥入すると、細胞分裂が起こる。これが「外向型」分裂である。しかし、膜の陥入が不十分であると細胞の中に小さな小胞ができる。これが「内向型」分裂である。これら２つの細胞分裂の様式が、どちらも細胞膜の陥入という同一過程の異なる展開として現れることと同値である。

こうした分裂が統合される時、理論は検証され、さらなる発展の段階へと進む。しかし、こうした「あいだ」に亀裂の入る余地は常につきまとう。もっとも、相同の「分裂」のかたちは、異なる立場の「私」の間で、さまざまな形態を取り得ることになる。その「主観的」な症例として、精神病理学的な「統合失調症」を位置づけることができると考えられる。

もちろん、「自己・非自己循環理論」の立場から言えば、「主観的」破局だけでなく、「客観的」破局も同一事象の異なる側面として表面化する。なぜなら、「自己」も「非自己」も「循環過程」を通して対等に取り入れており、しかも「マクロの世界で起こることは、ミクロの世界でも起こり、こころの世界でも起こる」という一般法則が成立するからである。

　例えば、激しい感情 ― つまり、愛や憎しみ、喜びや悲しみ ― に流されている時は、誰でも度を過ぎたことを言うように、私たちは「自己」の中に存在しながら、それと気づかずにいた無意識的な「非自己」に、思いがけず直面させられてしまうことがある。そんなとき、普段ならば拒絶できそうな訳の分からない観念さえも、一見健康そうな人々のこころを捉えてしまう。これが、「精神的な伝染病」なのである（ユング、1991，53，54頁）その起源には、ローレンツの言う「気分伝染」（1989，314-316頁）があることは言うまでもない。どちらにしても、「主観的」破局も、「客観的」破局も、さまざまな対立間の「分裂」として現れることを、「こころの老化」という広義の「統合失調症」概念として捉えることができるのである。

　このように、学問は、個別的な研究が互いに相補的に重なり合い、関係し合いながら、新たな展開へ向けて果てしなく進展する。この「学問」の本質は、「生命」の本質に他ならない。その意味では、今後、どのような理論展開を実践的に示すことができるかということも、構築した理論の厳しい検証となることは確かである。

　ここで、記号学者のロラン・バルト（『物語の構造分析』1972、6頁）の言葉を引用しておきたい。

　　　ここでお目にかけるのは、…ある種の歴史なのだ。…私の望みは人々がそこに、ある学説がもつさまざまな確証とかある研究の結果ゆるぎないものとされたもろもろの結論などではなく、むしろ、修業時代につきものの信念や誘惑や試みを読みとってほしいということである。そこにこそ…意味が…ある。

　東洋では、「哲理」を生きることに重きが置かれていることを考えるならば、「マンダラ」を自得しつつ生きることができるか否かということが、私たちにとって、これからの課題ではないだろうか。

　木村敏氏と2000年7月7日にお会いした。その際、木村氏が語ったところによると、「最近の‘分裂病’は症状が軽減しており、患者数も減少しているように思う。それは、おそらく、家庭、学校、社会の絆が解体してきたことの二次的な現れではないか」ということである。つまり、これまで‘分裂病’発症の要因であった社会性が解体し始めたことが、皮肉なことに、‘分裂病’の症状の軽減化という効果をもたらしたということである。社会の一方の統一が成立すると、他方の不統一が成立するというように、どこまでもとどまるところがないという印象を受ける（分裂病は、今日の統合失調症のことである）。

　次に、看護学教育における教授－学習過程や病気の回復過程の例を挙げながら、教育過程におけるメタ認識的学習の意義について検討する。その意図は、対人援助の専門職育成を目指す教育学や看護学における教育過程と病気の回復過程の同型性を提示することにである。

　我が国の教育や医療においては、人間をホリスティック（全体論的）に捉え、各ライフステージにおける発達課題や健康課題に自らが対処できるように支えるための教育・医療のあり方が問われている。その背景には、少子高齢化や疾病構造の変化、深刻化する環境問題、自然災害の発生など、日常的に多くのストレスを抱えながら生活せざるを得ない現代社会の状況がある。

　著者の一人は、これまで、うつ病をもつ人への看護援助過程に関する質的記述的研究（村瀬智子、2012a；2012b）や、熟練看護師のライフヒストリーにおける学習意欲を保持する過程（村瀬智子、2013a）、看護観変遷の構造化（村瀬智子、2013b；2014）についての研究を重ねてきた。このような研究を継続してきた理由は、うつ病をもつ人の病気の回復過程とそれを支える援助過程や、熟練看護師のライフヒストリーとしての語りの中に、その個人の健康観や看護観が秘められていると考えたからである。

　つまり、看護師の援助過程に関する事例研究や熟練看護師のライフヒストリー分析を積み重ねることで、卓越した看護援助の特徴や看護観変遷の構造を明らかにし、その過程に存在する看護の対象者及び援助者双方の認識の発展過程について構造化を目指したのである。なぜなら、看護の本質は、このような‘構造’の中に在り、援助過程において患者−看護師双方の認識が構成的に発展すると考えたからである。ここで言う‘構造‘とは、主体である人間と同様に現実世界に‘存在’しながらも、現実世界のみならず、可能世界をも‘認識’するとともに、その起源以来、歴史的に進化を続け、さらに高次の‘構造’の構成に向けて‘生きた’活動の体系として‘発展’する過程に他ならない（村瀬＆村瀬、2013：2014，本書第3章参照）。

　例えば、熟練看護師A氏は、人生のターニングポイントとなる各局面での体験から、学んだ経験（記述）を外在化するとともに、その意味づけを学習（説明・理論）として内在化する過程を繰り返していた（第5章、コラム4）。これが自己・非自己循環過程である。その過程で学習意欲を保持すると共に認識が発展していることが明らかになった（村瀬智子、2013b）。この学習過程を図示すると対立は弁証法的に統合され、構造としては螺旋を描く（図7-2）。これがメタ認識的学習の表現である。

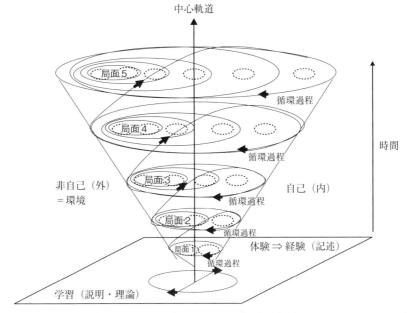

図7-2　自己・非自己循環過程と学習による認識の発展過程（村瀬雅俊，2000改変）

　ここで、メタ認知的学習（オリヴェリオ、2005）という用語ではなく、メタ認識的学習という用語を用いる理由は、学習過程は、いわゆる知識という意識に上る言語化可能な経験だけでなく、無意識の中に在る直観や感性などの暗黙知（ポラニー、1995）によっても学習しているからである。

4.　教育過程・病気の回復過程におけるメタ認識的学習

4.1　看護基礎教育課程におけるメタ認識的学習の例

　以下の事例は、自己の看護実践の意味が理解できず、「自分は看護学生として何もできない」と悩む学部生Aに対する教授−学習過程の例である。
　（本節でとりあげる事例は、実際の実習指導や教育指導において、よく生じる例であり、個人情報保護の観点から個人は特定していない）。

【事例A】

　統合失調症をもつ40歳代女性は、閉鎖病棟に入院中である。幻聴がありながらも自ら対処し、自立した日常生活を送っている。この女性を受け持った学生Aは、「患者さんは日常生活が自立してできているので、看護学生として何もできない」と悩んでいた。実習場面では、学生Aは患者の言動を観察しながら、時々患者から表出される退院後の生活に向けての不安な事柄に対し、頷きながら話を聴き、「例えば、週に数日デイケアに通ったり、訪問看護を受けたりしながら生活すれば、安心して過ごせるのではないでしょうか」と自分の考えを述べていた。しかし、学生Aは、「これは普通の会話をしているだけで、看護はしていない」という理解だった。そこで、教員は、「本当に看護をしていないのだろうか」と疑問を投げかけ、受け持ち患者との関わりの場面をプロセスレコードとして再構成することを促した。その結果、学生Aは、見守りの看護や「提案」という治療的コミュニケーションスキルを用いた看護を実践していることに気づくことができ、その後は、自信を持って患者と関わることができるようになった。

　この過程は、患者の認識内部に「退院後の生活をどうしたらよいかわからなくて不安」という認識と、「例えば、週に数日デイケアに通ったり、訪問看護を受けたりしながら生活すれば安心して過ごせるのではないでしょうか」という学生からの'提案'という援助を対立的に共存させることで、患者の認識の発展を促しているメタ認識的援助過程である（図7-3）。それと同時に、「これは普通の会話をしているだけで看護をしていない」という学生の認識に対して、教員から「本当に看護をしていないのだろうか」という対立する認識が投げかけられ、学生自身で、その関わりの過程をプロセスレコードに再構成して外在化し、客観的に振り返っている。

　この過程は、メタ認識的援助過程を促進するメタ認識的教授－学習過程である。そして、「看護は日常生活動作（Activity of Daily Living：ADL）の援助」と考え「日常生活が自立してできている患者に対し看護学生として何もできないでいる自分」と、「看護は患者の人生に寄り添う援助」と考え、「患者の退院後の生活上の不安を傾聴し、'提案'という看護を行っている自分」を対立的に共存させている。つまり、学生Aの認識の発展を促すメタ認識的学習

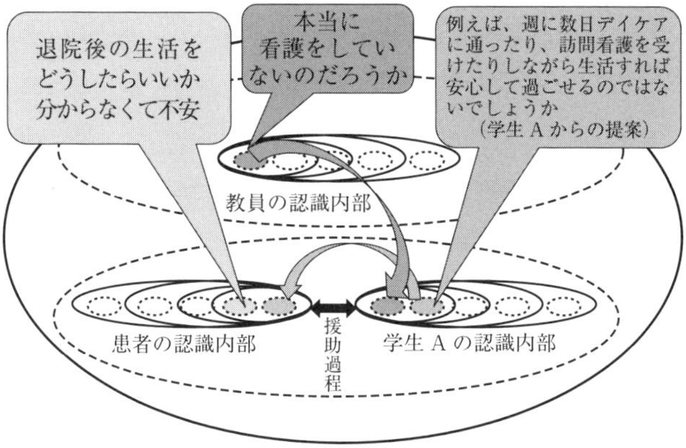

図7-3　メタ認識的援助過程を促進するメタ認識的教授学習過程

であると同時に、看護援助過程でもある（図7-3）。この教授−学習過程の例
は、患者と学生自身の本来持っている力を活かしながら患者に対して行われ
た看護援助であると同時に、患者と学生双方の認識の発展を促す教育過程でも
ある。

　一般に、対人援助職を育成する教育現場においては、学生が、対象者との関
わりがうまくいかないと悩んでいる時や、関わりがうまくいった理由が自覚で
きていない場合に、学生自身の関わりの過程を客観視してみるという省察が行
われる。このことにより、自分自身の関わりの特徴や無意識に行っている自我
の防衛機制などに気づくことができる。このようなリフレクション（省察）を
意図して行われる教育方法の一つがプロセスレコードというツールを用いた教
育であり、援助過程における異和感を出発として、自己一致を目指す教育方法
であると言える（宮本、2011）。

　プロセスレコードは、対人関係を構築するスキルを学ぶための記述・分析
ツールであり、対象の言動・状況、学生の認識、学生の言動といった過程にお
いて、様式に従い記録することで、リフレクション（省察）により、自己洞察

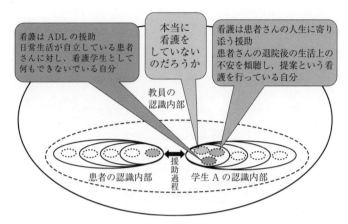

図 7-4　学生のメタ認識的学習過程に基づく看護援助課程

を深めることができる学習方法でもある。この方法は、まさにメタ認識的学習方法と言える。

　さらに、プロセスレコードを用いた学習経験を積み重ねることで、自らがもう一人の自分（＝架空の他者）を意識的に構成することができるようになる。そして、構成したもう一人の自分（＝架空の他者）の立場から、「今、ここで」の自己の経験（教授－学習過程や実践など）を、リフレクション（省察）することで経験の意味を理解することができるようになる（Schoön, 1991；Rolfe, 1998；Glaze, 1998；Lumby, 1998；Bert, 2000；本田, 2001；バーンズ＆バルマン、2009）。このような学習方法は、自己対話を用いたメタ認識的学習方法であり、自律につながる学習方法であると考えられる。

4.2　看護学の卒後教育課程におけるメタ認識的学習の例

　以下の事例は、自己の研究課題を明確にすることができず、「自分は大学院生として研究能力がない」と悩む大学院生Bに対する教授－学習過程の例である。

【事例 B】

　大学院に入学した学生 B は、学習意欲はありながらも自己肯定感が低く、研究課題を明確にすることができないまま時間だけが過ぎてしまい、入学後 2 年目を迎えていた。学生 B は、指導教員との相互関係の中で、自らの考えを伝えることができないことを、「自分は院生として研究能力がない」と捉え、一人で悶々と悩んでいた。実際には、学生 B は多くの文献を読んでおり、自らの研究として取り組んでみたい課題をいくつか考えていたが、考えがまとまらないという状況だった。そこで、複数の教員による指導体制を整えると同時に、多くの学生と議論し合える自主ゼミへの参加を促した. その結果、自己の興味・関心が明確になり、研究計画を立案することができた。

　この事例における教授−学習過程は、学生 B の一面化した認識内部に、多重な対立的共存関係を設定することによって認識の発展を促すことができた教育過程である。つまり、学生 B の認識内部には、教員や他の学生とさまざまな議論をする過程で、複数の対立的共存関係が設定されることになり、その結果、学生 B の認識内部に対立的共存関係が多重な「入れ子構造」を呈することになったと捉えられる（図7-5）。この過程は、個人の一面化した認識に対し、学生や教員の多様な認識を対立的に共存させることでメタ認識的に学習

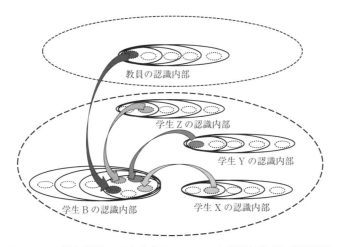

図 7-5　多様な認識の対立的共存によるメタ認識的教授 - 学習過程

する機会を多く持つことができるよう支援した過程であり、その結果、学生B
の認識の発展を促すことができたという教授－学習過程であると考えられる。
学生Bの認識内部においては、対立的共存関係を設定する教員や他学生から
の問いかけや意見を聞くことで、無意識内に潜在していた自己の認識を浮き彫
りにすることができ、その結果、弁証法的に学びを深めることになった。この
ような学習方法は、自己・非自己対話を用いたメタ認識的学習と考えられる。

4.3　病気の回復過程におけるメタ認識的学習の例

　以下の事例は、自己の健康課題を明確にすることができず、将来の生活に不
安を抱く患者Cに対する看護援助過程の例である。

【事例C】
　自殺未遂後に入院し、退院の方向性が示される段階まで回復したうつ病をも
つ50歳代のC氏は、受け持ち看護師との相互関係の中で、自らの人生を次の
ように振り返った。
　「私の人生ってマラソンみたいね。走り続けて疲れちゃったのよ。退院して、
元に戻れるかしら？」と看護師Dに尋ねた。看護師Dは、「そうですね。私は、
Cさんには元に戻ってほしくないと思います。元に戻ったら、またマラソンを
して、同じような生活を繰り返すことになるのではないでしょうか」と自らの
考えを述べた。すると、C氏は驚いた様子で、「そっか。そうだよね。少し考
えてみる」と答え、その後、しばらくしてから「私ね。第二の人生を生きよう
と思うの」と、自ら退院後の生活について看護師Dに話した。

　この事例においては、患者－看護師関係において信頼関係があることが基盤
となる。そして、患者の考えをまずは受け止めた上で、その考えに対する「異
なる考え」を提示するという援助を行っていた。看護師は、患者の人生におけ
る一局面で、患者と出会い、援助関係を構築する（図7-6）。この援助関係の
中で、患者の認識に寄り添いながらも、患者の認識にあえて対立する認識を表
出するという認識を揺らす援助（「異」の援助）も行うのである。

　このような援助過程をモデル図として示したのが図7-1であり、患者の病か
らの回復過程を支えるメタ認識的援助過程である。このモデル図（図7-1）は、

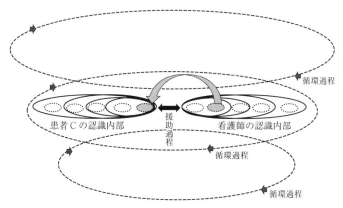

図 7-6　患者の病からの回復過程を支えるメタ認識的援助過程

　著者の一人が、看護師として 10 例のうつ病をもつ人に対して、入院から退院まで援助した過程をデータとして質的帰納的に分析し構築したモデル（村瀬智子、2012a；2012b）を基に、マンダラ看護理論（2020）として発展的に構築したものである。

　病をもつ人に対する看護援助は、【人間の持てる力への信頼】を基盤として、【今ここで生きる自己の肯定】が中核にあり、【今ここで生きる自己の肯定】をしていく過程には、「同」の援助と「異」の援助という 2 つのタイプの援助がある。「同」の援助は、病をもつ人がエネルギーを使い果たして限界となり、「非自己」としての環境に対し「自己」を閉じた内向的関係形成の場合に行われる援助で、「自己」の認識に寄り添い共に在る援助である。

　一方、「異」の援助は、エネルギーが満ちてわき上がり、「非自己」としての環境に対して「自己」を開いた外向的関係形成の場合に行われる援助で、「自己」の認識に対立しながらも共に在る援助である。すなわち、病をもつ人の「崩壊する自己」から「再生する自己」へと変容し循環する人生において、看護師は、病をもつ人にとって「非自己」として関わる。その関わりのあり方に、「同」の援助だけでなく、「異」の援助という対立的共存関係を認識内部に布置する援助が用いられているのである。「同」の援助と「異」の援助を切り替えるタイミングは、経験知に基づく看護師の直観を含む臨床判断である。

4.4 事例における過程の統合から意味の抽出へ

　上述した3事例は、教授－学習過程と病気の回復過程という異なる過程ではあるが、いずれの過程も一面化した認識に対し、認識内部に対立的な認識の共存を促すというメタ認識的学習を取り入れた教育・援助過程である。これらのメタ認識的学習過程には、学生－教員相互の認識の発展を促すと同時に、患者－看護師関係における病気の回復過程をも促進するという意味があることがわかる。教育実践や看護実践は、人間対人間の関係性という経験の中に在る。そのため、経験を記述するという受動的学習だけでは、その意味を理解し、説明することはできない。意味づけや説明が可能になるためには、経験を外在化することが必要である。そして、それらの意味づけを内在化し、さらに経験を重ねることで、経験に幅や深まりが出るのである。これらを繰り返しながら学習する過程が、メタ認識的学習であり、このような学習方法を効果的に活用することにより、認識が発展する。このメタ認識的学習過程を図示してみると、図7-7のようになる（図6-16参照）。

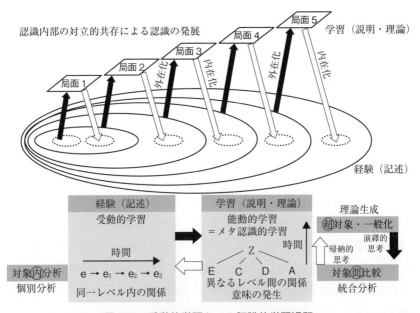

図7-7　受動的学習とメタ認識的学習過程

　経験を記述するレベルの受動的学習では、時間が経過しても同一レベル内の学習に留まり、関係性も変化しない。これは、ピアジェが述べている対象内分析と同義である（ピアジェ、1972）。一方、経験を説明することや理論を生成する自己対話や自己・非自己対話を用いた能動的学習であるメタ認識的学習の場合は、異なるレベル間の関係の中に意味を見いだすことができる。これは、対象間比較を経て統合され、超対象・一般化する段階であると考えられる。

5.　弁証法と認識内における対立的共存

　メタ認識的学習の前提となる認識の構造について考えてみると、その構造は弁証法的世界観であると考えられる（図7-7）。薄井（1983）によれば、現実世界を認識し記述するためには、3種類の認識の段階があると述べられている。すなわち、第1段階としての現象的・個別的・感性的認識、第2段階としての表象的・特殊的認識、第3段階としての抽象的・一般的認識である。そしてこれらの認識した内容（記述）を表現（説明）するという構造である。この具象から抽象へと上る過程が帰納的思考であり、抽象から具象へと下る過程が演繹的思考である。これらの上り下りで認識が発展する（図7-8）。このことは、図7-7とのアナロジーがある。

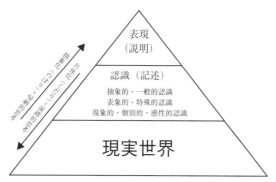

図7-8　　認識の構造 ― 弁証法的世界観
（薄井坦子『科学的看護実践とは何か』1983., 改変）

　ヘーゲルが提唱した弁証法では、対立物との相互浸透によって矛盾を解消すると考えられている。しかし、矛盾は解消するものではなく、矛盾を矛盾のままに対立的に共存させることで、認識が発展するのではないだろうか。このような考えのもとに、'自己・非自己循環理論' に基づく、弁証法的な認識論、すなわち構成的認識論（村瀬＆村瀬、2013）の提唱を試みた。すなわち、帰納的思考と演繹的思考は、どちら主でどちらが従かという対立ではなく、'自己' と '非自己' の螺旋的な循環過程における認識の発展過程の段階であると捉えることができるという主張である。このような観点に立つことで、ある局面における矛盾は、解消することを目指すのではなく、矛盾を矛盾のまま受け入れることが可能となるのである。

6.　メタ認識的学習 — 経験の記述から学習による説明・理論生成へ —

　従来のような知識を伝授する学習過程は、受動的学習であると考えられる。このような学習の場合では、時間が経過しても同一レベル内の経験の記述に留まる。したがって、新しい問題に直面した時には、また新たな知識を与えられなければ理解できず、理解は深まらない（図7-7）。現象を「理解する」ためには、受動的な姿勢では捉えきれない。

　つまり、私たちが対象となる現象を理解しようとする場合、対象が持つ情報に加えて対象が何に関する情報を伝えようとしているのかというメタ情報をも同時に理解する必要がある。しかし、このメタ情報は、対象だけを眺めて、それをひたすら分析しようとしても、簡単に抽出できるわけではない。私達が対象にどのように働きかけるかによって、対象の理解が変わるからである。現象をありのまま捉えるということが客観的捉え方であるとすれば、人間の認識では客観的捉え方はできない。なぜなら、私たちは、自分のこれまでの学習経験や生活経験において培った経験に基づく主観的認識を通してしか現象を捉えることができないからである（村瀬＆村瀬、2013）。

　このような学習に対して、本章で提示するメタ認識的学習過程は自己対話や自己・非自己対話を用いた能動的学習である。そのため、異なるレベル間の関

係について多様な観点から認識し、意味を考えることができる。すなわち、異なるものを同じと見なすという‘同定’（湯川、1989）や転移（アブダクション）を前提とした自律的な学習過程と言えるのである。このような学習によって、はじめて経験の意味を説明することができ、理論化につなげることができる（ベイトソン、2001）。

　このメタ認識的学習過程を研究のプロセスに援用すると、個別分析から対象間の比較による統合分析、理論生成という帰納的方法と同型となる。この個別分析・統合分析・理論生成は、ピアジェの言う対象内分析・対象間比較・超対象的構造化という認識の発展過程と同型である（ピアジェ、1972）。また、精神の発達過程と科学史の比較研究においても、同型の過程があることが示されている（ピアジェ & ガルシア、1996）。ここで強調すべき点は、対象となる現象を理解し、探究するためには、帰納的探究方法と演繹的探究方法という2つの方法を組み合わせ―すなわち、経験の外在化と学習―の内在化を繰り返す学習と、異なるものを同じを見なすというアブダクションを前提とした学習が必要だということである。

　このような考え方に立つと、‘外’の世界の把握と‘内’の世界の把握とは、現象が出現している方向は異なるが、現象を把握する方法は同型という捉え方ができる（ユング&パウリ、1976）。つまり、両者は同じ過程から構成される‘構造’であると捉えることができるのである。また、「内」→「間」→「超」の発展過程は、‘外’の世界の把握においても、‘内’の世界の把握においても見出すことができるため、‘入れ子構造’として構造化できる。

7.　教育過程におけるメタ認識的学習の意義
― 自己・非自己循環理論の視点から ―

　先述したように、看護及び看護学の基盤を築いた F. ナイチンゲールは、『看護覚え書』（1859）の中で、「私は、他に良い言葉がないので、看護という言葉を使う。…看護とは、患者の生命力の消耗を最小にするよう生活過程を整えることである」と述べている（2001）。そして、「看護婦とは、他者の個人的

256

健康に責任を持つ誰をも意味する」と述べた上で、「相手の感情のただなかに、これほど自己を投入することが必要な仕事はない」と明言している。つまり、看護師は、他者の個人的健康に責任を持つために、相手の感情のただ中に自己を投入する能力が必要であるということである。このような能力を育成するためにも、メタ認識的学習が必要不可欠である。

　一方、先のナイチンゲールの言葉を、教育の文脈に置き換えてみると、「教育とは学生の生命力の消耗を最小にするよう教育環境を整えることであり、教師とは、他者の個人的成長・発達に責任を持つ誰をも意味し、相手の感情のただなかに、これほど自己を投入することが必要な仕事はない」ということになる。そして、この場合の前提となる考えは、人間には生命力と称する生きる力、すなわち成長・発達する原動力が本来備わっており、「教育は変化・変容する過程」であるということになる。このようにナイチンゲールの看護に関する考えを教育に援用してみると、看護学と教育学の基盤は同型であることがわかる。したがって、看護においても、教育においてもメタ認識的学習が必要不可欠な学習方法であると考えられる。

　すなわち、教育過程におけるメタ認識的学習の意義は、以下のようにまとめることができる。

1. 看護過程や教育過程、病気の回復過程におけるメタ認識的学習過程は同型である。
2. メタ認識的学習には自己対話と自己・非自己対話を用いた共創的学習過程がある。
3. 自己対話を用いたなメタ認識的学習過程では、自らがもう一人の自分（＝架空の他者）を構成することにより、「今、ここで」の自己の経験（教授―学習過程や実践など）をリフレクション（省察）することで経験の意味を理解する。
4. 自己・非自己対話を用いたメタ認識的学習過程では、教員（看護師）あるいは他の学生などが、学生（患者）の認識内部に対立的共存関係を設定する問いかけを行い、学生（患者）は、それらの対立的共存関係を統合して弁証法的に学びを深める（回復過程を促進する）。

5. 人間を対象とした学問分野や教育現場においては、自己対話と自己・非
   自己対話を用いたメタ認識的学習を多く取り入れることで、一面化した
   認識から多面的な認識へと認識の幅を共創的い広げ、自己の経験と理論
   を能動的につなぐ自律的な学習効果が期待できる。

6. 病気の回復過程を促進する自然治癒力や、自己の成長・発達を促す原動
   力は自己（当事者）の内にある。このことに自ら気づくことで、自律的
   な学習を促進することができる。この場合、援助者・教育者に求められ
   ることは、自己（当事者）の外の環境（療養環境・教育環境、すなわち
   非自己）を整えることである。

　また、'自己・非自己循環理論' の視点から考えてみると、メタ認識的学習
過程において、次のような認識の転換がもたらされる可能性がある。

　つまり、'病気' や '老化' といった崩壊過程は、'健康' や '進化'、'成長・
発達' といった創造過程と表裏一体の関係にあるという視点から、現象の意味
を捉え直すことが可能となる。そのため、いわゆる教育過程における '失敗体
験' も '成功体験' へと捉え直すことができ、逆に、'成功体験' が '失敗体験'
として捉え直されることもある。また、学問が進む過程は、弁証法的過程であ
るため、他の学問領域において見いだされた理論を、探究したい現象に援用す
る（アブダクション）ことが可能となり、認識の幅が広がる。

　認識は生命と同じように対立的共存関係を前提とした入れ子構造（フラクタ
ル）である。そのため、部分としての現象から全体としての現象を推論するこ
とができる。さらに、全体としての理論から部分としての現象が理解できる。
この考えをもとに、対人援助過程の教育を実践することが可能となるのであ
る。

　現代社会においては、情報技術の革新に伴う IT 化が教育・医療現場にも波
及し、入手可能な情報があふれている。その一方で、若年層の思考力・創造力
の低下への危惧が否定できない状況にある。また、高齢社会における生涯教育
の推進も課題となっている。さらに、医療技術の目覚ましい進歩に伴い、多様
化・複雑化してきた医療においても、病や障がいと共存しながら生きる個人の

人生の質（Quality of Life：QOL）へのケアが求められている。つまり、教育や医療のあり方や、教師の教育力や医療者のケア力が問われる時代を迎えているということである。

　このような状況の中では、高度な知識の伝達や最新の情報獲得を重視する受動的学習方法から、論理的思考力や独創的な創造力の育成を目指した能動的学習方法へと学習方法を学び直す必要性があるのではないだろうか。

コラム2　明暗を分けた2つの航空機事故

1.　視野狭窄による事故を招く「完璧な集中」

　1978年12月28日、オレゴン州ポートランド郊外にユナイテッド航空173便（UA・173便）が墜落した。機長はマルバーン・マクブルーム氏（52歳）であった。コックピットに同席していた他の2名は、副操縦士・45歳と航空機関士・41歳で、どちらユナイテッド航空勤続13年と11年のベテラン揃いだった（サイド、2016）。

　ニューヨーク・ジョン・F・ケネディ国際空港を飛び立ったUA・173便は、デンバーで途中降機の後、予定通りポートランド空港に向かった。管制官の誘導に従い、着陸態勢に入った同機の機長は、車輪を下ろそうとランディング・ギアを操作した。異音とともに、1つのインジケーターランプが点灯していなかった。この状況が、機長をパニックに陥れた。車輪が下りているかどうかを確認するため、ポートランド上空で旋回を繰り返すが、車輪の状態がわからない。そのうちに、燃料がどんどん消費されていき、航空機関士は何度かそのことを報告した。ところが、機長は「車輪の問題」の答えを探すことに集中するあまりに、時間の感覚がなくなると共に、周囲の意見も聞こえない状態になっていた。その結果、UA・173便はポートランド郊外に墜落した。

　墜落現場では、住人は無事だったが、残念ながら乗客8名と乗員2名が命を落とした。機長は、大けがを負ったが命は助かった。事故後の調査で、車輪は下がっていたことが判明した。原因は、ランプの球切れだった。ここから得られる教訓は、問題をもっと広く捉えるという視点が欠けていたことだ。このように時には、ささいなことから命に関わる大問題が、起きてしまう。ここで注目しておきたいことは、いずれの問題も、その内容は全く異なっている。それにもかかわらず、問題が解決しないというプロセスには、以下のような共通性が存在することである。

1) インジケーターランプが点灯していなければ、車輪が下りていないことを意味しているという暗黙の前提を、「否定」しなかった。

2) 一つの問題に集中し過ぎるあまり、航空機関士が燃料切れを警告しているにもかかわらず、状況がわからない視野狭窄に陥ってしまった。

3）視野狭窄に陥ったために、時間経過の感覚が麻痺してしまった。UA・173便の機長は、事故後の調査に対しても燃料漏れを主張したほどである。

4）機長の燃料漏れの主張は最後まで訂正されなかったことから、同じ現実に直面しても全く異なる捉え方をして都合のよい結論を導いてしまうことが明らかになった。

5）時間経過の感覚麻痺とともに、周囲の意見を受け入れるというゆとりが消失したが、クルー当事者間のコミュニケーションにも問題があった。

6）問題が解けなかった理由は — すなわち、事故がおこった原因は — 当事者に熱意や動機や集中が足りなかったからではない。

　こうした点は、医療現場における医療ミス、裁判における冤罪、教育現場における評価ミス、建設現場における施工ミス、巨大プロジェクトの設計ミスなどさまざまな問題に共通している。そこでの共通な問題とは、熱意や動機の欠如といった個人の問題ではなく、人間の心理を考慮しないシステムの方にある（サイド、2016）。

2. 失敗からの学び「完璧な集中」

　ジム・コリンズ（2001）は『ビジョナリーカンパニー2 ― 飛躍の法則』の中で、「人生のなかでかならずぶつかる困難にどう対応するかが違いをもたらす」ことを強調している。先の航空機事故の教訓を踏まえ、失敗からの学びへの具体的な展開例を以下に述べたい。

　先のUA・173便の悲惨な事故から、航空業界では上下関係にあるクルー間の効果的なコミュニケーションを促す訓練が実施されるようになった。それが「クルー・リソース・マネジメント（CRM）」である。機長の補佐的立場にある副操縦士や航空機関士は、上司に対して自分の意見を主張するための手順を学ぶ。上司にあたる機長は、部下の言葉に耳を傾ける手順を学ぶと共に、部下に対して明確な指示を出す技術を学

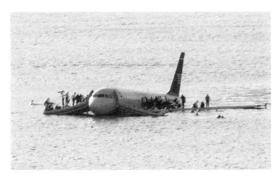

図7-9　ハドソン川に着水したUSエアウエイズ1549便

ぶ。時間の感覚が失われる問題には、責任分担を組み込むことで対処する対策が取られた。

こうした取り組みが、31 年後の 2009 年 1 月 15 日に起きた「ハドソン川の奇跡」につながった。ニューヨーク・ラガーディア空港を離陸した US エアウエイズ 1549 便は、離陸直後にカナダガンの群れが機体に衝突し、両翼のエンジンが停止してしまった。コックピットには、テェズリー・サレンバーガー機長とジェフリー・スカイルズ副操縦士がいた。2 人のコミュニケーション・責任分担は、クルー・リソース・マネジメントのおかげでスムーズに進行した。管制塔からの「空港を目指せ」との指示にも冷静に対応し、ハドソン川への着水を決意し奇跡的に成功させたのである。奇跡の着水の後、機長は浸水がはじまる客室内を 2 往復して見回った。一人の死者も出さなかったことは記憶に新しい。

人類が歴史的な失敗から、貴重な教訓を学び、それをクルー・リソース・マネジメントとして実践してきたことが、パニックに直面しても同じような失敗を繰り返さないことにつながったのである。私たちは、さらに問題は多様な様相となることを示していきたい。「一つであるとともに多である」ことが、現実世界の様相であることを具体例によって示したいと思う。そのような複雑な世界の様相を理解するには、私たちは視野を「拡張」することが重要であることを私たち自身の体験から学んでいる。しかし、視野の「拡張」というとき、単に見る領域を広げるだけでは限界がある。誰も見ようともしなかった領域にまで、「深化」することも「拡張」の範囲として考慮しておく必要がある。

8. 成人期の学習におけるリフォーミングの実際

専門職業人としての能力の維持・向上を目指した教育の推進は、学校教育現場で教育を担う教師においても、医療現場で看護を担う看護師においても基本的な課題である。アメリカを代表する成人教育研究者であるメリアムは、『成人学習理論の新しい動向』（メリアム、2010）の中で、次のように述べている。

　　20 世紀においては、成人学習は、認知的な過程として、つまり、精神が事実や情報をすべて知識へと変換し、知識が次なる行動の変化として観察される過程として理解された。なおも記憶や情報処理に関しての研究は特に年齢の機能と関係づけられて続けられているが、近年では、学習は、身体、情動、心やスピリチュアリティを含む非常に広い活動として解釈されている。…（中略）…。学習の多

元的性質は、学習へのいっそうホリスティックなアプローチを取ることと解釈されている（136頁）。

　固定的なカリキュラム志向的な学習、公式の学歴や単位を強調するより、成人学習の大多数を占めるノンフォーマル学習やインフォーマル学習をもっと目に見えるものにしていくことが重要だろう。(115頁)

　成人期の学習は、生きてきた経験と一体化した関係にあるので、基礎教育における学習方法とは異なり、ナラティブ学習や教育的ライフヒストリーを活用し、学習者が置かれている文化的状況や生活経験と切り離さずに、それらを含めて研究対象とする事例研究の蓄積が必要である。現代社会においては、少子高齢化や未曾有の災害等によって、看護に対する国民のケアニーズが増大しており、マンパワー不足を補うためにも、急激な医療情勢の変化に対応できる一人でも多くの看護職者の育成が急がれている。

　日本における看護教育の現状は、教育背景が非常に多様であるにもかかわらず、取得できる免許が、看護師、准看護師、保健師、助産師に限られている。また、免許取得後の看護実践能力の維持・向上については、各施設で行われているクリニカルラダー制度（臨床看護実践能力習熟段階制）による継続教育によって推進されている。クリニカルラダー制度とは、一般に、臨床において、パトリシア・ベナーの理論（ベナー、2001，2010）に基づき、新人、一人前、中堅、達人という4段階（ラダーレベル）を設定し、各自が自己の学習課題を明確にした上で、梯子（ラダー）を上るように学習することを支援する制度である。各病院の特性により教育内容は多様であり、各病院看護部の教育担当管理者や教育委員会が企画・運営・研修講師・評価を行うことが多い。

　ライフヒストリーから見た看護実践能力であるコンピテンシーの獲得過程（古城、2003；田中・小野・小西、2005；杉谷、2004）や、看護実践能力を育成するためのリフレクションの必要性に関する先行研究等（バーンズ、2000；堀井、2011；本田、2001；本田・小原、2009；池西・田村・石川、2007；上田、2012；東、2010）はあるが、教育背景が異なる一人ひとりの看護師がどのような学習経験を積み重ねて看護実践能力を保持し、継続的な学習を行いながらキャリアアップをしているのかという実態については明らかになっていない。

　顕在化されにくい個人が体験している意味世界を読み解く方法がある。それがライフストーリー・インタビュー法（桜井＆小林、2010）である。それを用いることで、学習者個人が置かれている文化的状況や生活経験と切り離さずに、専門職業人としての継続的な学習の本質を探究できる。次に具体例を紹介する。

8.1　看護実践力を継続的学習で保持する過程例

　A氏は65歳の女性。15歳から50年間のライフヒストリーは以下のとおりである。

　A氏は、自分を取り巻く生活環境の変化をありのままに受け入れ、その変化に応じて学習する分野や目標を変えながら、学習意欲を保持し、前向きに学び続けようとしていた。その過程で異なる分野の学習をどのように活かすかという葛藤（対立）を抱える5つの局面があり、両者が共存できる道（対立的共存）を選択することで学習意欲を保持していた。5つの局面とA氏のライフヒストリーにおける第Ⅰ期から第Ⅹ期との関係を以下に述べる。

　局面1は、A氏のライフヒストリーの第Ⅰ・Ⅱ期に当たり、働きながら5年間学べる機会を待ち、自分のやりたい勉強を始めることができた時期である。百科事典から学んだ一般教養から、看護という専門的な学習を選択することで、自分のやりたい学習内容が焦点化され、意欲を持って学習に取り組めた局面である。

　局面2は、A氏のライフヒストリーの第Ⅲ期で、2つの職業人を目指して学んだ時期である。A氏は、局面1で准看護師の教育を受け資格を取得するが、その過程で、保母の教育にも魅力を感じた。そこで、幼稚園教諭・小学校教諭の資格も取得するべく大学で学ぶ。看護と保育という異なる分野の学習どのように活かすかという葛藤の中で、卒業後の職業としては保育を選択し保育の中に看護の学習を取り入れた統合教育を行う局面である。

　局面3は、A氏のライフヒストリーの第Ⅳ・Ⅴ期である。家庭の事情から職業として看護を選択する。そして、看護の中で保育の学習を活かした音楽療法やレクリエーションを取り入れた援助を行う局面である。

　局面 4 は、A 氏のライフヒストリーの第Ⅵ・Ⅶ・Ⅷ期である。勤務異動により、一般的な看護から精神科看護という専門分野の看護を学習しなければならない立場に立たされ、新たに学ぶ必要性が生じる。精神科看護の新たな学び（社会生活技能訓練、Social Skills Training：SST）を通して、これまでの看護を振り返り、身近な指導者に支えられて看護研究に挑戦することや、正看護師を目指して進学する局面である。

　局面 5 は、A 氏のライフヒストリーの第Ⅸ・Ⅹ期である。看護の中に社会福祉の知識が必要であることに気づき、新たに精神保健福祉士の資格取得に向けた学習を始め、出会う人を皆人生の師と考えて学び続ける局面である。

　これらの関係を構造化してみると、図 7-10 のようになる。つまり、A 氏のライフヒストリーにおいては、異なる分野の学習を学びたいという A 氏の認識内部の葛藤が生じている 5 つの局面が認められ、各局面で、それらの葛藤に折り合いをつけることができるような職業や経験を選択することにより、さらに高次の認識に発展する過程を繰り返し、学習意欲を保持していることが分かる。また、A 氏の学習過程は、各局面の体験から学習した経験を外在化する

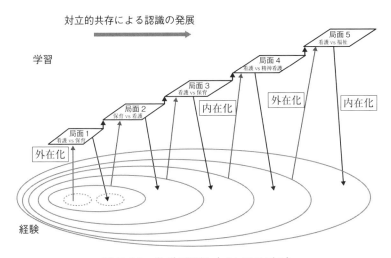

図 7-10　学びの過程（べん図モデル）
（ジャン・ピアジェ、ロランド・ガルシア『精神発生と科学史』改変）

と共に、その意味づけを学習として内在化するプロセスを繰り返していた。この学習の意味づけを理解するための内在化のプロセスは、「行為の中の省察」（椙山、2009）であると考えられる。

　さらに、その学習過程において、A 氏の認識は「看護ってトータルなもの」「失敗したことも自分で経験したことは必ずどこかで役立つ」など発展していた。これは、異なる認識が対立的に共存することによる認識の発展（村瀬、2001）と捉えられる。また、これは、薄井（椙山、2009；薄井、1974）が「実践者である専門家としての看護職の学習は、自らの状況との省察的な対話能力である認識能力を鍛えること」と述べていることと同型であると考えられる。

　このような看護師の認識の発展過程は、病気を持つ人が病を受け入れ、病の経験の意味を内在化し、新たな人生を描くことで病から回復する過程と同型である（村瀬、2006、2012、2012）。また、学校教育においても、学習は、異なる学習経験の内在化と、その内在化した経験を次の学習で活かすという外在化のプロセスを繰り返していることから同型であると考えられる（オリヴェリオ、2005）。さらに、この過程は、人類の叡智の歴史である科学史の発展過程

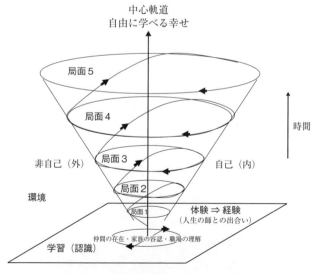

図 7-11　学びの過程（らせんモデル）

（ピアジェ・ガルシア、1996）とも同型であると考えられる。

　A氏の学習意欲を駆動するエネルギーは、「出会う人を皆、人生の師」と考え、その人から学びとりたいという気持ちであり、人生の流れに逆らわず、偶然の体験（人との出会いを含む）をいったん外在化し、「自由に学べる幸せ」を感じて、その学びを内在化することであった。そして、さらに内在化した学びを経験として、次の外在している学びの機会にチャレンジすることを繰り返していた。この過程は、「内」（自己）と「外」（非自己）の循環過程として捉えられる。この「自由に学べる幸せ」が、螺旋型学習の中心軌道であり、学習意欲を保持するエネルギーであると考えられた（図7-10）。

　A氏の50年間のライフヒストリーにおいて、常に学習意欲を支えたのは、仲間の存在、家族の容認、職場の理解であると捉えられた。

　このように、A氏における学習意欲を保持する過程の本質は、「自己・非自己循環理論」の視点から捉えてみると、「自己」と「非自己」が螺旋を描きながら循環し、各局面で対立する異なる分野の学習や新たな学習経験によって生じた認識内部の葛藤を共存させる方向で統合しながら進む過程であると捉えることができるのである。

【参考文献】

Bert Teekman（2000）：Exploring Reflective Thinking in Nursing, Jounal of Advanced Nursing, 31（5）, 1125-1135

D. Schoön（1991）：The Reflective Practitioner 2nd: Jossey Bass, A. SanFrancisco

G. Rolfe（1998）：Beyond Expertise: Reflective and Reflexive Nursing Practice: in C. Johns and D. Freshwater ed. : Transforming nursing through reflective Practice, Blackwell Science Ltd., a Blackwell Publishing Company, Oxford, UK, 21-31

J. Glaze（1998）：Reflection and Expert Nursing Knowledge: in C. Johns and D. Freshwater ed.: Transforming nursing through reflective Practice, Blackwell Science Ltd., a Blackwell Publishing Company, Oxford, UK, 151-160

J. Lumby（1998）：Transforming Nursing Through Reflective Practice: in C. Johns and D. Freshwater ed.: Transforming nursing through reflective Practice, Blackwell Science Ltd., a Blackwell Publishing Company, Oxford, UK, 91-103

トメイ他著（2002）／都留監訳（2004）看護理論家とその業績、医学書院

A. オリヴェリオ（2002）:『覚える技術』（川本英明訳）翔泳社

P. ベナー（2005）:『ベナー看護論 ― 初心者から達人へ』（井部俊子訳）医学書院

ミルトン・メイヤロフ『ケアの本質 ― 生きることの意味』（田村真　訳）ゆみる出版、1987

S. バーンズ、C. バルマン編（2009）:『看護における反省的実践 ― 専門的プラクテショナーの成長』（田村由美、中谷康夫、津田紀子監訳）ゆみる出版

ベナー、P.、サットフェン、M.、レオナード、V.、デイ、R.（2010）／早野 ZITO 真佐子訳：ベナー「ナースを育てる」、東京：医学書院（2011）

メリアム、S. B. 編（2008）／立田慶裕、岩崎久美子、金藤ふゆ子、荻野亮吾訳：成人学習理論の新しい動向　脳や身体による学習からグローバリゼーションまで、東京：福村出版（2010）

シャイン、E. H.（1990）／金井壽宏訳：キャリア・アンカー　自分のほんとうの価値を発見しよう、東京：白桃書房（2003）

西田幾多郎（1937）「論理と生命」『西田幾多郎哲学論集Ⅱ』岩波文庫、173 頁、1988

鈴木大拙（1962）「自由・空・只今」『新編　東洋的な見方』岩波文庫、71 頁、1997

木村敏（1965）「精神分裂病症状の背後にあるもの」『分裂病の現象学』弘文堂、11975

牧野広義（1992）:『弁証法的矛盾の論理構造』文理閣

村瀬雅俊（2001）:『こころの老化としての‘分裂病’― 創造性と破壊性の起源と進化 ―』講座・生命 Vol.5 河合出版、230-268

竹内一真（2013）：専門家による教えることを通じた熟達化とキャリア形成 ― 実践を通じた教育における教え手の成長と技能獲得の関係に関して ―、Journal of Quality Education, vol.5, 71-85

現代社編集部編（1983）:『薄井坦子教授講演集 1、科学的な看護実践とは何か』現代社

本田多美枝（2001）：看護における「リフレクション（reflection）」に関する文献的考察、Quality Nursing、7（10）、53-59

宮本真巳編著（2011）:『援助技法としてのプロセスレコード ― 自己一致からエンパワメントへ』精神看護出版

村瀬雅俊、村瀬智子（2013）：構成的認識論 ― 自己・非自己循環理論の展開 ―、Journal of Quality Education、Vol.5、29-51

村瀬雅俊、村瀬智子（2014）：構成主義再考 ― 自己・非自己循環理論の視点から ―、Journal of Quality Education、Vol.6、25-50

村瀬智子（2013b）：熟練看護師のライフヒストリーにおける学習意欲を保持する過程 ―「自己・非自己循環理論」の視点から ―、Journal of Quality Education、Vol.5、53-69

村瀬智子（2014）：熟練看護師の看護観を変えた経験 ― 2 人の熟練看護師のライフヒストリーの比較 ―、日本赤十字豊田看護大学紀要第 9 号、35-54

湯川秀樹（1989）:『湯川秀樹著作集 4　科学文明と創造性』岩波書店

東めぐみ：看護リフレクション入門、ライフサポート社（2010）

本田多美枝：看護における「リフレクション（reflection）」に関する文献的考察、Quality Nursing、7（10）、53-59（2001）

本田芳香、小原泉：がん看護実践能力を育成するためのリフレクションプロセス、自治医科大学看護学ジャーナル、7、13-24（2009）

堀井湖浪：精神科に勤務する看護師のリフレクションのプロセスに関する研究、日本赤十字看護大学紀要、25、32-42（2011）

池西悦子、田村由美、石川雄一：臨床看護師のリフレクションの要素と構造―センスメイキング理論にもとづいた 'マイクロモメント・タイムラインインタビュー法' の活用―、神戸大学保健学科紀要、23、105-126（2007）

金井壽宏：働くひとのためのキャリア・デザイン、PHP 新書、東京：株式会社 PHP 研究所（2002）

勝原裕美子：看護師のキャリア論、ライフサポート社（2009）

古城幸子：専門教育を受けた高齢女性のライフヒストリー―生活構造分析を用いて―、新見公立短期大学紀要、24、131-137（2003）

森本弥生、鈴木貴世美、凪眞紀子、和田加代子、大納庸子、近田敬子：中高年看護師の自己成長に教育的機会が与える影響、日本看護学会論文集：看護管理 34、204-206（2004）

桜井厚・小林多寿子編著：ライフストーリー・インタビュー　質的研究入門、せりか書房、（2009）

杉谷佐久良：看護師のライフヒストリーから見るコンピテンシーの獲得過程、神奈川県立保健福祉大学実践教育センター看護教育研究集録、29、198-204（2004）

椙山委都子：二つの実践の認識論による生涯学習の検討：薄井坦子『科学的認識論』と D. A. ショーン『省察的実践とは何か』をめぐって、千葉看護学会会誌、15（2）、46-52（2009）

田中美延里、小野ミツ、小西美智子：先駆的な公衆衛生活動を展開した保健師のキャリア発達―離島の町の保健師のライフヒストリーから―、広島大学大学院保健学ジャーナル、5（1）、16-27（2005）

上田修代：地域看護実践における保健師のリフレクションを構成する概念の解明、千葉看護学会会誌、18（1）、45-52（2012）

薄井坦子：科学的看護論、日本看護協会出版会（1974）

第 **8** 章

未来から描く '実物定義' の活用
― 学習と脱学習の循環 ―

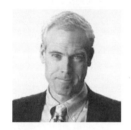
人はだれでも、人生のどこかで失望を味わい、絶望的な事態にぶつかる。…違いをもたらすのは、困難にぶつかるかぶつからないかではない。人生のなかでかならずぶつかる困難にどう対応するかだ。…厳しい状況にぶつかったとき、最後にはかならず勝つという確信を失ってはならず、同時に、自分がおかれている現実のなかでもっとも厳しい事実を直視しなければならない。このストックデールの逆説は、困難を経て弱くなるのではなく強くなるための強力な武器になった。

　　（ジム・コリンズ、『ビジョナリーカンパニー 2 ― 飛躍の法則』136 頁、2001）

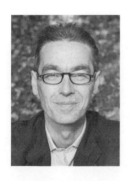
今我々が直面している危機は、一人のリーダーが、一つの組織や国が、一つの戦争が生み出す危機とは次元が違う。従来の社会構造、考え方、制度を生み出す方法や集団の社会体制を具現化する方法が、もはや機能しなくなっているという危機だからだ。…我々はまた巨額の資金を教育制度に投じているが、初等教育にせよ高等教育にせよ、人間が生まれながらに持っている、未来を予感し創造する力を育む教育はなされていない。この力こそ今世紀に共創造の経済を生きるものにとって最も必要とされる知なのだが。

　　（C. O. シャーマー、『U 理論 ― 過去や偏見にとらわれず、本当に必要な「変化」を生み出す技術』31-33 頁、2010）

1.　自然な学びのはじまり

　キルケゴールは、「人生は前に進まないといけないが、過去を振り返ることによってはじめて理解できる」と述べている。現在を生きる私たちは、過去と未来、自己の内と外から影響を受け、そして影響を与え続けてきた。その結果、私たちのこれまでの歴史とこれからの未来において、内にも外にも次々と病理学的な諸問題、あるいは社会学的な諸問題を創り続けることになる。人間個人の場合には、過去を知ることによってしばしば現在の問題解決に繋がることを学んできた（第5章，2節）。同じように、人間集団からなる国家においても、お互いの現在の問題にばかり注意を払うのでなく、それぞれの国家の歴史にも注目する必要がある（トインビー、1975）。

　これまでの社会では、一つの仕事に就くと定年を迎えるまで同じ仕事を続けていた。ところが、急速に変化する現代の環境の中で、私たちは否応なく自己変革に迫られている。皮肉なことに、事態を改善すべき懸命な努力が、誰も望まない状況を結果的に創り出している（シャーマー＆カウファー、2015）。安定した時代に成功をもたらしてきた '従来型アプローチ' ―すなわち、「一度に一つの状況のみを扱う分業的・縦割り的なアプローチ」― が、この激動の時代にはほとんど機能していない。しかも、従来型アプローチによる問題解決が、新たな問題を創りだしてしまう"相殺フィードバック"と呼ばれる複雑システム固有のシステム・ダイナミックスに、私たちは翻弄され続けている（センゲ、2011）。

　全世界を震撼させたCOVID-19のパンデミックは、人類に未曾有の課題を突きつけている。利益・効率優先の下で成長してきた現代文明は、人間・社会活動の基盤喪失の危機に直面し、私たちは「科学技術の発展とは何か、経済成長とは何か、人間とは何か」と真剣に問いはじめている。危機の中に希望を見いだし、未来を拓くためには「表層に現れた問題ばかりでなく、深層に潜む根源的な問題・心の問題・問題の創発と反創発過程」に着目する新たなパラダイムが必要である。

コラム 1　　伝承を拒む精神の宝

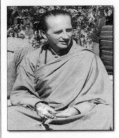

Lama Anagarika
Govinda
1898-1985

　無限に抽象思考を重ねても、古い教義を探し回っても、仏教の本質は見つからない。絶え間ない自己訓練・自己集中・内的体験・洞察によって会得するものだからである。つまり、これらの活動の時間・空間における展開、その発展の無限性こそが、仏教の普遍的な本質と自覚されるに過ぎないのである。この観点こそ、仏教に限らず、あらゆる科学・技術・芸術の本質と思われる。

（ラマ・アナガリカ・ゴヴィンダ『チベット密教の真理』、1991）

　『チベット密教の真理』を著したラマ・アナガリカ・ゴヴィンダの師であるトモ・ゲシュ・リンポテェは、次のように宣言した。「1000 年以上もチベットに隠され保たれてきた精神の宝を世界に開示する時がきた」と。「力の道」は自己破壊を繰り返すばかりで、残された道は「悟りの道」しかないことを痛感したからである。ゴヴィンダによると、言葉の本質はその言葉が持つ意味だけに尽くされていない。もともと言葉には、概念には翻訳できない「質」が表現されていた。その「質」とは、感覚をかきたて、存在を高め、他のものと共振できる働きである。

　一方で、人間の自己は絶えず、より高次な「存在」を模索することが要求される。ところが、より高次な「存在」が、あまりに根本的なために、簡単な説明や描写を拒んでしまう。それは、ただある種の体験に結びついているに過ぎない。その体験を別の「何か」に〝翻訳〟することはできない。その体験を思考することも、想像することもできない。なぜなら、その体験は、見て・考え・触れ・味わう・聴く・嗅ぐ、どんな体験よりも真実であるからだとゴヴィンダは言う。つまり、あらゆる感覚に先行し、かつ、それらを包含し、それゆえ、それらの中のいずれとも同一視できないのだ。

　ではどうすれば、その体験を伝えることができるのだろうか。確かに、神話（鶴見＆頼富、2005）や物語（山極、2020）は、伝承文化として世界に根付いてきた。究極的には、その体験は「象徴」すなわち「シンボル」という方法によって、はじめて暗示されるほかなかった。そのシンボルの一つが、曼荼羅である。こうした象徴は、心の深層から自然発生的に生じる。この「象徴」を創る力が、予言者詩人の音声を通して発せられた「マントラ」であった（ゴヴィンダ、1991）。

　マントラは、物理的な音声ではなく、精神的な音声である。つまり、言葉を使用する本来の目的は、思考や観念を伝達することに限られてはいなかったのである。その

ため、マントラは耳でなく心が聴き、口でなく心で発するのだ。したがって、マントラに関する特殊な体験を得た人だけが、その力と意味を理解できる。マントラ自身には、いかなる力もない。それを体験する心があってはじめて作用するに過ぎない。この聖なる伝統の伝達手段であるマントラは、歴史的に長らく存続していた。ところが、その使い方を知るものはほとんどいなかった。マントラの秘密は意図的に隠されたものでない。ただ、自己訓練・自己集中・内的体験・洞察によって、その本質が会得できるということが、十分に理解されてこなかっただけである。

　実は、私たちが日常的に行っているコミュニケーションにも、このマントラの心が大切である。特に、看護ケアで用いる援助的コミュニケーションにおいては、看護の対象者の言葉を耳のみで聞くのではなく心を傾けて聴き（傾聴）、言葉だけでなく非言語的表現を用いて心から答えるという‘対話’が、まさに看護ケアの技術だからである。

2.　パラドックス（逆説）、フラクタル（入れ子構造）、アブダクション（転移）の特性と5段階NECTE過程

　精神科医のシルヴァーノ・アリエティは、ライフワークとして創造性を探究して、その集大成を『創造力』（1995）として出版した。その中で、‘近接’、‘類推’、‘部分と全体’の3つの特性を挙げて、「創造性の一般理論」の構築を試みている。確かに、この一般理論では、本章で主張する3つの特性のうちの2つの特性 ― すなわち、‘類推’（アブダクション）及び‘部分と全体の相似性’（フラクタル）― を取り上げている。しかし、第1の‘近接’と第2の‘類推’という2つの特性が、お互いに類概念であるという点については疑問を覚える。しかも、創造性にとって欠かすことのできない‘逆説’（パラドックス）が、アリエティの一般理論には組み込まれていない。

　ただし、アリエティは、創造の過程は単純であるが創造の結果は複雑であることを強調しており、この観点には賛同する。なぜなら、哲学、精神医学、複雑システム科学の知見を総合すると、結果は複雑であるが、結果を生み出すプロセスは単純であるという‘普遍性’が存在するからである。実際に、私たちの身の周りにおいては、さまざまな時間・空間スケールで多様な問題が生み出され続けている。しかし、上に述べた‘普遍性’に着目して、問題創発の‘過程’に焦点を絞るならば、これらの諸問題はいずれも同一問題の異なるバー

ジョンとして理解できる。この複雑な生命現象に潜む単純な原理が「自己・非自己循環原理」（村瀬、2000）である。

　単純な原理の本質は、パラドックス（逆説）、アブダクション（アナロジー、転移・逆転移、あるいは“翻訳”）、フラクタル（入れ子構造）の3つの特徴によって捉えることができる。もちろん、これらの3つの特徴はお互いに重なり合っていて、厳密に分けて考えることは不可能である。以下では、5段階NECTE過程（村瀬＆村瀬、2020）と、これら3つの特性との関係づけを述べながら（図8-1参照）、それぞれの特性について論考する。

2.1　パラドックス（逆説）

　生命の本質の一つに創造性が挙げられる。それにもかかわらず、現行の教育制度では創造性をどのように学び、どのように教えるかがわからないままである。特に、人間の美徳の一つとされる“傾倒”──すなわち、物事に全身全霊で打ち込むこと──をどのように学び、どのように教えるかがわからない（シャーマー、2010）。

　キルケゴールは、「パラドックスこそ思索家の情報の源」と述べている（エドワーズ、1988、p.127）。ここに、創造性教育のヒントが隠されている。つまり、創造性教育において、パラドックスを駆使するのである。それは、生命を理解する一つの手がかりでもある。さらにヴィトゲンシュタインは、「文章の意味を画に描けるかどうかをその理解の判断基準にしてよい」と述べている（エドワーズ、1988、p.39）。これもヒントになる。ただし「創造性をどのように学び、どのように教えるか」「傾倒をどのように学び、どのように教えるか」という言葉による疑問は、言語による思考モードでは永遠に近づくことはできない。だからこそ、視覚や触覚や運動などの感覚に頼ることが必要なのである。この段階で、私たちは重要な発見に気づく。それは、「創造の過程」と「描く過程」、「造形の過程」、「統合的な運動」との相同性──すなわち、アブダクション（アナロジー、転移・逆転移、“翻訳”）──である。

2.2　アブダクション（アナロジー、転移・逆転移、‘翻訳’）

　創造性に必要な2つ目の方法論上の特性が、アブダクションである。19世紀後半、チャールズ・パースが新たな仮説を発見する方法として、帰納でも演繹でもない飛躍を生むアブダクションという斬新な論理を提唱した（米盛、2007）。帰納論理も演繹論理も、前提に結論が含まれている。そのために、新たな情報の生成は起こり得ない。つまり、この2つの論理では飛躍は生じないのである。湯川秀樹も、科学における理論のもっとも重要な進歩は飛躍的に行われることを強調している。この‘非連続’的な飛躍を生み出すために、湯川（1989）は「同定」という過程が重要であると結論づけた。「同定」とは、異なる現象を同じと見なす操作である。本稿で述べている類推やアブダクション―すなわち「アナロジー」「転移・逆転移」、いわゆる「翻訳」―と同義である。

　この「同定」あるいは「アブダクション」の過程が有効に働いた実例として、ニュートンが万有引力を発見する際に、落下するリンゴと地球をまわる月を「同定」したことは有名である。アリエティ（1995, p.238）が着目したのも、「探究の目的とはまったく関係のないなにものかによって示唆されたもの」の重要性である。この未視感に相当するフランス語がメジャヴュである。

　生命現象においては、要素と要素、細胞と細胞の結合がアブダクションの例となる。特に、神経細胞はお互いが同期して発火することによって、神経細胞間の結合が強くなることが知られている。この神経可塑性と呼ばれる現象は、学習や記憶、そして病の発症に関与することがわかっている。これらについては、後述する。

2.3　フラクタル（入れ子構造）

　フラクタル（入れ子構造）の特徴は、金剛界・曼荼羅によく現れている（第4章、コラム2）。Goldberger らによって測定された健康な人の心拍変動データもフラクタルの特徴を持つ（第2章、コラム3）。ここでは、そうした特性を生命現象の一つである認識の本質として捉え直したい。エドワーズは、「"森と木"をともに知覚する包括的知覚は視覚的想像力の統一をもたらし、美術

の、また創造性の奥底にある核心をもたらします」（1988，p.148）と述べているように、対象をフラクタル的に捉えることの重要性を強調している。

「描く過程」「造形の過程」「統合的な運動」のいずれの場合も、「全体を意識しながら、同時にその中で知覚する部分を全体および相互の関係を通して意識する」ことが要求される。これが、ゲーテの言う"感覚的想像力"であり（シャーマー、2010）、エドワーズの言う"感覚的思考"、あるいは"視覚的想像力"である（エドワーズ、1988）。ここで重要なのは、全体像を見ようとして、絵画鑑賞のように、後ろに下がれば見えるものではない。全体は視覚によって捉えられる"もの"ではなく、"創発"を通してのみ捉えられるからである。個々の具体的経験に飛び込むことによってのみ、全体に出会うことができるのである。

2.4　パラドックス、フラクタル、アブダクションの3つの特性の共演

パラドックス、フラクタル、アブダクションは、独立に働くわけではない（図8-1）。それらは相互に関連する（図8-2）。作家が小説を書く時は、「創造的執筆活動（creative writing）」を実践している（Bortoft，1996）。部分を書いていても、その中に全体が含まれるように書いているのである。逆に、私たちが小説を読むときは、部分を読んでいても全体の意味をつかみ取ることを心がける。その場合には、部分と全体は「解釈学的循環（hermeneutic circle）」が働いていると言う。もちろん、小説や芸術作品は私たちの期待を裏切るようにパラドックスに満ちている。しかも、新しい小説を読んでいるはずなのに、どこかで出会った人物を感じたり、話の筋が似ていたりするように感じることもある。読者の過去の経験や記憶との間で、アブダクションが起こっているのである。この既視感に相当するフランス語がデジャヴュである。

科学教育では、特定の自然現象を学ぶ際に、その自然現象は一般原理を理解するための具体例として説明されるに過ぎなかった。これに対して、「トランスパーソナル教育」では、特定の自然現象そのものに着目する。全体の特性は、あくまでも対象とする特定の自然現象の中にこそ存在するという観点である。もちろん、他の現象との類似性にも気づけるような仕掛けが組み込まれて

いる。こうして、特定の自然現象から全体性を学ぶのである。その際、イメージを持つことが推奨される。なぜなら、イメージは全体的・直観的に世界の把握を可能とする‘無意識モード’を活性化するからである。これに対して、言語や論理を駆使するためには‘意識モード’を活性化することが必要となる。

　ここで、シャーマー（2010）の言う“認識論的逆転”が起こる。従来までの科学では、「理論は諸事実を捉える容器」であり、「それぞれの事実はその中身」と考えられていた。認識論的逆転とは、この容器と中身の関係を逆転して捉えることである。理論が現象の真の中身であるとするとどうなるか。直観的な洞察が起こる瞬間に、当事者は現象の中にその本質を見ることになる。これが、伝統的科学の分析的モードから、全体論的モードへの転換である。その本質を言葉で表すと、「問題について可能な限り知るとともに、問題について何も知らないような精神状態を保つ」というパラドックスで表現される。こうした異質なものの見方が、創造的過程に不可欠であり、発明や発見のみならず、日常的問題の創造的解決、アスリートの優れた運動機能の発現にも役立つ。そのため、具体的な現象のど真ん中に踏み込んでいくことで、はじめて全体に出会えることになる。

　ここで、素粒子物理学者のチョウが提唱したブートストラップ哲学（1960年代）について述べておきたい。ブートストラップ哲学の主張では、「自然法

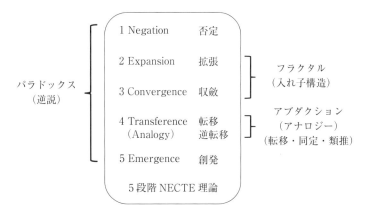

図8-1　パラドックス、フラクタル、アブダクションと5段階 NECTE 理論の関係

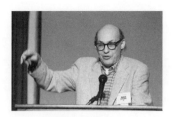

Marvin Minsky
1927-

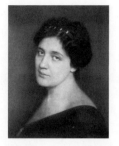

Melanie Klein　1882-1960

外的世界について我々が語ることが、我々自身について語ることと同じである。 『心の社会』	人の心の中には、内的世界がある。そこで自己と対象が交流し、その関係が外的世界に投影されて対人関係がつくられる。　　　『対象関係論』

図8-2　人間の外なる社会的問題と内なる精神的問題の類似性

則は、方法論ならびに前提との自己同一性のもとで‘自然’に演繹される」、そのために「部分は同時に全体であり、‘自然’は素粒子に象徴されるようなミクロなレベルから、マクロで壮大な宇宙進化に至るまで、分離不可能な全体性を保持している」ことを要求する（Nicolescu, 2017；Jantsch, 1980）。ミクロからマクロというスケールの違いに加えて、生成と消滅といった対立する特性の共存、分裂と結合などのダイナミックな組み合わせが生じる。ここに、‘自然’の存在、発展、認識という3つの特性に基づいて自然を統一的に理解する可能性が秘められている。

3.「奇跡を起こす統一」への期待

　混沌とした時代にあって、私たちはどのようにしたら奇跡的出来事を生み出すことができるのだろうか（図8-3）。地球上の資源は有限である。しかし、幸いなことに人類の創造性は無限である。人類の無限の創造性を活用するためには、これまでのバラバラに経験し獲得してきた叡智を統一することが鍵になる。すなわち、すべての人々が奇跡的な可能性を信じて試練をチャンスと捉え

Norman Doidge

慢性疼痛、脳卒中、外傷性脳損傷、パーキンソン病、多発性硬化症、自閉症、注意欠陥障害、学習障害、感覚処理障害、発育の遅れ、脳の一部の喪失、ダウン症候群…列記した症状のいくつかに関しては、大多数の患者が完治する。

（ノーマン・ドイジ『脳はいかに治癒をもたらすか』16頁、2016）

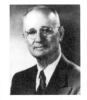

Napoleon Hill

私たちは教えられたとおりの歴史は覚えている。…だが知っているのは人名や日付や地名だけである。その背後に隠されている真の力については、ほとんど無知なのだ。…この力こそあらゆる困難を克服し、価値ある人生を気づこうとする人にとって同じように必要な力だからである。

（ナポレオン・ヒル『思考は現実化する』1999）

図8-3　奇跡的出来事をいかに生み出すか

る新たな哲学のもとで Win-Win の互恵関係を享受することができれば、豊かな世界を共創することが期待できるということである（図8-4）。そのためには、未来目標から現在の在り方を描く必要がある。

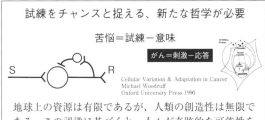

試練をチャンスと捉える、新たな哲学が必要

苦悩＝試練－意味

がん＝刺激－応答

Cellular Variation & Adaptation in Cancer
Michael Woodruff
Oxford University Press 1990

地球上の資源は有限であるが、人類の創造性は無限である。この認識に基づくと、人々が奇跡的な可能性を発揮し、すべての人々がWin・Win の互恵関係を享受できる豊かな世界を創り出すことができる。

・「何を学ぶか？」ではなく「如何に学ぶか？」
・「何を悩むか？」ではなく「如何に悩むか？」
・「何を達成したか？」から「如何に達成したか？」

図8-4　試練をチャンスと捉える哲学

私たちが日頃から馴染んでいる 5W1H とは、Who（誰が）When（いつ）、Where（どこで）、What（何を）、Why（なぜ）、How（どのように）を指し示す言葉である。これらを歴史性の観点から図示してみると図8-3のようになる。ここでは、How（どのように）して What（何を）捉えるのみならず、未来目標から Why（なぜ）いま（When）、ここで（Where）、私が（Who）、対処するのかが、人生において極めて重要となる（図8-5）。

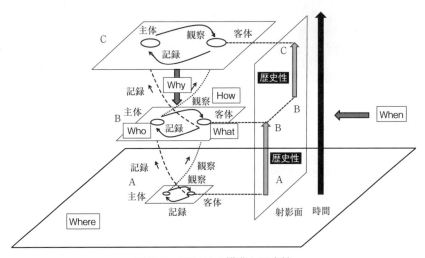

図 8-5　5W1H の構造と歴史性

4. 20 世紀の感染症への勝利に続く、21 世紀の新たな感染症との闘いの始まり

人類は何千年にもわたって、細菌感染による急性疾患によって命を落としてきた。20世紀に入り、医学は "魔法の弾丸" と呼ばれる抗生物質を発見し、その使用によって、急性疾患による死亡率が劇的に改善された。今日、感冒をはじめとする細菌感染の特徴とされる鼻水、咳、喉の痛みといった身体症状が、抗生物質の使用によって著しく改善されることを、私たちは日常的に経験している。こうして、人体をいくつかの部品からなる機械になぞらえて、それ

ぞれの部品が壊れることによって疾患が発症すると捉え、壊れた部品を修理できさえすれば疾患は治癒すると考える西洋医学が急速に普及していった。

　この劇的な西洋医学の勝利によって、治療にあたる医師たちは疾患の本当の原因が、目に見えないところに隠されているかもしれないなどと心配する必要はなくなった。「一つの病気には、一つの原因があり、一つの遺伝子が関与する」と考えてきたからである。そのため、あえて「病気がなぜ発症するのか」という問いを立てることも、それに答えることもしなかった。そして、21世紀を迎えた今日、これまでのドグマを覆す新たな疾患の発現に直面し、さらに、新たな感染症である新型コロナウイルスとの闘いが始まったのである。

5.　脳の健康危機 ― アルツハイマー病 ―

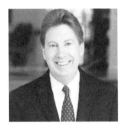

デール・ブレデセン

　アルツハイマー病を、絶望的でどんな治療法も効かない、「全能の病」として恐れるようになっても不思議でない。しかし、それは過去の話だ。はっきり言わせてもらおう。アルツハイマー病は予防できる。またアルツハイマー病に付随して起こる認知機能の低下は、多くの場合、回復できる。
（デール・ブレデセン『アルツハイマー病 ― 真実と終焉』
2016、30頁）

　実は、21世紀になっても、人類はがん、心血管疾患、それにアルツハイマー病に代表される神経変性疾患などの慢性疾患で命を落としている。慢性疾患の場合、本人が気づかないまま、15年から20年もかけてゆっくりと「病気」は進行する。そのために、本人が自覚した時には、すでに不可逆な病態となっている。こうした慢性疾患を、急性疾患と同様の扱いで対処しようとしてきたことも、慢性疾患の治療をさらに困難にしてきた要因であろう。

　アルツハイマー病は、1906年アロイス・アルツハイマー医師によってはじめて記録された疾患である。認知症・運動障害・個人のアイデンティティーの喪失を伴う神経変性疾患で進行性であるために、絶望的で死に至る病として恐

れられてきた。老化とともに、アミロイド斑と呼ばれる沈着物質が観察され、脳神経細胞の脱落・変性を伴うことから、アミロイド斑による神経変性がアルツハイマー病の原因であるとする"アミロイド仮説"が提唱された。ところが、劇的に進歩した 20 世紀の医学の治療法を駆使しても、アルツハイマー病の治療効果が得られなかったのである。

デール・ブレデセン（2018）医師の深い洞察と挑戦的な臨床研究によって、「絶望的で死に至る病としてのアルツハイマー病という医学常識」が覆されはじめてきた。ブレデセン医師が疑問視したのは、アミロイド仮説の前提である。医師たちは長い間、アミロイド斑と神経変性がアルツハイマー病の原因であると信じて疑わなかった。そのために、医薬業界もアミロイド斑をターゲットとして、その分解を目指した薬の開発を手がけてきた。しかし、2003 年以降に承認された新薬はないのである。

このことから、ブレデセンは、「アミロイド斑は病気の真の原因ではない」という斬新な発想に至った。28 年もの臨床研究の末に、アミロイド斑は病気の真の原因ではなく、正常の生体防御機構が働いた結果であるとの見解に至ったのである。現代人の生活習慣、その中に真の原因が潜在していたのである。それらが、①病原体感染による炎症、②不健康な食生活による栄養不足、③食事・環境由来の毒素である、と結論づけた。

このように、アルツハイマー病が「なぜ」発症するのかと問うことから、病態理解が劇的に進化した。アルツハイマー病は、脳がうまく機能しなくなったために発症する疾患ではなかった。ストレスや栄養不足、感染や汚染された生活環境といった、一定の脅威に私たちがさらされた際に、脳が起こす防衛反応だったのである。

6. こころとからだの健康危機

こころを病む自閉症やからだを病む体重増加による肥満、アトピー性皮膚炎、喘息、アレルギー、うつ病、不安症、自己免疫疾患、糖尿病などの '21世紀病' が急速に増えている（アランナ・コリン、2016）。21 世紀病は、1940

年代に欧米ではじまった。当時は、普通ではなかった疾患が、今日ではごく普通な疾患として、高齢者のみならず子どもや若者を中心に全世界的に広がっている。21世紀病の原因は何なのだろうか。いったいどうすれば、それらの疾患を克服できるのだろうか。

　21世紀病の原因を、遺伝要因や環境要因から理解しようと医師たちは試みてきた。これまで自閉症は遺伝子による先天的な原因によって発症する疾患と思われていた。肥満は、環境要因、すなわち、暴飲・暴食・怠惰からくる生活習慣病と見なされてきた。ところが、この数十年で自閉症が普通に見られるようになったこと、生活習慣を改善して著しいカロリー制限をしても肥満の改善が見られないことなどから、遺伝や環境という単純な原因だけでは、どちらの疾患の病理も十分に理解できないことが判明してきたのである。

　21世紀病は、一見すると共通点が見られない。ところが、全体的に捉えてみると、すべてアレルギーに顕著に見られるような自己をターゲットとする病気―すなわち、‘炎症’と呼ばれる免疫系の過剰活動―に原因があると思われる。感染性疾患がすっかり鳴りを潜め、攻撃する対象を失った自己の免疫系が強くなりすぎた結果、逆に、自己自身を攻撃しはじめたのだ。このことから考えると、これまで遺伝や環境要因との関係で捉えられてきた心疾患・がん・脳卒中なども、炎症として捉えることが必要かもしれない。

　つまり、遺伝病であるか、環境病であるかといった二者択一的な観点自体を再検討することが必要になるのである。例えば、遺伝要因について考えてみると、成人女性にとってフェニルアラニンは無害である。しかし、この女性が妊娠し、出産すると精神遅滞をもった子どもが誕生する危険性が極めて高い。それは、女性のフェニルアラニンの血中濃度が妊娠中も相変わらず高く、その状態に胎児はさらされ続けることになるからである。また、環境要因について考えてみると、現代人にとって迷惑なスギ花粉症は、スギ花粉の問題だけでなく、環境汚染の複合問題として捉え直さなければ誤った対策をとることになりかねない。

　こうした観点を総合すると、病気の原因には発達の観点も必要不可欠となる。なぜなら、発達が複数の原因による複雑な経路を特徴とする後成的なプロ

セスでありながら、生物の世代を超え影響を及ぼすからである。

　体内生態系のバランスの成立と破綻について考えてみると、自然界に見られる生態系では、微生物が特定の宿主に寄生すると、宿主のからだに異変が生じ、好みが変わることが知られている。例えば、カエルでは奇形が生じることもあれば、アリではその行動を激変させることもある。このような関連性は、私たちの腸内に生息する微生物にも適用できることが、近年明らかになってきた。私たちが食物繊維を摂取すると、腸内微生物がそれを分解する。その時に産生されるさまざまな物質（短鎖脂肪酸、酪酸、酢酸など）が免疫細胞の受容体に結合し、当該の微生物を攻撃しないようにしてしまう。さらに、微生物由来の酪酸などの物質は、ヒトの遺伝子発現を調節して、腸の透過性を絶妙なバランスに保つ。ところが、抗生物質を多用することによって、こうした微妙な微生物からなる体内生態系がバランスを崩し、さらに、食生活の現代化によって食物繊維の摂取が減少すると、一気にシステム全体の崩壊が引き起こされてしまう。その結果が、肥満や自閉症など多様な疾患が発現することにつながるのである。

　生体を一つの全体——すわなち、複雑生命システム——として捉えた上で、システムが全体として機能することを理解する必要がある。つまり、あるシステムがうまく機能したり、故障する原因が、一見、何の関係もない他のシステムから影響を受けていたり、逆に、別のシステムの意外な機能に影響を及ぼすことも多いからである。

7. 社会的包摂をめざすために必要な創造性リテラシーの育成

　2015年1月22日、著者の一人は、漫画家であり京都精華大学学長（当時）である竹宮恵子氏の講演会に参加した。「誰も教えないのにマンガはリテラシー（読解・理解して記述・表現する力）を自然に育てる」と講演は始まった。「マンガの極意は説明的でないのにちゃんと説明され、考えようとしないのに考えさせられ、あくまで答えは読者が発見し、読者が必要とする結論に行き着く」「読者が '選び取る' 形をとることは、実はマンガの中に隠された秘

密兵器」とたたみかけた。そして、「勝手にグローバル」。つまり、「地域的・パーソナルなのに、言葉がわからなくても、漠然と理解できる」「図は解につながり、リテラシーが起動する。意味を紡ぐ前にリテラシーによって理解が起こる。解が次の意味を求め、文章にならないイメージの中で行動（動詞）につながっていく」。さらに、「読み解くのは自分自身だから、誰もが同じ読み方をしない。それは、自分の勝手で、そこに海外の読者も気づいた」と。つまり、「マンガは双方向的メディア」である。そして、「児童のために教育的なマンガを作り、自国の言語に沿ったマンガ・リテラシーを育てて欲しい。本気でやれば、たった3年間で読者のリテラシーは育つのだから」と締めくくった。

　竹宮氏は「創造性」という言葉を一切使わずに、「創造性を理解し、表現することが育てられる」と断言したのである。こうした観点から、私たちの文化・文明を捉えてみると、「創造性」という言葉を使うことなく、「創造性リテラシー」を継承してきた歴史が明らかとなる。

　以下では、社会的包摂（ソーシャルインクルージョン）をめざすために必要な「創造性リテラシー」をどのようにすれば育てることができるのかという課題に対して、「未来創成学」（村瀬、2016）という新たな俯瞰的学問体系の構築を視野に入れながら論考を試みる。

　解決が困難な問題は、人間の総力を結集して変革を起こすことによって解決の可能性が拓かれる。オットー・シャーマーは、次のように指摘する。目に見える農業の収穫は、目に見えない畑の質に左右されている。このことは、不可能と言われてきた無農薬のリンゴ栽培に成功した木村秋則氏も、「答えは畑の土の中にあった」（第1章参照）と同様のことを述べている。社会の目に見える問題は、私たちの認識の盲点である目に見えない内面の‘場’の作用（考え方やそれに基づく無自覚な行動）で決まっているのである。

　システム思考を実践するピーター・センゲの指摘はさらに強烈である。私たちが組織を運営する際には、組織はあたかも私たちの「外」にある‘物質’であるかのように考えて、私たちはその組織の囚人であるかのように振る舞う。そして、問題を引き起こしているのは、私たちの「外」にある組織であると思い込む。実は、これが幻想であることに気づくべきなのである。組織とは、私

たちの「外」にある‘物質’的な組織ではない。それは、私たち人間の「内」なる思考から生まれた‘生物’的な組織なのである。その組織に、私たちが拘束されていると思い込んでいるに過ぎないのだ。

　ここに、二元論的な認識の盲点が存在している。すなわち、問題は私たちの「外」に存在していて制御する対象なのではなく、私たちの「内」に存在している。極論するならば、私たち自身が問題の一部であるとさえ言える。しかし、私たちが問題の一部であることがわかれば、逆に希望が持てる。なぜなら、私たちが「ものの見方」を改めて、問題への対処法を変えることができれば、問題との新たな共存の可能性が拓かれるからである。すなわち、これまでの一面化した考えを改めて、多面的な考え方を取り入れるパラダイムシフトを起こすことが問題解決へのはじまりになるのである。

8. 歴史のダイナミズム

　歴史を知り、歴史を楽しむ場合には、昔の人が、その人にとっての昔をどう感じていたかを冷静かつ正確に推測するのが望ましい。時も所も、身近な部分は長く見えるが、遠い部分は短く思える。…プラトンがピラミッドについて書いていることは、今日の旅行者がパルテノン神殿について書くのと同じようなものだ。…プラトンは、「ピラミッドの建設には十万人の奴隷が動員された」と書いている。大勢の奴隷のいたギリシャで生まれ育ったプラトンがそう思ったのも無理はない。そして、それをのちの世の人々も鵜呑みにしてきた。しかし、今日の研究では、ピラミッドが造られたエジプトの古王朝には奴隷がほとんどいなかったことが分かっている。奴隷を養い働かせても、本人の生存に必要な分を上回る生産が期待できなかったからである。ピラミッドは自由なる民衆の自発的な勤労奉仕で造られたのだ。…ピラミッドの建設は一種の公共事業であり、造ること自体が目的化していたのだ。

（堺屋太一『歴史の使い方』、2004、58-60頁）

　なぜ、古代エジプトで巨大なピラミッドが造られたのか？　王への忠誠だったのではないか。神への信仰の証ではないか。他国に対して誇りを示す狙いが

あったのではないか。いくつもの説が提出されてきた。実は、どの説も正しくなかったのである。ピラミッド建設という再生産性を生まない事業を実施することは、余剰な生産物の蓄積をなくし労働力の分散化を促した。その結果として、社会の階級化が抑止されたという説が有力になっている（堺屋、2004）。もっとも、ピラミッド建設という一大事業が、この余剰生産物の蓄積防止というある種の経済的効果を超えて、人々を鼓舞し、団結させ、それによって社会秩序の維持のために積極的に利用されたのかどうかについてまではわからない。ただ、もし、そうであるならば、それはちょうど、マンデラがスポーツを利用して社会秩序をつくり出したこととの間に類似性が見えてくる。古代の智慧と現代の叡智は、それほど乖離していないのかもしれない。

　東洋に視点を移してみよう。すると、2500年も前に書かれた『論語』が、現代を生きる私たちに今なお光明を与えていることに気づかされる（齋藤、2011；ビュエット、2016）。それは、なぜだろうか。科学・技術が劇的かつ急速に変革を遂げ続けていることを考えると、一見、不思議に思われる。しかし、この2500年間において、社会の本質や人間の本質は、ほとんど変わっていない。今も昔も、人は一つのことに夢中になり、集団として熱狂することもあれば、猜疑心や嫉妬心に自他ともに思い悩むこともある。そう考えると、現代人の悩みは古代人の悩みと同じ本質的なこころの構造から生み出されていると言えるのではないだろうか。

　歴史にはありとあらゆる人物が登場し、考えられる限りの偉業と事件が引き起こされている。ということは、「歴史」を学び、「歴史」を参考にすることによって、よりよい未来社会の実現に向けて「歴史」を使うことができるに違いない。そうであるならば、偉大な成功を生み出す基本原理は時代や場所を問わず、本質的に同じであるに違いない。

　堺屋太一（2004）は『歴史の使い方』の中で、歴史のダイナミズムについて変容要因と不変要因から捉えている。表1に示すように変容要因には、ⅰ）人口変動、ⅱ）技術革新、ⅲ）資源環境がある。これらの要因は歴史的に変化するために、歴史が昔の状況に戻ることはあり得ない。これに対して歴史的に変わらない不変要因がある。それが、ⅰ）人間本性、ⅱ）組織原理、ⅲ）歴史

表 8-1　歴史における変容要因と不変要因

歴史のダイナミズム	
変容要因	不変要因
ⅰ）人口変動	ⅰ）人間本性
ⅱ）技術革新	ⅱ）組織原理
ⅲ）資源環境	ⅲ）歴史原理

原理である。これらの要因は同じような状況を繰り返す。この変容要因と不変要因が組み合わさるために、歴史それ自体としては同じ出来事が繰り返されることはないが、類似性の高い展開は生じるのである。

　本章で主張していきたいことは、第1に、歴史のダイナミズムの中に、社会・政治変革のダイナミズムが歴史的時間と地域的空間を超えて繰り返し現れていて、その本質においては現代にも古代にも共通する人間性・組織原理・歴史原理が確認できるということである。第2に主張したいことは、その社会・政治変革のダイナミズムは、さらに小規模な時間・空間スケールにおいても同様に確認できるということである。第3には同じダイナミズムがその働くタイミングを逸したばかりに、意図した方向とはまったく逆の展開を招くというパラドックスが潜んでいることを強調したい。第4として、そのダイナミズムこそ、創発過程の5段階 NECTE 過程（図8-6）であることを繰り返し主張していきたい。

①否定　⇒　②拡張　⇒　③収斂　⇒　④転移　⇒　⑤創発
Negation　Expansion　Convergence　Transference　Emergence

図 8-6　5 段階 NECTE 過程

　第1の観点について、堺屋太一（2004）が特に着目した特徴を簡単にまとめておきたい。それは、歴代の指導者達が「小さな風穴から大きな競争の嵐」という方法を例外なく採用し成功をおさめていることである。例を挙げるならば、日本の織田信長、イギリスのサッチャー首相、アメリカのレーガン大統領、中国の鄧小平らである。これは、先の創発過程の5段階過程（図8-6）で指摘

したうちの ③「収斂」すなわち、小さなスケールで練習を重ねるリーン・スタートアップ（Lean Startup）と呼ばれる方法に他ならない。

このリーン・スタートアップの方法により、図8-6の他の過程 ①現状の「否定」による大義ある目的に向けて、②多くの人脈や知識を「拡張」し、④異なる場へと「転移」することによって、⑤規律のある文化のもとで当初の目的が「創発」的に達成されることになるのである。それは堺屋太一自身が、大阪万国博覧会というビッグプロジェクトを大成功に導いた指導原理とも重なる。

9. 創造的学びとこころの修練

Q：心の平安を得るのにどのくらいの時間を瞑想しなければなりなりませんか？
A：（じっと考えて）30年だ。
Q：（ショックを受けて）
　ずいぶん長いですね。では、がんばって昼も夜も熱心に修行すれば、もう少し短くてすむでしょうか？
A：（さらにじっと考えて）それなら、50年だ。
　　　　　　　　（クリストフ・アンドレ『はじめてのマインドフルネス』、2015、19頁）

ここで引用したのは、よくみられる禅問答である。悟りをひらくには、必死に頑張ればよい、そうすれば道がひらかれると考えてしまう。しかし、事態はそれほど易しいわけではない。自ら「無刀流」を編み出した剣の達人である山岡鉄舟（高野、2003，p.45）によると、「剣法はただ技術を重視するものではない」と断言する。剣法を通して、精神のはたらきを極限にまで突き詰めていくことだけを目標にしている。剣法はこころがすべてであり、妄想を捨てて悟りをひらくことに目的があり、その他には何もない。鉄舟の剣法を「無刀流」と呼ぶのは、こころの他に刀をおかない「無刀」ということから由来している。この「無刀」こそ「無心」であり、すなわち、こころを鎮めるということである。そして、特に鉄舟が強調するのは、人間として世間に生きていくことのどれ一つをとっても、ここで述べたような考え方に徹してやっていかなければならないということである。

この「悟りをひらく」という過程を、創造的学習と置き換えてみたい。創造的学習とは何か。それは、知識の獲得、すなわち新しいことを学ぶことではない。学習の転移、あるいは高次化、すなわち「すでにわかっていること」だが「わかっているとは知らなかったこと」の学びと言える（エドワーズ、1988）。それは、もちろん集中して学べることではない。なぜなら、①目標が存在しなかった状態の「否定」として目標を設定した上で、②意識を広範囲に「拡張」しながらも、③意識を一点に集中して「収斂」しつつ、④さらには異質な事象・現象にもその意識を「転移」し、⑤目標の成就が「創発」する5段階過程（図8-1参照）が必要だからである。

図8-7にまとめたのは、平井伯昌の『突破論』に解説されている「練習哲学」「指導哲学」である。平井は、オリンピック水泳競技で活躍したメダリストを次々と育成している。「練習哲学」「指導哲学」と述べたのは、当事者が選

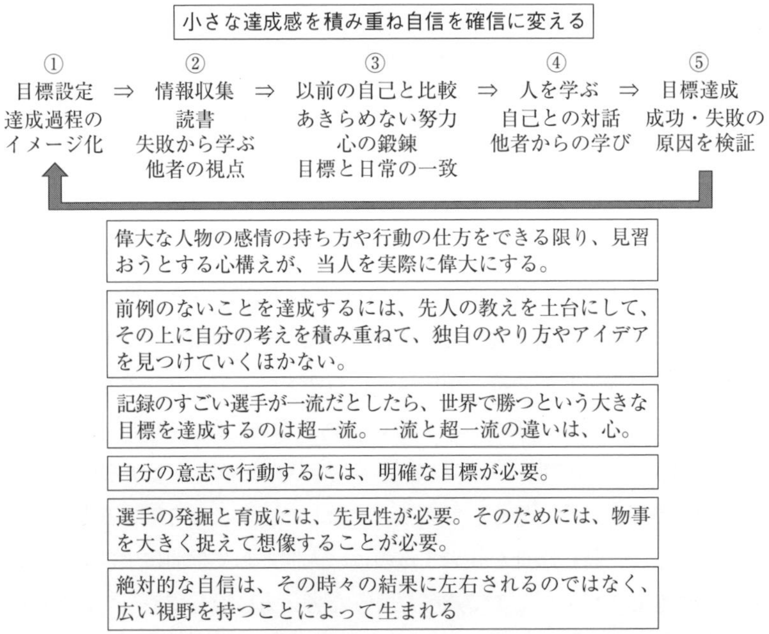

小さな達成感を積み重ね自信を確信に変える				
① ⇒	② ⇒	③ ⇒	④ ⇒	⑤
目標設定 達成過程の イメージ化	情報収集 読書 失敗から学ぶ 他者の視点	以前の自己と比較 あきらめない努力 心の鍛錬 目標と日常の一致	人を学ぶ 自己との対話 他者からの学び	目標達成 成功・失敗の 原因を検証

偉大な人物の感情の持ち方や行動の仕方をできる限り、見習おうとする心構えが、当人を実際に偉大にする。

前例のないことを達成するには、先人の教えを土台にして、その上に自分の考えを積み重ねて、独自のやり方やアイデアを見つけていくほかない。

記録のすごい選手が一流だとしたら、世界で勝つという大きな目標を達成するのは超一流。一流と超一流の違いは、心。

自分の意志で行動するには、明確な目標が必要。

選手の発掘と育成には、先見性が必要。そのためには、物事を大きく捉えて想像することが必要。

絶対的な自信は、その時々の結果に左右されるのではなく、広い視野を持つことによって生まれる

図8-7　練習哲学・指導哲学における創造的学びとこころの修練

手かコーチかによって、同じ哲学が異なる立場から実践され、しかも、相応の効果を発揮していることを強調するためである。逆に言うと、学ぶ者と教える者が哲学において同格な人間であることが必要とされる。平井の哲学は、以下の５つの段階で表すことができる。

① 　目標の設定（「否定」）：具体的には、オリンピック決勝で金メダルを取るといった目標を設定する。その上で、目標から逆算して日々の練習メニューを考えていく。これは、アスリートが常に自身の立ち位置を意識できる状況を設定していることを意味する。例えば、目的地まであと何キロという表示があると頑張りを持続できる。その心理を活用する。

② 　情報収集（「拡張」）：読書などを通して情報の収集を進める。その際、水泳競技に限らず、多様なジャンルの書物を読むことが大きな視野を持つために大切だと言う。

③ 　自己対話、および練習と目標の同一化（「収斂」）：多様な情報を基にして、あくまでも練習においては目標と一致させることで、常に本番を意識したレベルの高い練習メニューをこなす。他者との比較ではなく、以前の自己と現在の自己との比較を心がける。

④ 　自他対話と他者の模倣（「転移」）：人からの学びでは、尊敬できる他者からの学びの意義を説く。美術専攻の学生にとって重要なのは模写である。ダ・ヴィンチやミケランジェロなどの巨匠の絵を外から模写しながら、巨匠の内面を学ぶ。同じように、尊敬できる歴史上の大物の行動や考え方を学び、それを模倣することによって、彼らの思考・行動パターンが心身を通して身につく。その結果、予期しない出来事に直面しても、落ち着いて対処できるようになる。

⑤ 　目標の達成（「創発」）：この仕上げの過程では、まだ何かできることはないかという信念を失わず、最後までプラス・アルファが創発することに委ねる。この最後の段階を踏まえて、次なる新たな目標設定がはじまる。こうして、第二ラウンドが開始される。その際、国内・国外の本番の試合を、「練習」の一貫と位置づけて活用し、成長・発展することを目指している。

　上記の説明で、それぞれの段階が図8-6で示した5段階NECTE過程に対応している。図8-7にまとめた「練習哲学」・「指導哲学」は、さらに選手とコーチの他者間対話に基づく「共創哲学」とも言える。この点については、次節で詳しく述べたい。

　この創造的学習において「学び方を学ぶ」ことの重要性を指摘したい。なぜなら、知識は無限であるが、その学び方に焦点を当てると単純明快であり、その単純な学びの方法を駆使するだけで、さまざまな状況に対処できる可能性が生じるからである。問題自体は異なるが、例えば「イチローの技を説明する」、すなわちイチローが身に付けたどんな球種でも柔軟に対応するパフォーマンスの本質を理解することと同じである。

　「学び方を学ぶ」ことについて以下の4つのポイントを指摘したい。

　1）第1のポイントは、「学び方を学ぶ」ことによって、究極的には「対象を学ぶ」ことに近づくということである。「外」にある対象を学ぶ際、私たちは学ぶための方法を選択しなければならない。しかし、その方法自体が学ぶべき対象の中に埋もれているとしたら、私たちはいったいどのようなアプローチをとることができるのだろうか。よく言われる方法が、対象になりきるという「内」からのアプローチである。その場合、理屈から知的に考えるのではなく、体験を通して実践的に習得することが欠かせない。絵画の初学者は、よく「模写」をする。その場合、超一流の作品しか「模写」してはいけない（エドワーズ、1988，2002、2013）。同じように入門者は、超一流の人間を「模倣」することが奨励されている（ナポレオン・ヒル、1999）。すなわち、本物から学ぶということである。

　2）第2のポイントは、矛盾や対立に翻弄されるのではなく、矛盾・対立をあえて取り込み、さらには利用することである。具体的には、インターリーヴィング（Interleaving）という方法がある（オークリー、2016）。これは、特定の課題ばかりをこなすのではなく、いくつかの課題を順次こなすことによって、総合力を高めようという手法である。日本体操オリンピック個人総合優勝を果たした加藤沢男氏や内村航平氏の哲学に通ずる。体操は全6種目をやってこそ意味があるという哲学である。内村航平氏は、かつては床運動や跳馬な

ど好きな種目しか熱心に取り組まなかった。ところが、多種目の体操演技を練習することの重要性を知り、オールラウンダーへと成長する。このことは、最近、研究領域でもよく耳にする学際（Multidisciplinary）、さらには超学際（Transdisciplinary）が問題の核心を捉え得るという観点と共通している。

　3）第3のポイントとして、失敗の活用があげられる。教育学者の板倉聖宣氏（1975）は、自分で新しいことに挑戦することの意義を説く。挑戦すれば、かならず間違える。そこで、どのようにすれば「いつかは正しいこと新しいことを見つけるか」を学ぶことが重要だという（図8-8）。

　板倉は「仮説・実験授業」を提唱している。この授業では、与えられた問題とその問題に対応する答えがいくつかの選択肢によって用意されている。学習者は、一つひとつの問題から、正解と思われる答えを回答していく。その際、学習者が妥当な仮説に気づき、それを適用していくうちに回答率が上がっていく。さらには、新しい問題にも予見性を持って対応できるようになる。その段階で、実験によって仮説の妥当性を検証できるようになる。

```
学びの極意
・間違い方を教える
・新しいことをすると必ず間違える
・仮説は生徒が考える
・自分が間違ったことがわかると、はじめて、そのことがわかる
・これが仮説・検証の作業
```

図8-8　板倉聖宣の学びの極意

　私たち著者は、この考えをさらに進めて、図8-9に示すように、問題の発見からはじまる3ステップとして表現した。まず、はじめに問題を発見することが必要である。問題がわからなければ、何をしたらよいかさえわからないからである。次に、仮説を自ら考える。仮説自体は、学ぶ側が考えることが要求される。その理由は、双方向的な学習過程を確保するためである。そして、最

```
問題発見　⇒　仮説提唱　⇒　仮説検証
```

図8-9　学びにおける問題発見・仮説提唱・仮説検証の過程

```
武術の極意
・人間の生きる知恵と力を高める
・生きる知恵と力は他者と比較せず、「昨日の自分」と比較する
・他者には見えないものを見る
・他者には無意味なことが自分に役立つ
・世界は一人一人異なって経験
・伝書は一人一人の修行段階に応じて、多様な解釈を許すよう「謎」
　として書かれている
・修行者が、修行段階に応じて様々な解釈を考えるが、その解釈で
　は説明できない事象が次々とでてくる
・仕方なく新しい解釈を考える
```

図 8-10　内田樹の武術の極意

終的にその仮説をさまざまな事例に適用して妥当性を検証することになる。

　武術家である、内田樹氏（2010）は武術の極意を上のようにまとめている。

　実は、ここに挙げた過程を要約すると、図 8-9 に示した問題発見・仮説提唱・仮説検証の過程を再発見することができる（図 8-12 で述べるように、図 8-9 と 5 段階 NECTE 過程は対応する）。学びの過程は、学問の世界も武術の世界も同じように進行している。これが「理論と実践」がどこまでも並行して進歩していく理由でもある（ピアジェ、1960；1070；1972；1976；1996）。加藤沢男氏は、オリンピック出場を前にして「失敗する練習」を心掛けた（門田、2010）。成功することを意識して練習しない。これは、山岡鉄舟が述べていた「こころを剣の外におく」という構えと同じである。とことん失敗してその感覚を自分のものにする。それによって、かえってゆとりが生まれるのだという。

　4）第 4 のポイントとして、上記 3 つのポイントを総括するような具体的方法がある。それは、中国で実施されていた官僚登用試験である科挙（598-1905 年）に見ることができる。この試験では、道徳上のジレンマや葛藤、相容れない利害に関する問いが出される。その問いには正解はない。したがって、評価されるのは、正解が導かれるかどうかでない。そうではなく、全体像を捉え、複雑な状況を切り抜ける潜在能力が評価されるのである。

　実際、科挙では、知識を問うのではなく知識の活用方法を問うていた。試験

に受かるためには、『詩経』の暗記が欠かせない。しかし、ただ受け身の態度で暗記するのでは意味がない。詩経の知識と現実の状況についての自分の解釈を能動的に活用して、革新的なやり方で双方を創り変える。つまり、詩の一部分を文脈から取り出して引用し、意表を突く形でそれとなく言及することで、自分と聴衆の感情的な反応を引き出し、人々の気分を変えて状況を異なる方向へ向かわせるのである。つまり、気づかれずに相手を変化させる。その能力が問われていたのである（ビュエット、2016）。

10. 自己対話と自己・非自己対話

　これまでに述べてきたことは、主として自己が自己と対話を通して自己研鑽する過程が中心であった。しかし、創造性が発揮される状況としては、さらに大きな支援も必要である。

> 　「創造性」とは、従来常識と考えられていることとは違う「非常識でやる」ことであり「非常識にものを考える」ことであるから、それは並大抵のことではできない。世間には常識的な人間が多く、少しでも常識から外れようとすると批判したり足を引っ張ったりした揚げ句に、「馬鹿」とか「狂人」呼ばわりをするからである。
> 　私は、新しい着想なり発想はそれ自体で自然に大きく育って予期した通りの結果になることもたまにはあるが、ほとんどの場合それは望めないと思っています。非常識な発想がモノになるためには、それをする「馬鹿」といわれる人と、それを育てる「大物」が現れてこなければならないと思う。そうでなければ、素晴らしい着想も単なる「絵に描いた餅」に終わってしまう。
> 　　　　（西堀榮三郎『想像力—自然と技術の視点から』、1990、231頁）

　西堀榮三郎氏は、品質管理に関するデミング賞を受賞する一方で、1957年に第一次南極越冬隊長として活躍するなど、多方面で「創造性」を発揮した。引用文は、82歳の時の執筆であり、その力強さに圧倒されてしまう。西堀の言う「馬鹿」が「大物」に化けるとき、「創造性リテラシー」が育まれるのだと考えられる。

　その実例が、中村智志『命のまもりびと』（2014）に詳しく語られている。佐藤久男という人物が、事業倒産とそのストレスから自殺まで考えた末に、見事に自殺カウンセラーとして社会復帰していく姿をリアルに描いた実話である。相談者とカウンセラーの関係は、自己と非自己の対話から創造的に問題解決が探られている。

　自殺カウンセラーは、ただひたすら傾聴に徹する。単に耳を傾けるのでなく、相手の話を心で受け止める。一筋の光を見いだすよう細心の注意を払う。そして、その光を徐々に広げていく。いきなり、大きな問題から取り組むことはしない。そうではなく、小さな問題からクリアする。リーン・スタートアップという小さな改善（スモールステップ）から始める。カウンセラーが体験者であることも大きい。どん底を知り、とことんまで死と向き合う経験をした人は、いつのまにか、生きる力をつかむことができている。人間は、気持ちの中に何かが響くことで、V字型に立ち上がり、まったく違う人間になる（図5-11参照）。

　カウンセリングでは、自分を「無」にすることがきわめて重要である。ただ、「無」といっても、何もないのではない。そうではなく、相談者を絶対に死なせないという価値観にささえられた「無」である。相手の主張を尊重しながら、できる限りサポートするユーモアや笑いも必要である。

　死にたい原因がわかれば、それをなくすことで死にたくなくなる。悩みをなくせば、人生は改善する。見方を変えれば、悩みは成長のための改善点となる。人の噂はつまらないもの、それをゴミにするか肥やしにするかは自分次第である。相手の行動は、どのケースでも論理や言葉では説明できない。直観のみが頼りとなる。相手が助言を聞くことで、相談者とカウンセラーの間で信頼関係が芽生えはじめる。この過程は、死を選ぼうとしていた時とは真逆である。いずれの過程においても、カウンセラーは相談者と繋がっていることを発信し続ける。相手に関心を注ぎ続けながら、決して強要はしない。

　一方で、自殺については話題にしない。そこでは「言わないことで傷口を広げない」という思いやりを、相手がわかることを悟れるようこころを広くしておく。精神科熟練看護師の場合は、普段から死を話題にして耐性をつけるとい

う看護ケアを行うこともある。

　さらに、現場主義に徹する。つまり、問題や解決の糸口は、すべては現場にある。まずやってみる。失敗したら、それからどうすればいいか考える。問題を「こころの問題」と「経済問題」に切り分けることも重要である。

　目に見える「経済問題」から「こころの問題」にアプローチし、時間をかけて解決策を探り試行錯誤を繰り返す。一つでも解決するとほっとする。自分で考えることで、前向きになる。その結果、本来備えている問題解決能力が戻ってくる。答えは相談者の内側にあるからである。

　図8-11の上に示した①から⑤までの5段階は、佐藤が体験した事業倒産にはじまり自殺願望に至るまでの5段階過程を描いている。事業倒産という成功物語の「否定」にはじまり、その影響が信用の喪失という形で「拡張」する。それが、気力喪失という特定のパターンに「収斂」し、一発逆転を狙った無謀

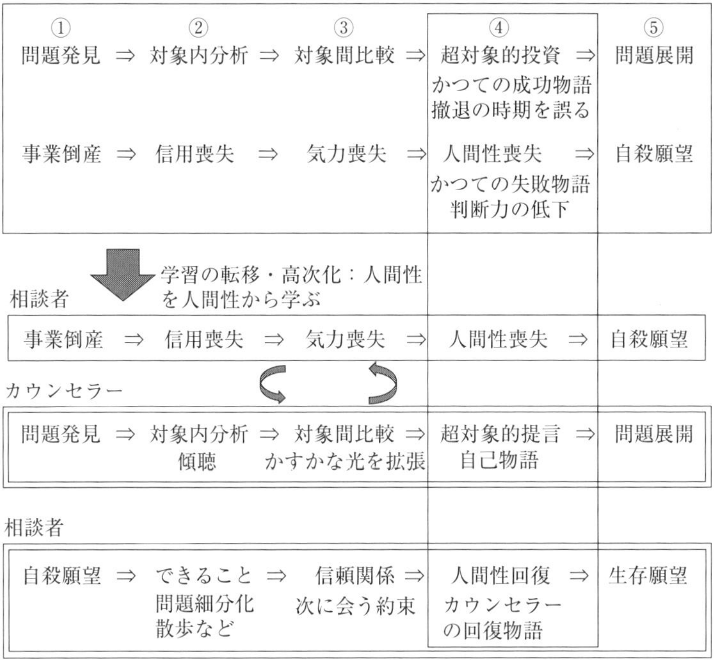

①	②	③	④	⑤
問題発見 ⇒	対象内分析 ⇒	対象間比較 ⇒	超対象的投資 かつての成功物語 撤退の時期を誤る	問題展開
事業倒産 ⇒	信用喪失 ⇒	気力喪失 ⇒	人間性喪失 かつての失敗物語 判断力の低下	自殺願望

学習の転移・高次化：人間性を人間性から学ぶ

相談者

事業倒産 ⇒	信用喪失 ⇒	気力喪失 ⇒	人間性喪失 ⇒	自殺願望

カウンセラー

問題発見 ⇒	対象内分析 ⇒ 傾聴	対象間比較 ⇒ かすかな光を拡張	超対象的提言 ⇒ 自己物語	問題展開

相談者

自殺願望 ⇒	できること ⇒ 問題細分化 散歩など	信頼関係 ⇒ 次に会う約束	人間性回復 カウンセラー の回復物語	生存願望

図8-11　自己と自己の対話、自己と非自己の対話

な投資へと意識を「転移」するが、うまくいかずに自殺願望の「創発」を招く
ことになる。

　こうした5段階過程を体験した佐藤は、相談者の体験を我が事のように理
解することができる。一つひとつの説明はもはや不要であり、相手の様子から
図8-11の中段の状況を読み解くことができるのである。そこで、カウンセラー
としては、最悪の状況の「否定」から、解決すべき問題を発見する。さらに、
積極的傾聴に努めることによって、情報を最大限「拡張」するよう心がける。

　さらに、それらの情報を「収斂」させて、かすかな光を見いだす。その光
をもとに、カウンセラー自身の回復物語を相談者に「転移」させることで相談
者が回復する望み、すなわち生存願望の「創発」を促すのである。「近い未来
に約束事をつくる」という未来への約束が、命を繋ぐ秘訣となる。その未来の
約束を、カウンセリングの度に更新しつづける。このカウンセラーによる当事
者への働きかけが、自己自身によってできるようになるとき、当事者に大きな
未来が拓かれることになる。学びも、自己実現もすべて、同じ原理で動いてい
る。精神科熟練看護師も自殺企図をもつ人に対して同様のケアを日常的に行っ
ている。5分後、30分後、1時間後、1日後のように、少しずつ未来を広げ、
患者との未来の約束事をつくり、実行するのである。その過程を繰り返し、気
づいた時には自殺企図が遠ざかっている。

　カウンセラーは、相談者に心を向けて相手の話を心で受け止めて、その状況
をそのまま認めていく。同情や気休めは一切口にしない。相談者は、認められ
ることで、自分の存在や状況を受容しはじめる。その結果、自分の心の不安・
苦悩・怒り・イライラなどの感情を言葉で表現できるようになり、その苦痛が
解消され、安堵感や安定感を得る。これを精神分析用語で、カタルシス効果
（Cathartic effect）と呼び、「心の浄化作用」とも訳されている。自分で考え
ることで前向きになり、自分に原因があると思えると、自分の中に答えを見つ
けることができる。これが自己決定の力である。希望も自分の中に在る。光と
影を常に意識しながら、光の側から見ることを試みるのである。

　秋田では、なぜ自殺が多いのだろうか。「身近な人の行動から影響を受け
ている」「その人の自殺が、モデルになってしまう」からである。これは、秋

田大学大学院医学系研究科の佐々木久長・准教授の話である（『命のまもりびと』、p.213）。図8-11で縦にかこった四角形に注目してほしい。縦に5項目がならんでいる。これを5段階過程（図8-6）と読み替えることができる。この場合は、カウンセラーである目の前の生存者が、相談者にとってのモデルとなっている。そのため、この5段階過程の帰結は、相談者の回復願望・生存願望の「創発」となる。しかし、モデルとなる人物が自殺願望者に置き換えられてしまうと、まったく同じ5段階過程を経たとしても、その帰結は真逆な結果になってしまう。これが情動感染（Emotional contagion）である。

コラム２　情動感染の二面性 ― アブダクションの一形態として ―

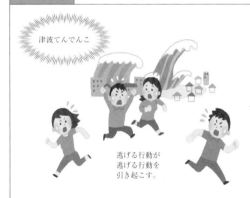

津波が来たら、取る物も取り敢えず、親も構わずに各自がてんでんばらばらに一人で高台へと逃げろという教えがある。この時、人が逃げていく姿を見て、説明をする必要もなく皆が逃げることができる。

　動物でも同様のことが起こる。鹿が危険から逃げるとき、尻尾をあげて走り出す。すると、お尻の白い部分が鮮明に見える、さらに背後にいる鹿がそれを見て一斉に走り出す。この反射的行動によって危険から身を守っているのである。

　細胞を例として考えてみよう。細胞がバラバラに存在している時と、集団を形成している時とでは何かが変わるはずである。実際に、ゾウリムシでは、一匹で泳いでいる時よりも、集団で泳いでいる時の方が、環境変化に対する適応的な学習が早くなるという現象が認められている（中岡＆大沢、1978：大沢、1994）。このような変化が起こる理由は、細胞レベルの「気分伝染」が働くからである。つまり、集団の形成以前は、個別に情報分子の放出と取り込みを行っていた細胞が、集団の形成以後は、同一の分子を共有できるようになる。その結果、全体として統合化がなされ、適応性が格段に上るのである。

　こうした情報発信と受信のシステムは、種「内」において、特異的に強調されて発達する。そのために、そのシステムは種「外」の環境世界に対しては適応的とは言え

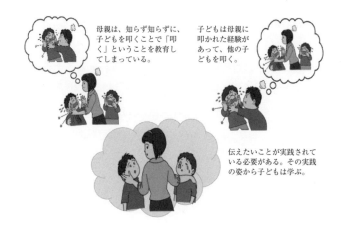

ない。例えば、魚類のカツオは、外海の多くの生物がそうであるように、群れをつくって行動している。餌が少なくなると、運動刺激に対する反応の閾値が低下し「敏感化」する（ローレンツ、1974）。これは、カツオの生存にとっては意味のある変化である。群れをなすカツオの2、3匹でも、餌になる小魚を食いつこうものなら、他のカツオも狂ったようにあたりかまわず食い尽くす。人間は、この生態を逆手に利用して、餌のついていない擬餌針を使ってカツオの一本釣りを行っている（第1章、コラム7参照）。

　こうした気分伝染の異なる例がある。兄弟げんかでお兄ちゃんが弟を叩いたのを見て、母親がお兄ちゃんを叩いてしまう。実は、それ以前に母親がお兄ちゃんをぶったことが引き金になっている。これは、感情感染が時間をおいて連鎖していくことを物語っている。大切なことは、叩いてはダメだということを母親がすでに実践しているかどうかにある。

コラム3　ダーウィンの自然選択説 ― 理論構築による認識の発展 ―

　ダーウィンの自然選択説を概観してみよう。自然界では意外にも、「失敗」を「繁栄」の駆動力として使っていることに着目したい。その上で、ダーウィンが自然選択説を構築するに至った認識のプロセスについて論考し、そのプロセスを5段階NECTE過程との比較から説明を試みる。ダーウィンの自然選択説は、以下の3段階から説明される。

　（1）　遺伝的変異を伴う多様な個体が存在する。
　（2）　それぞれの個体が特定の環境に遭遇する。
　（3）　特定の環境に適応した個体が子孫を増やす。

　上記の（1）から（3）は、先に述べた問題発見、仮説提唱、検証作業（図8-9参照）にそれぞれ対応することに注目してほしい。ここで強調したいことは、生物進化と学習過程の本質が、まったく同様な「過程」として統合できるということである。
　生物進化においては、（1）遺伝的変異によって ①「否定」が前提とされ、その結果としてあらかじめ多様な個体が存在するという多様性の ②「拡張」が想定されている。（2）さらに、多様な個体が特定な環境と遭遇し、その環境に適応した個体が残される。これは ③「収斂」の過程と言える。（3）そして、新たな環境に④「転移」した個体が子孫を増やし、種が⑤「創発」されるのである。

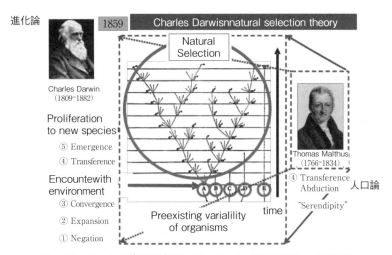

図　ダーウィンの自然選択説（ダーウィン『種の起源』より改変）

　図には、ダーウィンの自然選択説と５段階過程の ①の「否定」から、⑤「創発」までを対応させて表している。個体が新たな環境に ④「転移」する場合、異なる個体同士が情報や物質などを直接やりとりする「水平伝搬」と呼ばれる過程が含まれる。その際は、系統樹は枝分かれする一方の図式ではなく、互いの系統樹が交差する、ネットワーク状の図式になる。
　補注：進化を特徴づける５段階 NEXTE 過程は、パラドックス、フラクタル、アブダクションの３つの特性にまとめられる（図8-1参照）。ところで、精神科医・アリエティ（第５章、第１節）は『創造力』を出版し、進化に相当する創造性の一般理論の構築を試みた。その中で、「近接」「類推」「部分と全体」の３つの特性を指摘した。確かに、「類推」（アブダクション）と「部分と全体の相似性」（フラクタル）の２つの特性が取り上げられている。ところが、第１の特性「近接」が「類推」と類概念である。私たち著者は、創造性に欠かすことのできない「逆説」（パラドックッス）を含めて、進化・創造性の一般理論化を試みた。

11. 学習と進化の相同性

　これまでに、明示したすべての図を1つの図式で現すと、図8-12の図式となる。現代科学は、これまで図の左側に示したような【問題発見 ― 仮説提唱 ― 検証作業】サイクルを回しながら、ヒッグズ粒子の発見、重力波の発見から、iPS細胞の発見、あるいは無意識世界の発見を行ってきた。この過程を、私たち著者が提唱する5段階過程に置き換えたのが右側の図式である。

　ペトロスキー（1994）は、「過去を忘れる者はそれを繰り返す定めにある」というサンタヤナの言葉を引用しながら、原理的にすばらしく経済的に見えた方法が悲劇となることがわかるのは、それを現実に創ってみてのことと警鐘を鳴らしている。確かに、新しい理論や計算科学ツールは、以前のものを時代遅れにしてしまう。しかし、設計問題の本質、設計の論理、問題を解決するために使われる思考プロセスは、本質的に古代からまったく変わっていない。表8-1のような変容性と不変性が組み合わさって時代は変化するが、一方で同じような出来事が繰り返されることに注意する必要がある。

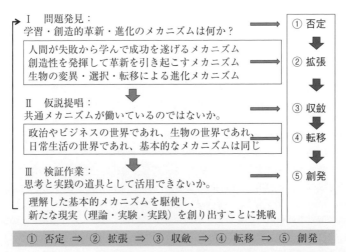

図8-12　問題発見・仮説提唱・仮説検証過程と5段階NECTE過程の対応

　過去にうまくいったからといって、新しいものの設計が成功するという保証はない。失敗から学ぶ教訓にこそ、一般性がある。まったく新しいものを設計するとき、特に注意すべきことは、過去にどのように誤りに至ったかを心の中で振り返ってみることだという。その上で、現在設計中のものがどのように失敗するかを予測する。概念設計における創造的行為は、非言語的思考、つまり図解的な思考・直観によって進められる。はじめは、走り書きに似た概念図のような形で公にされる。この段階で、基本的ミスがあっても気づけずにいると、設計の詳細を詰めていくにつれて、いっそう見つけられにくくなっていく。始めの段階で、失敗の可能性をあらかじめ予測することが、大惨事を事前に予防する最大の方策なのである。このことは病の発症においても同様である。未病段階でいつもと異なる心身の変化に気づくことができれば、不可逆な病態に至らずに済むのである。

　サイド（2015）は、面白い「文化の差異」を指摘する。世界で行われている数学共通テストの成績は、中国（1位）、日本（7位）、イギリス（26位）、アメリカ（36位）と東洋の国が上位を占めていて、西洋の国が下位をしめている。彼の分析では、数学は言語のように努力すれば上達する。失敗しても、学習のチャンスが残されている。むしろ、積極的に失敗することが上達のコツとさえ言える。これが、東洋の国が上位を占める理由だという。ところが、起業精神に関してみると、日本では失敗は不名誉とされ、年間起業率はOECD諸国（ヨーロッパ諸国を中心に日・米を含め35か国の先進国加盟国際機関）で最下位である。これが、我が国の過去20年の経済停滞の一因という指摘がある。数学を学ぶ際に発揮される失敗を許容する精神が、あらゆる学問に浸透することが望まれる。

　ナイジェリアの小説家で詩人のBen Okri（1959-）は、複雑世界で何が起きているかを理解するだけでは、私たちが前進する道を見つけ出す助けにならないと言い切る。私たちの時代の最悪の現実というものは、つくられた現実であり、一つの現実にはそのほかの複数の可能性がある。こうした外の世界とともに内なる世界にも目を向ける必要がある。成績が良いときも悪いときも態度が変わらず、単調な練習に全力で取り組み、礼儀をわきまえ、明るく、感謝の

気持ちを持ち続けることが必要である（平井、2012）。学校では知識は教えるが、知識の獲得の仕方は教えない（梅棹、1969）。

　こうした状況の中で、芸術、科学、教育、ビジネスを問わず、物事に夢中になり、精一杯に生き、思いやりと誠実さを兼ね備えた意識の高い人間として、危機に瀕しても、状況にふさわしい正しい行動を行うことが、私たちに残されている正しい道ではないだろうか。困難に直面しても心を折れることなくやり抜く力は、知力や体力をも凌駕する。これがレジリエンス（回復力）である。困難に直面しても、なかなか答えの出ない状況に耐えなければならない。これがネガティブ・ケイパビリティ（negatine eapalility）である。こうした精神こそ、混沌とした現代を生きる私たちには欠かせない。

【参考文献】

M. Murase *"The Dynamics of Cellular Motility"* John Wiley & Sons, 1992
　https://repository.kulib.kyoto-u.ac.jp/dspace/bitstream/2433/49123/2/Murase1992c.pdf

M. Murase "Alzheimer's Disease as Subcellular 'Cancer' — The Scale Invariant Principles Underlying the Mechanisms of Aging" *Prog. Theor. Phys.* **95**, 1-36, 1996.
　https://repository.kulib.kyoto-u.ac.jp/dspace/bitstream/2433/48880/1/ipap95_1_1.pdf

M. Murase "A Self-Similar Dynamic Systems Perspective of "Living" Nature: The Self-nonself Circulation Principle Beyond Complexity" In: *The Kyoto Manifesto for Global Economics The Platform of Community, Humanity, and Spirituality* (Eds: Yamash'ta, Stomu, Yagi, Tadashi, Hill, Stephen) Springer, pp.257-283, 2018

C. O. シャーマー、K. カウファー『出現する未来から導く —U 理論で自己と組織、社会のシステムを変革する —』（由佐美加子、中土井僚　訳）英治出版、2015

C. O. シャーマー『U 理論 — 過去や偏見にとらわれず、本当に必要な「変化」を生み出す技術 —』（中土井僚、由佐美加子　訳）、英治出版、2010

P. M. センゲ『学習する組織 — システム思考で未来を創造する』（枝廣淳子、小田理一郎、中小路佳世子　訳）、英治出版、2011

ノーマン・ドイジ『脳はいかに治癒をもたらすか — 神経可塑性研究の最前線』（高橋　洋　訳）紀伊國屋書店、2016

デイヴィッド・リンデン『触れることの科学』河出書房新社、2016

マイケル・ビュエット『ハーバードの人生が変わる東洋哲学 — 悩めるエリートを熱狂させた超人気講義』（熊谷淳子　訳）早川書房、2016

ジョン・バロウ『無の本 — ゼロ、真空、宇宙の起源』（小野木　明恵　訳）、2013

レオン・フェスティンガー『認知的不協和の理論』（末松俊郎　監訳）誠信書房、1965

H. ペプロウ『人間関係の看護学』医学書院、1973

T. B. マルサス『人口論』（永井義雄　訳）、中央公論社、1969

帚木蓬生『ネガティブ・ケイパビリティ ― 答えの出ない事態に耐える力 ―』朝日新聞出版、
　　2019

今泉浩晃『曼荼羅 ― 知恵の構造』オーエス出版、1993

板倉聖宣『科学の学び方・教え方』太郎次郎社、1975

内田　樹『武道的思考』筑摩書房、2010

梅棹忠夫『知的生産技術』岩波新書、1969

門田隆将『あの一瞬 ― アスリートはなぜ「奇跡」を起こすのか ―』新潮社、2010

堺屋太一『歴史の使い方』講談社、2004

高野　澄『山岡鉄舟・剣禅話』タチバナ教養文庫、2003

高岡英夫『究極の身体』講談社、2006

中村智志『命のまもりびと』新潮文庫、2014

西堀榮三郎『創造力 ― 自然と技術の視点から』講談社、1990

平井伯昌『突破論』日経 BP マーケティング、2012

松井　浩『高岡英夫は語る　すべてはゆるむこと』総合法令、1999

湯川秀樹『湯川秀樹著作集 1　学問について』（科学的思考について）岩波書店　23-40、1989

村瀬雅俊、村瀬智子「構成的認識論 ― 自己・非自己循環理論の展開 ―」*Journal of Quality
　　Education* Vol.5、29-51、2013b

村瀬雅俊、村瀬智子「構造主義再考 ― 自己・非自己循環理論の視点から ―」*Journal of
　　Quality Education* Vol.6、27-49、2014

村瀬雅俊、村瀬智子「芸術と科学の共鳴 ― こころの本質と教育の課題 ―」*Journal of Quality
　　Education* Vol.7、1-28、2015

村瀬雅俊「こころの老化としての '分裂病' ― 創造性と破壊性の起源と進化 ―」『講座・生命
　　Vol. 5』河合出版 230-268、2001

村瀬雅俊「未来創成学からの挑戦」*Journal of Integrated Creative Studie*s, September
　　2016、No.2016-018-d

村瀬雅俊、村瀬　偉紀、村瀬　智子「学びと遊びの原点に迫る ― 自己・非自己循環理論の視点
　　から」*Journal of Quality Education* Vol.8、23-52、2017

村瀬智子、村瀬雅俊「教育過程におけるメタ認識的学習の意義 ― 教育過程と病気の回復過程の
　　同型性 ―」、*Journal of Quality Education* Vol.6, 51-68, 2014

おわりに ― 未来から描くケアの共創 ―

> 見よ！ このつらい時間に
> ランプを手にした婦人が
> おぼろげな闇を通って
> 部屋から部屋へと過ぎゆくのがみえる
> すると、至福の夢をみているかのように、ゆっくりと
> 患者は黙って向きを変え
> 彼女の影が落ちるとき
> その影に口づけをする
> 　　（ヒュー・スモール『ナイチンゲール　神話と真実』新版、71-72 頁、2018 年）

　冒頭は、戦時大臣のシドニー・ハーバートが読み上げた兵士からの手紙に霊感を得たロングフェローが作成した詩である。この詩は、今日のナイチンゲール伝説を不滅にしたと言われている。「ランプをもつ白衣の天使」像である。しかし、実際は伝説とは異なり、クリミア戦争で倒れた傷病兵の看護にあたった２年間のスクタリの野戦病院での活動後、ナイチンゲールは神経症を患って長い隠遁生活を送っていた。

　ナイチンゲールが赴任した 1854 年には、スクタリはすでに傷病兵でいっぱいであった。次々と運び込まれる患者が増加し、赤痢などが蔓延していたにもかかわらず、医療・看護に必要な病院の物資は不足状態で、毎月 1,000 人以上もの若い兵士が大量死する現実になすすべもなかった。ナイチンゲールは、帰国後、抑圧された罪悪感に苦悩し、虚脱状態に陥る。しかし、その後に立ち直る。ナイチンゲールが苦悩から回復する過程は、次の記述から読み取れる。ナイチンゲールが抱いた多くの兵士を死なせてしまったという苦悩は、ある意味では強烈な失敗体験である。しかし、この苦悩を強みに変えることができたがゆえに、1871 年には公衆衛生の指導権を取り、衛生改革運動によって、衛生面における方向性を根本的に変えることができたのである。

　　ナイチンゲールの病気は仕事の邪魔にはならなかった。それどころかむしろ彼
　女の生産性を高めさえしたかもしれないと思われている（前掲書、224 頁）。

　　過去の悪を認識できるということは、将来、その悪を避けることができる証明
　である、ということだ。…（中略）…われわれがやらなければならないのは、善
　と悪を見分ける能力を向上させるよう努めることである（前掲書、238 頁）。

　　統計は事実のあとでしか有効ではない。早世をどのようにしたら防げるかを学
　ぶためには、一定に保たれた環境においてそのような死がたくさん起こらなけれ
　ばならない。そして得られた経験を誰かが利用したいと思わねばならない（前掲
　書、242 頁）。

　2020 年、フローレンス・ナイチンゲール生誕 200 年を迎えた。この 200 年
間、科学・技術はめざましい発展を遂げ、世界経済は堅実に成長を続け、医
療・看護技術も格段に進歩し、学術的にも発展してきたように思われていた。
その一方で、地球規模では、環境問題が深刻化し、気候変動や大規模災害、国
家間の紛争やテロ、新たな感染症のパンデミックによって、人々の当たり前の
日常生活が脅かされている。ある状況の改善ばかりを優先するあまり、予測を
超えて状況の悪化を招いてしまい、結果的には全体の破壊につながってしまう。
この因果関係に気づくことは難しい。そのために、同じ問題が時代を超えて存
在し続ける。

　ナイチンゲールの苦悩からの回復過程は、当事者としての体験をとおした看
護学の知の構築であると同時に、その生き様は看護展開そのものでもある。つ
まり、病の当事者であり、看護者であり、看護学の探究者という三者の経験を
持つがゆえに、200 年以上の時空を超えて、今もなお、ナイチンゲールの理論
は看護の原点であり続けている。この三者の経験を終わりから辿ると、「知的な
関心」「技術的な関心」「こころのこもった関心」という、ナイチンゲールの言
う三重の関心に対応していることに気づかされる。

　危機に直面した時代にこそ、人間が有する自然のレジリエンスや自然治癒
力、あるいは人類による失敗からの学びの側面－すなわち、弱みを強みに変え
るというストレングス視点や捉える枠組みを変えるリフレーミング－に注目す
ることが必要である。小さな失敗から学ぶことで、逆説的に大きな失敗を回避

し、ひいては新たな自己実現を導くのである。「小さな失敗」には、病や障がいも含まれる。「失敗体験」も「成功体験」も、人間の有する両義性に過ぎず、ここにパラドックスがある。この点にこそ、私たち人間の理解を超えた事象発現の基本原理が隠されているに違いない。

2001年以来20年近く、私たち著者は対象世界を理解するために、対象世界に内在する基本原理の探求を試みてきた。その過程で、不思議な感覚を味わった。すなわち、対象世界に内在する基本原理は、実は、対象世界を理解するために必要な主体にとっての「道具」でもあったという気づきである。しかも、その対象世界の基本原理が、私たち自身である「内」なる主体世界を構成している基本原理でもあった。なぜなら、客体も主体も、また、それらを理解するための「道具」、さらにはそれを操る'こころ'と'からだ'も、すべてが同じ一つの起源から始まり、時空を超えて存在する進化の産物だからである。

実は、この基本原理のシンボルが、古代から受け継がれてきたマンダラである。マンダラは、芸術としての表現であり、思考を促す道具である。このことから、アートとサイエンスの統合シンボルと言える。また、マンダラは、闇と光という対立物の共存に基づく自己実現のシンボルでもある。

本書では、対立が、人間個人の内に在り、外に在り、内と外にも在るという共創的観点から、重層的理論構築と実践的展開を試みた。'からだ'と同様に'こころ'も常に変容を続けている。その過程には5段階がある。脱学習、学習の拡張、学習の収斂、学習の転移、そして委ねるという段階である。これが5段階NECTE理論である。この理論を看護に「転移」するならば、マンダラ看護理論となる。こうして、ケア共創看護学という俯瞰的・統合的な新たな学問体系の一端を提示することができたのであれば、望外の喜びである。

令和3年8月吉日

著者を代表して　村瀬智子

謝　辞

本研究は、次の研究プロジェクトの助成により実施された。

・日本学術振興会・科学研究費助成事業　挑戦的萌芽研究「精神看護学における失敗から学ぶ教育方法の開発」（研究代表者：村瀬智子・日本赤十字豊田看護大学、課題番号 16K15974）

・日本学術振興会・科学研究費助成事業　挑戦的萌芽研究「統合科学の創造と統一生命理論の構築」（研究代表者：村瀬雅俊・京都大学・基礎物理学研究所、課題番号 26560136）。

・京都大学こころの未来研究センター「人文社会科学・文理融合的研究プロジェクト」

【未来創成学の挑戦 ― ポストパンデミックと共創力 ―】（研究代表者：村瀬雅俊・京都大学・基礎物理学研究所）

本書出版にあたり、大学教育出版の佐藤守様には、大変温かい励ましをいただきました。ここに心より御礼を申し上げます。また、本書で用いているオリジナル図版と表紙図版は、村瀬偉紀が作成しました。

索　引

316

■ 著者紹介

村瀬　智子　（むらせ　ともこ）

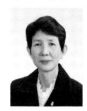

1957 年生まれ。千葉大学大学院看護学研究科博士課程修了。博士（看護学）取得。日本赤十字豊田看護大学教授・学部長。精神看護学・基礎看護学。翻訳書は、『看護診断』（医学書院）、『グラウンデッド・セオリー看護の質的研究のために』（医学書院）、著書には『精神看護学② 精神障害をもつ人の看護』（分担・メヂカルフレンド社、2002、2019）、『未来共創の哲学 ― 自己・非自己循環理論の展開―』（共著、言叢社、2020）、『未来創成学の展望 ― 逆説・非連続・普遍性に挑む』（分担、ナカニシヤ出版、2020）、『Creative Complex Systems』（分担、Springer、2021）ほか。2021 年 6 月より「京都大学こころの未来研究センター人文社会科学・文理融合的研究プロジェクト」【未来創成学の挑戦：ポストパンデミックと共創力】研究協力者。

村瀬　雅俊　（むらせ　まさとし）

1957 年生まれ。東京大学大学院薬学系研究科薬学博士取得。京都大学基礎物理学研究所准教授。生命基礎理論。『Dynamics of Cellular Motility』（Wiley，1992）、『歴史としての生命 ― 自己・非自己循環理論の構築』（京都大学学術出版会、2000）、『講座・生命 vol.5』（分担、河合出版、2001）、『Kyoto Manifesto』（分担、Springer、2018）、『未来創成学の展望 ― 逆説・非連続・普遍性に挑む』（共編著、ナカニシヤ出版、2020）、『Creative Complex Systems』（共編著、Springer、2021）ほか。2021 年 6 月より「京都大学こころの未来研究センター人文社会科学・文理融合的研究プロジェクト」【未来創成学の挑戦：ポストパンデミックと共創力】研究代表者。

未来から描くケア共創看護学
― 自然・生命・こころ・技の循環 ―

2021 年 10 月 20 日　初版第 1 刷発行

■ 著　　者──村瀬智子・村瀬雅俊
■ 発 行 者──佐藤　守
■ 発 行 所──株式会社 大学教育出版
　　　　　　　〒 700-0953　岡山市南区西市 855-4
　　　　　　　電話（086）244-1268　FAX（086）246-0294
■ 印刷製本──モリモト印刷 ㈱

ISBN978-4-86692-157-0